# ALTERNATIV HEILEN

Daniel Reid beschäftigt sich seit über 20 Jahren intensiv mit Meditation, chinesischer Kräuterheilkunde und Kampfkünsten. Er lebte lange Zeit in Taiwan und heute in Thailand. Er hat sich u. a. einen Namen als Verfasser von »Chinesische Heilkunde« und »Das chinesische Gesundheitsbuch« gemacht.

Deutsche Erstausgabe März 1998
Copyright © 1998 für die deutschsprachige Ausgabe
Droemersche Verlagsanstalt Th. Knaur Nachf., München
Das Werk einschließlich aller seiner Teile ist urheberrechtlich geschützt.
Jede Verwertung außerhalb der engen Grenzen des Urheberrechtsgesetzes
ist ohne Zustimmung des Verlages unzulässig und strafbar.
Das gilt insbesondere für Vervielfältigungen, Übersetzungen,
Mikroverfilmungen und die Einspeicherung und Verarbeitung
in elektronischen Systemen.
Titel der Originalausgabe: »A Handbook of Chinese Healing Herbs«
Copyright © 1995 by Daniel Reid
Published by Arrangement with Simon & Schuster, London
Originalverlag: Simon & Schuster, London
Umschlagillustration: Susannah zu Knyphausen
Satz: Franzis-Druck, München
Druck und Bindung: Ebner Ulm
Printed in Germany
ISBN 3-426-76158-0

5  4   3   2   1

Daniel Reid

# Handbuch der chinesischen Heilkräuter

Aus dem Englischen von Gisela Kretzschmar

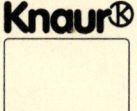

*Für Heidi und Wu Mei*

# Inhalt

# Vorwort

Heutzutage beklagen sich viele Menschen über die steigenden Kosten des Gesundheitssystems, als wäre Gesundheit etwas, das man mit Geld alleine kaufen kann. Was sie eigentlich meinen, sind die steigenden Krankheitskosten, denn in der modernen Medizin geht es um Krankheit, nicht um Gesundheit. Wenn die Leute wirklich auf ihre Gesundheit achten würden – was nicht besonders teuer ist –, dann wäre Krankheit eine seltene Ausnahme und nicht ein allgemeiner Zustand, wie es mittlerweile weltweit der Fall ist.

Kranksein ist heute vor allem deshalb so teuer, weil die moderne Medizin oft die Gesundheitsvorsorge vernachlässigt und statt dessen wartet, bis sich eine Störung im menschlichen Körper so weit festgesetzt hat, daß der Patient als krank bezeichnet werden kann. Dann konzentriert man sich auf die Symptome und bekämpft sie in einer Unterdrückungsschlacht. Auf diese Weise wird die moderne medizinische Versorgung zu einem eskalierenden Krieg gegen Symptome, die sich immer wieder im Körper bemerkbar machen und zunehmend schwerwiegender werden, während die eigentliche Ursache des Problems ungehindert weiterschwelt. Viele Leute sind mittlerweile überzeugt, daß teure chemische Medikamente, elektronische Apparate und radikale operative Eingriffe, mit denen die moderne Medizin Krankheitssymptome behandelt, dem menschlichen Organismus oft genausoviel Schaden wie Nutzen zufügen und manchmal die Voraussetzungen für noch schlimmere Gesundheitsprobleme im späteren Leben schaffen.

Was können wir also tun, um unsere Gesundheit zu schützen und unsere kleineren Beschwerden selbst zu behandeln, bevor daraus größere Krankheiten entstehen, deren Behandlung mit modernen Medikamenten und Operationen uns ein Vermögen kostet? Wir könnten damit beginnen, den fundamentalen Lehrsatz der chinesischen Medizin zu beherzigen: daß wir uns die meisten Gesundheitsprobleme selbst schaffen und daß die meisten Krankheiten durch mangelnde Gesundheitsvorsorge verursacht werden. Als nächstes könnten wir uns daran erinnern, daß die besten Medikamente und die sichersten Heilmittel nach wie vor aus den Bergen und Tälern, Feldern und Flüssen, Wäldern und Seen stammen, die unsere natürliche, lebendige Umwelt bilden.

Und schließlich sollten wir uns sehr genau ansehen, was genau die Medizin ihrem Wesen nach ist. Viele Arzneimittel, die die moderne chemische Industrie in den letzten 50 Jahren entwickelt hat, verursachen unvorhergesehene Nebenwirkungen. Und viele von ihnen, wie etwa Antidepressiva oder Schlaftabletten, haben ein erhebliches Suchtpotential. Die traditionellen Kräutermittel dagegen, die in diesem Buch vorgestellt werden, sind über mehrere Jahrtausende ständig untersucht, weiterentwickelt und klinisch getestet worden; außerdem werden sie heute in wissenschaftlichen Untersuchungen bewertet. Und: diese Mittel zielen auf die ursächliche Wurzel und nicht auf die oberflächlichen Symptome einer Krankheit ab.

Chinesische Heilkräuter zu Hause zu benutzen ist weder teuer noch kompliziert, besonders wenn sie langfristig zur Gesundheitsvorsorge eingesetzt werden. Wenn es darum geht, chronische oder akute Beschwerden zu behandeln, ist es immer am besten, einen Arzt oder Heilpraktiker zu konsultieren, der sich in der traditionellen chinesischen Kräutermedizin auskennt; aber selbst dann werden Sie die meisten Heilmittel zu Hause in Ihrer eigenen Küche zubereiten. Der Umgang mit chinesischen

Kräutermitteln hat mehr Ähnlichkeit mit Kochen als mit Chemie, und wer ein Ei kochen oder eine Kanne Tee zubereiten kann, der wird auch keine Schwierigkeiten haben, seine eigenen Kräutermittel zu Hause herzustellen.

Dieses Buch wurde geschrieben, um westliche Leser mit den grundsätzlichen medizinischen Eigenschaften und der therapeutischen Anwendung einiger der wichtigsten Kräuter und Kräuterrezepturen vertraut zu machen, die in der traditionellen chinesischen Medizin seit Urzeiten und bis auf den heutigen Tag benutzt werden. Der Text kombiniert traditionelle Daten, die alle aus original chinesischen Quellen stammen, mit den Ergebnissen der modernen wissenschaftlichen Forschung. Letztere stammen aus verschiedenen Artikeln, Fachzeitschriften und Büchern, die in den letzten Jahren von einer wachsenden Zahl westlicher Wissenschaftler veröffentlicht wurden, die sich der traditionellen Medizin zugewandt haben.

Dieses Buch ist mit Unterstützung meiner Frau, Chou Tung, entstanden, die mir durch ihre Hilfe bei der Auswertung der traditionellen chinesischen Quellen die Grundlagenarbeit wesentlich erleichtert hat. Sie hat, wie die Chinesen sagen würden, »Herz und Leber hineingelegt« und nicht nur ihre Forschungsarbeit beigetragen, sondern auch wertvolle Einsichten und praktische Erkenntnisse aus ihrer eigenen Erfahrung in diesem Bereich.

Gemeinsam wünschen wir Ihnen eine glückliche Entdeckungsreise, wenn Sie Ihr eigenes »Küchenlabor« eröffnen und mit der Praxis auf dem Weg des langen Lebens (*chang shou dao*) mit chinesischen Heilkräutern beginnen.

# Einführung

Die traditionelle chinesische Medizin (TCM) ist das älteste und umfassendste – und möglicherweise das sicherste und wirksamste – System menschlicher Gesundheitsversorgung weltweit. Sie hat mehr als 5000 Jahre lang für Gesundheit und Langlebigkeit in der ältesten noch bestehenden Zivilisation gesorgt. Heilkundige haben sorgfältig die Ergebnisse ihrer akribischen Forschung und ihrer klinischen Erfahrung in mittelalterlichen Archiven dokumentiert, die mehr als 3000 Jahre Geschichtsschreibung umfassen. Durch die bildhafte Natur der chinesischen Schrift, die nicht mundartlichen Veränderungen unterliegt wie alphabetische Schriften, sind diese alten chinesischen Texte für heutige Praktiker noch genauso klar und verständlich wie für diejenigen, die sie im Lauf der Zeit immer wieder abgeschrieben haben.

Die traditionelle chinesische Medizin ist wie ein alter Baum des Wissens, der die Stürme der Geschichte überlebt hat und bis heute weiter wächst und Früchte trägt. Tief verwurzelt in den großen Prinzipien von Yin und Yang, den fünf Wandlungsphasen der Energie und anderen ursprünglichen Prinzipien des Tao breitet er seine heilenden Zweige weit aus und bedeckt »alles unter dem Himmel« auf dem großen Feld der menschlichen Gesundheitsversorgung. Unter den vielen Zweigen des ehrwürdigen alten Baumes ist die Kräutermedizin der größte und wichtigste. Gleichzeitig ist sie der älteste Zweig: Die Chinesen schreiben dem legendären Kaiser Shen Nung die Entdeckung der Kräutermedizin vor 5000 Jahren zu. »Shen Nung untersuchte Pflanzen sonder Zahl«, schrieb vor 2000 Jahren Ssu-ma Chien, der große Historiker der Han-Dynastie, »und so wurde die Kunst der Medizin geboren.«

Die chinesische Kräutermedizin entwickelte sich zunächst hoch in den nebligen Bergen des alten China als ein Nebenprodukt der permanenten Suche taoistischer Einsiedler nach dem geheimnisvollen Lebenselixier, das den Menschen physische Unsterblichkeit verleihen sollte. Nachdem sie jahrtausendelang mit nahezu allen Pflanzen, Tieren und Mineralien, die es in der Natur gibt, experimentiert hatten, wurde den alten Taoisten schließlich klar, daß das einzig wahre »Elixier« eine unsichtbare Kraft ist, die tief im Menschen verborgen liegt, und daß die einzige »Unsterblichkeit«, die ein Mensch je erlangen kann, nicht physischer, sondern rein spiritueller Natur ist. Aber im Lauf ihrer Suche hatten die Einsiedler in den Bergen entdeckt, daß die Pflanzen, mit denen sie sich so lange beschäftigt hatten, tatsächlich in der Praxis vielfältige therapeutische Nutzmöglichkeiten für den sterblichen Körper des Menschen hatten und daß sie, korrekt gemischt und richtig zubereitet, allen Menschen zu Gesundheit und einem langen Leben verhelfen konnten.

Die moderne westliche Medizin hat sich der Theorie verschrieben, daß es für jede Krankheit eine »einzige Ursache« gibt, einen spezifischen Krankheitserreger, der von außen in den Körper eindringt. Krankheit wird folglich mit Messern, Bestrahlung und starken chemischen Mitteln bekämpft, die den angeblichen Eindringling »töten« sollen. Doch im Verlauf der Behandlung hinterlassen diese Waffen oft Abfälle in den inneren Organen, beeinträchtigen das Immunsystem, erschöpfen die Lebensenergie und schaffen dadurch die Voraussetzungen für später auftretende, noch schlimmere Beschwerden.

Die traditionelle chinesische Medizin geht einen anderen Weg. Für sie liegen die Wurzeln aller Krankheiten in Ungleichgewichten und Mangelzuständen der verschiedenen inneren Energien, und deshalb reguliert sie den Körper als Ganzes. Wann immer ein Ungleichgewicht oder ein Mangel an Energie über längere Zeit besteht, ergeben sich daraus allmählich ernsthafte Funktionsstörungen in der Biochemie des Körpers und in den inneren Organen, und das wiederum beeinträchtigt die Immunität, verringert die Widerstandskraft und schafft erst die Verletzlichkeit, die es Bakterien, Giften, Parasiten und anderen Krankheitserregern erlaubt, sich im Körper festzusetzen. Wenn die offensichtlichen Symptome im Sinne der westlichen Medizin auftreten, hat die Krankheit schon ein kritisches Stadium erreicht und ist schwer zu behandeln. Mehr noch, die Symptome der Krankheit manifestieren sich oft in Körperteilen, die weit von der eigentlichen Ursache des Problems entfernt liegen, ein Phänomen, das die traditionellen Heilkundigen gut kennen, nicht jedoch die modernen »Spezialisten«, die nur noch gelernt haben, einen bestimmten Teil des menschlichen Körpers zu behandeln.

Während die moderne westliche Medizin unter Krankheit eine böswillige Invasion von außen versteht, bei der man die Feinde töten muß, sieht die traditionelle chinesische Medizin den Zusammenhang eher darin, daß man die »Wachsamkeit verringert« und dadurch den krankheitsauslösenden Kräften und Energien Einlaß gewährt. Statt die Krankheit zu behandeln, wie es die moderne Medizin tut, behandelt der traditionelle chinesische Arzt den Patienten, indem er die Ungleichgewichte im energetischen System korrigiert, die in erster Linie der Krankheit Einlaß gewährt haben. »Das Gleichgewicht wiederherzustellen, wenn ein Überschuß oder ein Mangel an Energie vorliegt, gehört zu den wichtigsten Aufgaben des Arztes«, heißt es in einem 2000 Jahre alten chinesischen medizinischen Text. Das nennt man »die Krankheit an der Wurzel kurieren, statt oberflächliche Symptome zu behandeln«. Dank ihrer »natürlichen Affinität« (*gui jing*) zu einem spezifischen Organ und den Energien, die der Arzt beeinflussen will, stellen medizinische Kräuter das optimale Energie-Gleichgewicht und die organische Harmonie innerhalb des gesamten Systems wieder her. Auf diese Weise schließen sie die Fenster der Verwundbarkeit (sie bleiben gewöhnlich durch unsere eigene Nachlässigkeit offen), die den Beschwerden erlauben, in den Körper einzudringen und sich dort zu entwickeln. *Der Klassiker des Gelben Kaisers zur inneren Medizin*, ein 2000 Jahre alter Text, der immer noch zur Standardliteratur in der heutigen TCM-Ausbildung gehört, stellt fest: »Wenn es zu heiß ist, kühle es; wenn es zu kalt ist, wärme es; wenn es zu voll ist, leere es; wenn es zu leer ist, fülle es.« Gemeint ist damit das spezielle menschliche Energiesystem, dessen Ungleichgewicht für ein bestimmtes gesundheitliches Problem verantwortlich ist.

Ein typisches Beispiel für die Praxis der modernen westlichen Medizin ist ihre Antwort auf Aids (acquired immune deficiency syndrome). Die westliche Medizin behauptet, daß diese Krankheit von einem vor einigen Jahren entdeckten Virus, dem HIV (human immunodeficiency virus) verursacht wird, und sie hat auf diese Herausforderung mit einem totalen »Erreger-Feldzug« geantwortet. Dabei werden giftige Medikamente wie AZT eingesetzt, um den Eindringling zu töten, selbst bei Menschen, die noch keine erkennbaren Aids-Symptome haben, während die pharmazeutische Industrie alles daransetzt, Impfstoffe zu entwickeln, die nicht infizierte Menschen vor dem HIV-Virus schützen sollen. Auf diese Weise will man Aids besiegen. Im Gegensatz dazu betrachtet die traditionelle chinesische Medizin Aids als einen Zustand extremer Verwundbarkeit, der dadurch entstanden ist, daß jemand über lange Zeit innerlich und äußerlich einer starken Umweltverschmutzung ausgesetzt war, daß er sich darüber hinaus schlecht ernährt hat und andere persönliche Gewohnheiten pflegt, die eher Krankheit als Gesundheit fördern. In diesem Szenario ist HIV nur eines von vielen Symptomen, die mit einem geschwächten Immunsystem verbunden sind, aber nicht die Ursache dafür. Die traditionelle chinesische Lösung für Aids besteht darin, zunächst die wichtigsten Organe im menschlichen Körper zu entgiften, vor allem die Leber und das Blut. Danach geht es darum, die persönlichen Gewohnheiten abzulegen, die das Immunsystem schwächen, wie beispielsweise schlechte Ernährung mit »junk food«, und schließlich Immunität und Vitalität wieder aufzubauen durch vernünftige Ernährung, körperliche Übungen und ergänzend dazu Kräuter und spezielle immunwirksame Rezepturen.

»Vorbeugen ist besser als heilen« war immer ein fundamentaler Grundsatz der traditionellen Medizin, die in jedem Fall davon ausgeht, daß Krankheit nur dann entsteht, wenn es Versäumnisse bei der präventiven Gesundheitsvorsorge gibt. Damit wird die Verantwortung für Krankheit und Gesundheit vorrangig dem Patienten selbst und seinem persönlichen Lebensstil zugewiesen. Heutzutage essen und trinken die Leute, was ihnen schmeckt, und benehmen sich, wie es ihnen gefällt, und wenn dabei irgend etwas schiefläuft, gehen sie zum Arzt, damit er es »schnell in Ordnung bringt«, ganz so, als wären ihre Körper Maschinen und keine lebenden Organismen. Unter dem Strich führt diese massive Vernachlässigung grundlegender Lebenszusammenhänge zu einer globalen Gesundheitskrise, die schnell außer Kontrolle gerät, und die moderne Medizin hat bei der Bewältigung dieser Katastrophe klar versagt.

Prävention war immer der Schlüssel zur menschlichen Gesundheit und zu einem langen Leben, und das gilt ganz besonders im Hinblick auf das Immunsystem, dessen Funktionen gestärkt und aufrechterhalten werden müssen. Angesichts der heutigen Umweltverschmutzung und unserer schädlichen Lebensgewohnheiten ist Prävention sogar noch erheblich wichtiger als in früheren Zeiten. Wie der amerikanische Kräuterheilkundige Dr. Daniel B. Mowrey in seinem Buch *The Scientific Validation of Herbal Medicine* hervorhebt: »Heutzutage können wir Krebs und Herzkrankheiten nur ausrotten, wenn wir der Gesunderhaltung mehr Aufmerksamkeit schenken als der Behandlung von Krankheiten, wenn wir uns mehr auf die Prävention als auf die Heilung konzentrieren.«

Jede Tradition, die sich über mehr als 5000 Jahre entwickelt hat, sammelt zwangsläufig eine farbenprächtige Patina von Mythen und Legenden an, versetzt mit oberflächlicher Folklore wie etwa der Signaturenlehre, nach der die Ginseng-Wurzel beispielsweise als Allheilmittel gilt, weil sie der menschlichen Gestalt so ähnlich ist. Auf diese mythische Fassade, verbunden mit der erdhaft symbolischen Terminologie, die die Chinesen besonders schätzen, wird von Skeptikern im Westen oft hingewiesen, um absichtlich das gesamte Feld der Kräutermedizin in Verruf zu bringen. Tatsächlich orientieren sich jedoch Ärzte oder Heilpraktiker, die nach den Regeln der traditionellen chinesischen Medizin arbeiten, keineswegs stärker an solchem Hokuspokus, als westliche Mediziner sich an irgendwelchen abergläubischen Vorstellungen orientieren. Statt zu untersuchen, auf welcher Grundlage die chinesische Kräutermedizin basiert, verbringen westliche Ärzte anscheinend mehr Zeit mit Sorgen darüber, daß sie ihre Patienten an diese oder eine andere Alternative zur westlichen Medizin verlieren könnten. Glücklicherweise beginnt die Speerspitze der modernen westlichen Wissenschaft jetzt damit, viele der alten Vorstellungen der traditionellen chinesischen Medizin genauer zu untersuchen, während eine neue Generation unternehmungsfreudiger westlicher Kräuterheilkundiger daran arbeitet, die alte chinesische Wissenschaft der Kräuterheilkunde in die klinische Praxis des Westens zu übertragen. Auf diese Weise werden die Patienten im Westen mit alternativen Therapien versorgt, auch wenn die Vertreter der Behörden und der orthodoxen medizinischen Interessensverbände das ausdrücklich mißbilligen.

Von seiten dieser Behörden und Interessensverbände wird die abwehrende westliche Haltung gegenüber der chinesischen Medizin immer wieder damit begründet, daß es an Sicherheitsstandards und an wissenschaftlichen Untersuchungen fehle. Dabei übersieht man jedoch geflissentlich die über 3000 Jahre klinischer Erfahrung in China, deren Ergebnisse sorgfältig in den alten medizinischen Texten aufgezeichnet wurden, die bis heute benutzt werden. Schon allein die Tatsache, daß viele alte chinesische Rezepturen über Tausende von Jahren ständig von Millionen Menschen mit unverändert guten Resultaten benutzt wurden, ist ein klarer Beweis ihrer Sicherheit und Zuverlässigkeit. Diese umfassenden Protokolle klinischer Erfahrung sind wahrscheinlich eine zuverlässigere Basis für den Einsatz von Medikamenten in der Humanmedizin als die relativ kurzen und eingeschränkten Laboruntersuchungen, auf denen die modernen pharmazeutischen Standards basieren.

Ein Problem bei den im Westen durchgeführten wissenschaftlichen Untersuchungen chinesischer Heilkräuter besteht darin, daß nur Auszüge und einzelne Wirkstoffe der Pflanzen getestet werden, nicht aber die ganze Pflanze oder Pflanzenteile. Konzentrierte Auszüge oder einzelne Wirkstoffe medizinischer Pflanzen sind oft giftig, und diese Ergebnisse werden häufig benutzt, um die Pflanzenmedizin in Verruf zu bringen. Tatsächlich wirken ganze Pflanzen im menschlichen Körper völlig anders als ihre Auszüge oder einzelne Bestandteile, die von den westlichen Wissenschaftlern untersucht werden. Die traditionelle chinesische Medizin benutzt immer ganze Pflanzen, und zwar gerade deshalb, weil sie synergetische Elemente enthalten, die auf natürliche Weise die negativen Effekte einzelner giftiger Bestandteile neutralisieren. Wann immer Kräuter mit giftigen Bestandteilen in komplizierten Rezepturen benutzt werden, kombiniert man sie mit anderen Kräutern, von denen bekannt ist, daß sie gezielt diese Giftwirkung kompensieren.

Süßholzwurzel zum Beispiel, die zu den ältesten und am häufigsten benutzten chinesischen Heilpflanzen gehört, kann man beliebig oft und beliebig lange ohne irgendwelche toxischen Nebenwirkungen einnehmen. Tatsächlich gehört Süßholz innerhalb der chinesischen Heilkräuter sogar zu denjenigen, die am besten geeignet sind, den menschlichen Körper zu entgiften. Der konzentrierte Auszug aus der Süßholzwurzel, den die meisten westlichen Wissenschaftler untersuchen (und der in Europa benutzt wird, um Lakritzbonbons herzustellen), kann jedoch in hohen Dosen ausgesprochen giftig für den Menschen sein. Diese Erkenntnis wird dann oft angeführt, um den therapeutischen Nutzen der ganzen Süßholzwurzel in der chinesischen Medizin in Frage zu stellen. Wenn chinesische Kräuterheilkundige Kräuterauszüge verwenden, wie beispielsweise einen flüssigen Auszug des Ginseng, dann nehmen sie immer den Auszug aus der ganzen Pflanze oder einem Pflanzenteil, der die subtilen synergetischen Elemente enthält, die die moderne Wissenschaft bis heute noch nicht isoliert und identifiziert hat. Die chinesische Kräutermedizin ist inzwischen ein wichtiger Bestandteil der Neuen Medizin, die schnell Wurzeln schlägt und in vielen östlichen wie auch in einigen medizinisch aufgeschlossenen westlichen Ländern wie beispielsweise Rußland zur Therapie der Wahl wird. Indem sie das Beste aus Ost und West kombiniert und die moderne westliche Medizintechnologie mit den traditionellen östlichen Therapien vereint, ist die Neue Medizin der Entwurf einer zukünftigen Gesundheitsversorgung. Der kräuterheilkundliche Zweig der Neuen Medizin ist auch als Grüne Medizin bekannt. Das gegenwärtig neu belebte Interesse an der Kräuterheilkunde spiegelt das allgemeine »Grünen« des Bewußtseins, das heute überall auf der Welt zu beobachten ist. Die Menschen beginnen endlich zu realisieren, daß die Felder

und Wälder, die Flüsse und Seen, die wir so lange erbarmungs-
los verschmutzt und vergiftet haben, möglicherweise die wirk-
lichen Heilmittel für Krebs, Aids, Herzkrankheiten und andere
Geißeln der Menschheit bereithalten könnten, an denen sich
die moderne medizinische Wissenschaft die Zähne ausbeißt.
China hat beispielsweise kürzlich die Entwicklung eines
wirkungsvollen Medikamentes gegen arzneimittelresistente
Stämme des Malaria-Erregers abgeschlossen, die gegenwärtig
die tropische Welt überschwemmen. Das »neue« Mittel wird
ausschließlich aus traditionellen chinesischen Kräutern gewon-
nen, ohne jede synthetische Chemie. 1983 verkündete das
Gesundheitsministerium in Peking, daß eine 400 Jahre alte
Rezeptur gegen Hämorrhoiden an 40 000 Patienten mit einer
Erfolgsrate von 96 % getestet worden sei, und erklärte prompt
die Rezeptur zur offiziellen Therapie gegen die entsprechenden
Beschwerden. Die Natur bietet uns eine nahezu unbegrenzte
Fülle von Heilkräutern, und nirgendwo ist dieser natürliche
Schatz intensiver untersucht und praktisch erprobt worden als
in China.
Wenn die Welt jedoch wirklich die bemerkenswerten Heilkräfte medizinischer Pflanzen nutzen will, dann müssen bald
die nötigen Schritte unternommen werden, um die natürliche
Umwelt zu schützen, in der diese kostbaren Pflanzen gedeihen
(und nirgendwo wird die Umwelt heutzutage schneller zerstört
als in China selbst). Heilpflanzen wachsen in lebendiger Erde
und im fließenden Wasser, sie nutzen die Energien des Sonnen-
lichts und der Luft; man kann sie nicht klonen und im Labor
reproduzieren, ohne daß sie ihre Heilkraft verlieren, die sie
direkt aus den natürlichen Elementen beziehen. Wenn wir es
zulassen, daß die Erde unfruchtbar wird, wird der gesamte Bereich der Pflanzenmedizin mit ihr zugrunde gehen, und dann
gibt es für uns keine Alternative mehr zu chemischen Medikamenten oder operativen Eingriffen.

# Kräuter und Rezepturen

In der chinesischen Kräutermedizin kennt man mehr als 2000 Heilpflanzen, aber nur etwa 300 von ihnen werden in der täglichen Praxis genutzt. Ein knappes Drittel davon gilt als unverzichtbar für die Herstellung der am häufigsten verordneten Rezepturen. Damit wir die wichtigsten und therapeutisch nützlichsten Kräuter möglichst ausführlich darstellen können, haben wir uns in diesem Buch für eine begrenzte Auswahl von 108 Pflanzen entschieden. Die Zahl 108 steht im Taoismus wie auch im Buddhismus unter einem sehr günstigen Stern, und die Mala (der Rosenkranz), die beide Traditionen im Mantra und bei der Meditation benutzen, besteht aus 108 Perlen. In diesem Sinne präsentieren wir die 108 Kräuter, die in diesem Buch beschrieben werden, als eine Art »Rosenkranz der Heilmittel« für die persönliche Gesundheitsversorgung der Leser/innen.

In der traditionellen chinesischen Kräuterkunde bezeichnet der Ausdruck *Kräutermedizin* nicht nur Pflanzen, sondern auch Mineralien und tierische Produkte, aber wir haben uns entschieden, unsere Auswahl auf Pflanzen zu beschränken. Einige Mineralien können toxisch wirken, wenn sie in hohen Dosen oder über lange Zeit eingenommen werden, und viele tierische Produkte werden zunehmend seltener und teurer, weil die hohe Nachfrage das schnell abnehmende Angebot übersteigt. Dennoch enthalten einige wenige Rezepturen in Kapitel 4 einzelne Mineralien und tierische Bestandteile, die nicht im Kapitel über die Kräuter aufgeführt sind. Wer Vegetarier ist oder aus anderen Gründen keine tierischen Produkte in den Rezepturen verwenden will, findet an der entsprechenden Stelle Vorschläge für pflanzliche Ersatzstoffe.

Die traditionellen Kräuterbücher der Chinesen unterteilen die medizinischen Heilkräuter meist in Kategorien entsprechend ihrer therapeutischen Wirkung, wie beispielsweise diaphoretisch (schweißtreibend), digestiv (verdauungsfördernd), tonisierend (anregend) und so weiter, während die westlichen Kräuterbücher entweder nach botanischen Kategorien geordnet sind oder entsprechend den Beschwerden, die behandelt werden sollen. Während die chinesische Methode für Ärzte und Heilpraktiker nützlich ist, die in traditioneller chinesischer Medizin ausgebildet sind, kann sie für Leser ohne einen entsprechenden Hintergrund verwirrend sein. Botanische Kategorien entsprechen nicht unbedingt den therapeutischen Eigenschaften der Kräuter, und der Aufbau nach Beschwerdebildern erfordert eine Menge von Wiederholungen, weil es für viele Kräuter verschiedene Anwendungsmöglichkeiten gibt, so daß die einzelnen Mittel bei vielen unterschiedlichen Beschwerden aufgeführt werden müßten.

In diesem Buch haben wir uns entschieden, die einzelnen Kräuter in einfacher alphabetischer Reihenfolge aufzulisten, und zwar entsprechend dem ersten Buchstaben ihres englischen* Namens, sofern sie einen haben, sonst nach dem ersten Buchstaben ihres lateinischen botanischen Namens. Alle wichtigen Informationen über die pharmakologischen Eigenschaften und den therapeutischen Gebrauch jeder einzelnen Pflanze sind in dem jeweiligen Abschnitt zusammengefaßt und enthalten Daten sowohl aus traditionellen chinesischen als auch aus modernen wissenschaftlichen Quellen.

Die Rezepturen in Kapitel 4 haben wir aus einer Fülle von erprobten Kräutermischungen ausgewählt, die in der langen Geschichte der chinesischen Kräuterheilkunde vom Meister an den Schüler weitergegeben wurden. Die meisten der großen Klassiker sind in verschiedenen chinesischen medizinischen Texten aufgezeichnet worden, aber viele dieser alten Rezeptu-

---

* Diese Reihenfolge wurde in der deutschen Übersetzung beibehalten (A. d. Ü.)

ren wurden in der Folgezeit von späteren Heilkundigen ange-paßt und verbessert, und sie werden auch heute noch entspre-chend weiterentwickelt. Soweit möglich, führen wir den kom-pletten »Stammbaum« jeder Rezeptur auf und verfolgen ihre Geschichte vom Ursprung bis zur gegenwärtigen Zusammen-stellung, einschließlich einiger Veränderungen, die wir selbst aufgrund eigener praktischer Erfahrungen vorgenommen ha-ben. Die Reihenfolge der Rezepturen entspricht den grund-legenden funktionalen Kategorien wie etwa Verdauungssystem, Atmungssystem, männliche und weibliche Fortpflanzungs-organe und so weiter. Wir zeigen Ihnen auch, wie man auf tra-ditionelle chinesische Art, die im Westen noch nicht sehr be-kannt ist, Heilkräuter zu Hause benutzen kann, beispielsweise als Kräuterbrei, Kräuterumschlag oder Kräuterkissen, das wirkt, während Sie schlafen.

Um die spezifischen Kräuter und Rezepturen zu finden, die für bestimmte Symptome oder Beschwerden empfohlen werden, brauchen Sie nur im Index der Symptome und Beschwerden nachzuschlagen, wo die passenden Kräuter und Rezepturen mit ihrer Nummer aufgeführt sind. Medizinische Fachausdrücke wie Antiphlogistikum und Karminativum sind im Glossar der therapeutischen Begriffe erklärt. Es gibt kurze Kapitel über die Grundlagen der chinesischen medizinischen Fachausdrücke und die traditionellen Methoden, mit denen man Heilkräuter zu Hause zubereiten kann, eine Liste mit Bezugsquellen und Serviceadressen sowie Literaturhinweise.

Wir hoffen, daß Sie interessante Ideen zum Nachdenken und wirkungsvolle Rezepte für Ihre Gesundheit finden und daß jede/r von Ihnen dabei zumindest eine Pflanze oder ein Rezept entdeckt, das zu Ihren persönlichen Bedürfnissen paßt wie der Schlüssel ins Schloß. Ein Schlüssel, der Ihnen hilft, das Tor zur eigenen Gesundheit und zu einem langen Leben zu öffnen.

# 1 Grundlagen der traditionellen chinesischen Medizin

Die chinesische Kräuterheilkunde unterliegt denselben universellen Prinzipien des Gleichgewichts und der Harmonie wie die gesamte traditionelle chinesische Kunst und Wissenschaft. Einfach als der Weg (Tao) bezeichnet, bezieht die chinesische Philosophie ihre Inspiration und Einsicht direkt aus den ewigen Mustern der Natur, wodurch das Tao alle kulturellen Grenzen durchdringt und sich als zeitlos erweist. Da eine vollständige Erörterung der theoretischen Wurzeln der traditionellen chinesischen Medizin den Rahmen dieses Buches sprengen würde, soll ein kurzer Überblick über die wichtigsten Grundlagen den Leser/innen zu einer angemessenen Vorstellung über den philosophischen Hintergrund verhelfen und dazu beitragen, daß sie die Informationen über die einzelnen Heilkräuter in einen wissenschaftlichen Rahmen einordnen können.

## Yin und Yang

Das große Prinzip von Yin und Yang ist das oberste und wichtigste Gesetz im Universum. Es beschreibt und definiert die gegensätzlichen, aber gleichwohl komplementären Pole, die allen dynamischen Kräften zugrunde liegen, alles Wachstum und jede Veränderung bewirken und das Gleichgewicht und die Harmonie der Lebensenergien aufrechterhalten, von denen die menschliche Gesundheit und Langlebigkeit abhängen. Yin und Yang sind keine unterschiedlichen Energien, sondern komplementäre Pole derselben Grundenergie des Universums, so wie heiß und kalt bei der Wärmeenergie, hell und dunkel bei der Lichtenergie oder positiv und negativ bei der elektromagnetischen Energie. Die vitalen Organenergien des menschlichen Körpers wirken ebenfalls als komplementäre Paare von Yin und Yang: Das Yin-Herz ist funktionell mit dem Yang-Dünndarm gekoppelt; die Yin-Leber ist mit der Yang-Gallenblase verbunden; die Yin-Nieren bilden mit der Yang-Blase ein Paar, und so weiter.

In der chinesischen Kräutermedizin werden alle Heilkräuter in Kategorien eingeteilt, die ihrem Einfluß auf das Gleichgewicht von Yin und Yang in den verschiedenen Energiesystemen des menschlichen Körpers entsprechen. Yang-Kräuter erwärmen das System, beschleunigen den Stoffwechsel und stimulieren die lebenswichtigen Organe. Entsprechend ihrer therapeutischen Wirkung werden sie als heiß oder warm bezeichnet. Yin-Kräuter kühlen das System, verlangsamen den inneren Energiefluß und beruhigen die lebenswichtigen Organe. Je nachdem, wie stark sie wirken, werden sie als kalt oder kühl bezeichnet. Kräuter, deren therapeutische Effekte zwischen Yin und Yang ausgeglichen sind und die das System in keiner Richtung beeinflussen, werden neutral genannt.

Yin und Yang spielen auch eine Rolle bei der traditionellen chinesischen Diagnose, deren Aufgabe darin besteht, das grundlegende Energie-Ungleichgewicht, das für eine Beschwerde verantwortlich ist, festzustellen und zu lokalisieren. Eine akute Verstopfung wird beispielsweise als heißer Yang-Zustand betrachtet und deshalb mit kühlenden Yin-Kräutern wie Rhabarber und Aloe behandelt. Anämie und chronische Müdigkeit werden als kalte Yin-Beschwerden diagnostiziert und mit wärmenden Yang-Kräutern wie Ginseng und Engelwurz behandelt. Diagnose und Therapie sind auf diese Weise eng miteinander verbunden, damit in der Praxis eine maximale Wirkung erreicht wird. Grundlage dafür sind die allgemeinen Parameter Yin und Yang, die widerspiegeln, wie die makrokosmischen Kräfte des Universums im Mikrokosmos des menschlichen Körpers wirken.

## Die fünf Wandlungsphasen der Energie

»Die fünf Wandlungsphasen der Energie, Holz, Feuer, Erde, Metall und Wasser, umfassen alle Myriaden Phänomene der Natur. Dieses Muster läßt sich auch auf den Menschen übertragen«, heißt es im *Klassiker des Gelben Kaisers zur inneren Medizin*. Als funktionelle Manifestationen von Yin und Yang sind die fünf Wandlungsphasen elementare Kräfte der Natur, deren ständige Veränderungen und Wechselwirkungen dafür sorgen, »daß sich die Welt dreht«. Oder, wie es ein anderer alter chinesischer Text ausdrückt: »Die fünf Wandlungsphasen fügen sich auf immer neue Weise zusammen, um die materielle Welt zu schaffen. Alle Dinge enthalten alle fünf Wandlungsphasen der Energie in unterschiedlicher Zusammensetzung.«
Die fünf Wandlungsphasen transformieren, manifestieren und bewahren ihr eigenes natürliches Gleichgewicht durch ein automatisches System der Überwachung und Balance, das auf den Kreisläufen der gegenseitigen Erzeugung und Kontrolle, den sogenannten Mutter-Sohn- und Mittag-Mitternacht-Regeln basiert. Diese elementaren Energiekreisläufe, die ständig im Fluß sind, modulieren die Dynamik der polaren Kraftfelder, in denen sich die Energie bewegt, manifestiert und transformiert. Durch die Verabreichung von Heilkräutern, deren vorherrschende energetische Wirkung eine natürliche Affinität zu dem erkrankten Organ und der damit assoziierten Energieleitbahn hat, nutzt der Kräuterheilkundige die Kreisläufe der gegenseitigen Erzeugung und Kontrolle der fünf Wandlungspha-

sen, um die lebenswichtigen Energien, die die menschliche Gesundheit regulieren, anzuregen oder zu beruhigen, sie zu erhöhen oder zu verringern, zu stärken oder zu schwächen oder sie auf andere Weise ins Gleichgewicht zu bringen und zu harmonisieren.

Der Kreislauf der gegenseitigen Erzeugung bringt die Energien hervor oder stimuliert sie: Holz erzeugt Feuer, Feuer erzeugt Erde, Erde erzeugt Metall, Metall erzeugt Wasser, Wasser erzeugt Holz. Der Kreislauf der gegenseitigen Kontrolle beherrscht und beruhigt: Metall beruhigt Holz, Holz beruhigt Erde, Erde beruhigt Wasser, Wasser beruhigt Feuer, Feuer beruhigt Metall. Diese komplementären Energiekreisläufe sind schematisch in der Abbildung auf S. 29 zusammengefaßt.

Jedes Paar der funktional gekoppelten Yin/Yang-Organe wie etwa Herz und Dünndarm, Niere und Blase wird von einer der fünf Wandlungsphasen der Energie beherrscht. So werden Herz (Yin) und Dünndarm (Yang) von der Feuerenergie regiert, Nieren (Yin) und Blase (Yang) von der Wasserenergie und so weiter (vgl. die Übersicht auf S. 30). Wenn zum Beispiel die Wasserenergie der Niere geschwächt ist, verliert sie die Kontrolle über die Feuerenergie des Herzens durch ein Ungleichgewicht im Kreislauf der gegenseitigen Kontrolle. In diesem Fall könnte die Feuerenergie des Herzens aufflammen und außer Kontrolle geraten, was zu Symptomen wie hohem Blutdruck, Herzklopfen und einem beschleunigten Pulsschlag führt. In der westlichen Medizin würde man diese Symptome wahrscheinlich als »Herzprobleme« diagnostizieren und behandeln, aber die TCM sieht die eigentliche Ursache in einem kritischen Mangel an Nierenenergie. Statt das Herz zu behandeln, würde der traditionelle chinesische Arzt direkt an die Wurzel des Problems gehen und Kräuter verordnen, die die Wasser-Energie der Nieren nähren und stärken. Wenn die Wasser-Energie der Nieren sich wieder normalisiert hat, übernimmt sie automatisch wieder die Kon-

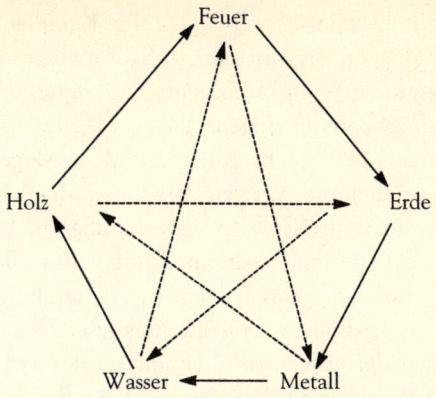

*Die Kreisläufe der gegenseitigen Erzeugung und Kontrolle beherrschen das Verhältnis der fünf Wandlungsphasen der Energie*

trolle über die Feuer-Energie des Herzens, und alle krankhaften Herzsymptome verschwinden. In diesem Fall hätte der allopathische westliche Ansatz mit Medikamenten, die den hohen Blutdruck senken und den Herzschlag regulieren, zwar eine vorübergehende symptomatische Erleichterung für das Herz gebracht, aber nichts an der Ursache der Beschwerden geändert, deren Wurzel in den Nieren liegt. Statt dessen hätten die weiterhin vernachlässigten Nieren noch mehr Energie verloren, sie würden zusätzlich durch die toxischen Nebenwirkungen der Medikamente belastet, und das wiederum würde die Herzsymptome verschlimmern, für deren Behandlung dann noch stärkere Medikamente benötigt würden – ein tödlicher Kreislauf.

Eine andere Manifestation der fünf Wandlungsphasen in der Natur sind die fünf Geschmacksqualitäten, und dies ist der Aspekt, durch den die wesentlichen therapeutischen Eigenschaften der Heilkräuter bestimmt werden. Kampfer zum Beispiel fällt in die Kategorie des scharfen Geschmacks, der eine Manifestation der Metall-Energie ist. Metall herrscht über die

29

Lunge und den Dickdarm, und folglich hat Kampfer eine natürliche Affinität zu diesen Organen und kann eingesetzt werden,
um Atmungsprobleme und Verdauungsprobleme zu behandeln.
Süße Kräuter haben die Eigenschaften der Erd-Energie und
können deshalb bei Beschwerden mit dem Magen und der
Milz/Bauchspeicheldrüse verwendet werden, den Organen, die
mit der Wandlungsphase Erde korrespondieren. Die meisten
Heilkräuter enthalten mehr als eine Energie bzw. Geschmacksqualität und können folglich auch zur Behandlung von verschiedenen Organ-Energie-Systemen eingesetzt werden. Wenn
man sie in komplexen Rezepturen kombiniert, mischen sich die
elementaren Energien der Kräuter und beeinflussen den Stoffwechsel des menschlichen Organismus auf komplexe Weise.
Aus diesem Grund sind die umfassenden klinischen Erfahrungen in der chinesischen Kräutermedizin so wichtig.
Es gibt noch viele andere fundamentale Qualitäten und Zusam-
menhänge in der Natur, in denen sich die fünf Wandlungsphasen der Energie ausdrücken und die von den Kreisläufen der gegenseitigen Erzeugung und Kontrolle beherrscht werden, aber
für unsere Zwecke reicht die folgende Übersicht aus:

| Energie | Geschmack | Farbe | Yin | Yang |
|---------|-----------|-------|-----|------|
| Feuer | bitter | rot | Herz | Dünndarm |
| Erde | süß | gelb | Milz/Pankreas | Magen |
| Metall | scharf | weiß | Lunge | Dünndarm |
| Wasser | salzig | schwarz | Nieren | Blase |
| Holz | sauer | grün | Leber | Gallenblase |
| Feuer II | bitter | rot | Herzbeutel | Dreifach-Erwärmer |

*Die fünf Wandlungsphasen der Energie und ihre entsprechenden Organe,
Geschmacksqualitäten und Farben*

# Die sechs Übel

Die diagnostische und therapeutische Fachsprache der traditionellen chinesischen Medizin enthält einige Ausdrücke, die wir im Westen eher mit dem Wetter als mit der Heilkunde assoziieren. In der *Encyclopedia of Chinese Medicine* heißt es: »Wenn die sechs Umweltenergien Wind, Kälte, Hitze, Feuchtigkeit, Trockenheit und Feuer zu stark werden oder außerhalb der ihnen entsprechenden Jahreszeit auftreten, dann werden sie zur Krankheitsursache, und man bezeichnet sie als die sechs Übel.«
Die sechs Übel werden als die primären äußeren Krankheitsursachen betrachtet. Im Gegensatz dazu hält die westliche Medizin immer noch daran fest, daß Mikroben die hauptsächliche Ursache sind, eine Theorie, die Louis Pasteur als erster aufgestellt hat. Pasteur entdeckte, daß die meisten Krankheiten mit dem Vorhandensein bestimmter Mikroorganismen verbunden sind, und zog daraus den Schluß, daß diese Mikroben die hauptsächliche Ursache der Krankheit seien. Doch die Theorie vermag nicht zu erklären, warum manche Menschen nicht krank werden, obwohl sie mehrfach und über lange Zeit denselben Viren oder Bakterien ausgesetzt waren, die bei anderen Leuten schon nach einem kurzen Kontakt zum Ausbruch der Krankheit führten.
Nach chinesischer Sichtweise können die sechs Übel der extremen Umweltbedingungen das menschliche Energiesystem aus dem Gleichgewicht bringen, dadurch die Widerstandskraft und das Immunsystem schwächen und die Tür öffnen für den Angriff aller Arten von negativen Umwelteinflüssen, einschließlich der mikrobiellen Krankheitserreger. Menschen, die präventive Maßnahmen ergreifen, um schädlichen äußeren Energien auszuweichen oder ihnen entgegenzuwirken, erhalten das Gleichgewicht und die Harmonie der Lebensenergien, die ihr inneres Abwehrsystem regulieren, und so bleiben sie in der Re-

gel immun gegenüber denselben Mikroorganismen, die andere Leute anscheinend krank machen. Unter diesem Gesichtspunkt sind es nicht die Viren und Bakterien, die eine Krankheit »verursachen«: Krankheit kommt vielmehr dadurch zustande, daß man sich ungeschützt negativen Umweltenergien ausgesetzt hat, die die natürlichen Abwehrmechanismen sozusagen durchlöchern und auf diese Weise den Mikroorganismen oder anderen schädlichen Elementen Einlaß gewähren.

Im alten China wurden die sechs Übel vor allem mit extremen Wetterbedingungen und außergewöhnlichen klimatischen Situationen in Verbindung gebracht, so wie es die entsprechenden Bezeichnungen nahelegen: große Hitze, außergewöhnliche Feuchtigkeit, plötzliche Kälte, stürmische Winde und so weiter. Heute hat die moderne Technologie zusammen mit dem städtischen Lebensstil noch weit gefährlichere Formen der sechs Übel in die Welt gesetzt. Dazu gehören Klimaanlagen, Zentralheizungen, Leuchtstofflampen, Mikrowellenstrahlung, künstliche elektromagnetische Felder, Luft- und Wasserverschmutzung und dergleichen mehr. Diese Faktoren stellen einen intensiven, permanenten Angriff auf das Gleichgewicht und die Integrität der menschlichen Energien dar, deren erstes Opfer in jedem Fall das Immunsystem ist. Der konventionelle moderne Lebensstil verursacht sogar noch größere Schäden im Immunsystem als die Kräfte der Natur. So ebnet man den Weg für alle Arten von Krankheitserregern und Giften, die in den menschlichen Körper eindringen und ihn zerstören.

*Wind:* Der Wind ist das erste der sechs Übel. Er ist die vorherrschende Umweltenergie im Frühling, wenn er gewöhnlich als milde, erfrischende Brise auftritt. In den anderen Jahreszeiten jedoch kann der Wind zum Träger schädlicher Energien werden, die für die jeweilige Jahreszeit typisch sind. Der Sommer hat seine heißen Winde, der Winter seine kalten Winde (die das Tor für die Grippe öffnen), und der Herbst hat seine trockenen Winde. Die Symptome einer Schädigung durch Wind sind Fieber und Frostschauern, starkes Schwitzen, Husten und Stauungen in den Nasennebenhöhlen. Der Wind befördert auch Staub, Mikroorganismen, Rauch und andere Schmutzpartikel und Krankheitserreger in der Luft. Wegen seiner heftigen und plötzlichen Natur wird der Wind als Oberhaupt der sechs Übel betrachtet.

Zusätzlich zum äußeren Wind kennt die chinesische Medizin auch den inneren Wind, der aufgrund starker Ungleichgewichte der Lebensenergien in den inneren Organen entsteht. So kann beispielsweise eine Entzündung der Leber zu exzessivem Leberwind führen, der in den Kopf aufsteigt und dort Symptome wie Kopfschmerzen, Sehstörungen, Schlaflosigkeit und Benommenheit verursacht.

Zu den modernen industriellen Quellen des Wind-Übels gehören Klimaanlagen (trockener kalter Wind) und Zentralheizungen (trockener heißer Wind) ebenso wie Strahlung und Smog.

*Kälte:* Das Kälte-Übel ist assoziiert mit dem Winter und der Wasser-Energie. Wenn die Widerstandskraft gering ist und man sich plötzlich der Kälte aussetzt, kann das Frösteln und Fieber, Unterdrückung von Schweiß und körperliche Schmerzen verursachen. Die Kälte setzt sich im Bauch fest und verursacht Durchfall, Krämpfe und Blähungen. Innere Kälte entsteht durch einen Mangel an Yang-Energie in den lebenswichtigen Organen. Sie kann kalte Hände und Füße, Durchfall und einen Verlust der sexuellen Vitalität verursachen. Die vorherrschende moderne Form der äußeren Kälte sind Klimaanlagen, während die hauptsächlichen modernen Quellen innerer Kälte eiskalte Getränke und kalte Yin-Nahrungsmittel sind, aber auch synthetische Medikamente wie Barbiturate und Antibiotika.

*Hitze:* Hitze-Krankheiten treten üblicherweise im Sommer auf, wenn man sich lange Zeit in großer Hitze aufgehalten hat. Die Symptome sind Kopfschmerzen, chronischer Durst, Hitzewallungen, starke Schweißausbrüche und Reizbarkeit. In anderen Jahreszeiten kann die Hitze gemeinsam mit anderen Umweltenergien als trockene Hitze, feuchte Hitze oder Wind-Hitze auftreten. Heutzutage ist die Zentralheizung die hauptsächliche künstliche Quelle des Hitze-Übels, das dann normalerweise als trockene Hitze auftritt.

*Feuchtigkeit:* Dieses Übel wird traditionell mit der Feuchtigkeit des Spätsommers in Verbindung gebracht, wenn es in Gestalt von Sommerregen, feuchtem Wetter, Frühnebel, feuchten Böden und Moder auftritt. Der menschliche Organismus ist vor allem während des Schlafes empfindlich gegen Feuchtigkeit. Die entsprechenden Symptome sind chronische Müdigkeit, Lethargie, kalter Schweiß, rheumatische Schmerzen sowie Blähungen. Innere Feuchtigkeit entsteht hauptsächlich durch den übermäßigen Genuß von Alkohol, Kaffee, Tee, süßer Limonade, eiskalten Fruchtsäften und Süßigkeiten, die alle die inneren Organe schädigen und wichtige Lebensfunktionen unterdrücken, besonders in der Bauchspeicheldrüse, der Milz und den Nebennieren. Die hauptsächliche Quelle innerer Feuchtigkeit ist heutzutage die Ernährung, wobei raffinierter weißer Zucker und Stärke im »junk food« eine entscheidende Rolle spielen, denn sie tragen vor allem zur Entwicklung von Diabetes bei, vergiften das Blut und schwächen das Immunsystem.

*Trockenheit:* Dieses Übel wird mit dem Herbst assoziiert. Es entsteht durch mangelnde Luftfeuchtigkeit und ist besonders schädlich für die Lungen. Es tritt häufig in Verbindung mit anderen schädlichen Energien auf, in Gestalt von trockener Kälte, trockener Hitze und trockenem Wind, die alle verschiedene Atemwegsbeschwerden verursachen können. Da die Lungen (Yin) mit dem Dickdarm (Yang) gekoppelt sind, kann Trockenheit auch zu hartem Stuhl und Verstopfung führen.

Mangel an Körperflüssigkeiten führt zu innerer Trockenheit, die Symptome wie ständigen Durst, einen trockenen Hals, rissige Lippen, trockene Haut und Übelkeit hervorruft. Rauchen und Luftverschmutzung sind die schädlichsten modernen Formen der inneren Trockenheit, während Klimaanlagen und Zentralheizungen die hauptsächlichen künstlichen Quellen der kalten und der heißen Trockenheit darstellen.

*Feuer:* Feuerkrankheiten entstehen, wenn man zu lange ungeschützt den Extremen einer oder mehrerer der anderen jahreszeitlichen Energien ausgesetzt war. Feuer bezieht sich damit auf jede beliebige extreme, ungewöhnliche Umweltenergie, die Krankheiten jenseits der üblichen, mit dem ursprünglichen Übel zusammenhängenden Symptomen verursacht und den lebenswichtigen Organen dauerhaften Schaden zufügt. Wenn man beispielsweise für lange Zeit dem Übel der inneren Trockenheit durch Rauchen oder Luftverschmutzung ausgesetzt war und nun statt der üblichen Symptome wie Husten oder einem trockenen Hals ein Lungenemphysem oder Krebs auftritt, dann ist eine Feuerkrankheit entstanden. Symptome des inneren Feuers können durch Überreizung oder Mißbrauch der inneren Organe entstehen, wie beispielsweise Geschwüre vom Magenfeuer der Überernährung, Zirrhose vom Leberfeuer des Alkoholmißbrauchs, Krebs vom Lungenfeuer des Rauchens und so weiter.

Das richtige Mittel gegen schlechte Energie ist gute Energie, und Heilkräuter können sowohl zur Therapie als auch präventiv eingesetzt werden, um den menschlichen Körper und seine lebenswichtigen Organe mit reiner Energie zu durchfluten, die die schlechten Energien aus dem Organismus vertreibt und ein starkes Abwehrsystem gegen negative Einflüsse von außen errichtet. Im *Klassiker des Gelben Kaisers zur inneren Medizin* heißt es: »Wo sich die schlechte Energie sammelt, tritt Schwäche auf. Wenn die reine Energie sich im Inneren sammelt, kann die schlechte Energie den Organen nicht schaden. Wenn die reine Energie gedeiht, wird die schlechte Energie sich verflüchtigen. Wenn die schlechte Energie aus dem Körper vertrieben ist, wird die reine Energie wachsen.«

## Die acht Grundmuster

Im Verlauf langfristiger Behandlungen, besonders bei chronischen Krankheiten, verändern sich die Symptome oft, sie verwandeln sich, verschwinden, tauchen an einer anderen Stelle wieder auf und unterliegen einem plötzlichen Wechsel. Die acht Grundmuster sind körperliche Zeichen, die den veränderten Zustand des Patienten klar reflektieren. Eine Kräutertherapie dauert normalerweise zumindest einige Wochen oder Monate bis hin zu mehreren Jahren, und während dieser Zeit muß der Patient den Therapeuten in regelmäßigen Abständen aufsuchen, damit das durchgeführt werden kann, was in der chinesischen Medizin als Differentialdiagnose bezeichnet wird. Dabei wird der Verlauf der Behandlung sorgfältig aufgezeichnet, um symptomatische Veränderungen im Sinne der acht Grundmuster zu erkennen. Dann werden die Kräuterrezepturen an den veränderten symptomatischen Zustand des Patienten angepaßt. Die acht Grundmuster ermöglichen es dem Therapeuten, die genau passende Kombination von Kräutern auszuwählen, die jedem neuen Stadium der Therapie entspricht, so daß die Kräuter mit der inneren Heilkraft des Körpers zusammenarbeiten.

*Yin und Yang:* Diese beiden sind die Herrscher über die acht Grundmuster und die wichtigsten Wegweiser bei der Diagnose und Therapie einer Krankheit. Die anderen sechs sind eigentlich nur spezifische Aspekte der Yin- und Yang-Symptomatologie. Alle Krankheiten und ihre Symptome werden zunächst unter dem Gesichtspunkt der Yin- und Yang-Polarität der verschiedenen lebenswichtigen Organe und Energien betrachtet, die von der Beschwerde betroffen sind. Hohe Temperatur zum Beispiel, Verstopfung, starke Schweißausbrüche und Bluthochdruck sind übliche Indikatoren einer grundsätzlichen Yang-Krankheit, wohingegen Frösteln, Durchfall, Blässe, chronische Müdigkeit, Schwäche und Abneigung gegen Kälte eine grundsätzliche Yin-Krankheit anzeigen. Yang-Symptome werden mit kühlenden Yin-Kräutern behandelt, während man Yin-Symptomen mit wärmenden Yang-Kräutern entgegenwirkt.

*Innen (Yin) und Außen (Yang):* Diese Zeichen informieren den Therapeuten darüber, wo die Krankheit sitzt, in welche Richtung sich die Symptome bewegen und wie schwerwiegend die Krankheit ist. Wenn die Symptome nach innen zu Organen, Drüsen und Knochen wandern, dann zeigt das an, daß sich die Krankheit verschlimmert. Wenn sich der Zustand eines Patienten verbessert, dann werden die Symptome generell nach außen an die Oberfläche kommen, um dort ausgeschieden zu werden, was ein klares Zeichen für die Wirksamkeit der gewählten Therapie ist. Im Verlauf der Behandlung können die Symptome rasch zwischen Innen und Außen wechseln, und die Kräuterrezepturen müssen dann entsprechend angepaßt werden, um die natürliche Heilkraft des Körpers zu unterstützen und sie nicht zu stören.

*Kälte (Yin) und Hitze (Yang):* Kälte und Hitze zeigen die grundsätzliche Natur der Krankheit an, wie sie sich in den Symptomveränderungen der gestörten Energien darstellt. Dazu gehören beispielsweise hohe oder niedrige Temperatur, Gesichtsröte oder Blässe, heller oder dunkler Urin, harter oder weicher Stuhl und so weiter. Diese Anzeichen verändern sich nicht nur leicht, sondern sie können in verschiedenen Körperteilen auch unterschiedlich ausgeprägt sein. Blutunterlaufene

Augen und Halsschmerzen zeigen beispielsweise an, daß der Zustand des Patienten im oberen Bereich heiß ist, während gleichzeitig Blähungen und Durchfall darauf hinweisen, daß der Zustand im unteren Bereich kalt ist. Kräuterrezepturen müssen in regelmäßigen Abständen angepaßt werden, um solche energetischen Ungleichgewichte zu korrigieren.

*Leere (Yin) und Fülle (Yang):* Sie zeigen an, in welchem Ausmaß eine Beschwerde die lebenswichtigen Organe erschöpft (Leere) oder stimuliert (Fülle) hat. Außerdem sind sie ein Spiegelbild der Widerstandskraft des Patienten und zeigen den gegenwärtigen Stand der Auseinandersetzung zwischen den positiven und negativen Energien im Körper. Wenn Kräuter, die die Immunität und die Widerstandskraft stärken, rechtzeitig verschrieben werden, gedeiht die positive Energie und gewinnt Fülle, während die negative Energie der Krankheit leerer und schließlich aus dem Körper vertrieben wird. Wenn die Immunität und die Widerstandskraft durch lange Vernachlässigung oder Mißbrauch stark geschwächt sind, entsteht ein Zustand, in dem der Körper positive Energie verliert, so daß hier Leere eintritt, während Myriaden negativer Energien, die Krankheit verursachen, gedeihen und Fülle erlangen.

Abgesehen von Yin und Yang, die allgemeine Indikatoren des Gesamtzustands sind, manifestieren sich die anderen sechs Grundmuster in unterschiedlich komplexen Kombinationen. Wenn ein Hitze-Symptom auf der Oberfläche erscheint, wird es als äußere Hitze bezeichnet. Wenn ein Kälte-Symptom sich innerlich manifestiert, ist es innere Kälte; und so weiter. Für die generelle Diagnostik jedoch reichen die acht Grundmuster in ihren einzelnen Formen völlig aus, um die Symptomveränderungen während der Behandlung zu verfolgen.

# Die zwölf lebenswichtigen Organe und Meridiane

Die traditionelle chinesische Medizin betrachtet die lebenswichtigen Organe unter anderen Aspekten als die konventionelle westliche Medizin. Den Chinesen geht es mehr um den funktionalen Zusammenhang als um das Organ selbst, und so werden Fehlfunktionen mehr auf der energetischen als auf der physiologischen Ebene behandelt. Jedes Organ wird von einer spezifischen Lebensenergie beherrscht, die mit einer der fünf Wandlungsphasen der natürlichen Energie in Verbindung steht, und jede Organ-Energie läuft durch ihre eigenen speziellen Leitbahnen (Meridiane), die alle untereinander zu einem Netzwerk verbunden sind, das den ganzen Körper mit Energie versorgt. Die funktionalen Beziehungen der lebenswichtigen Organe und ihrer Energien werden durch die Kreisläufe der gegenseitigen Erzeugung und Kontrolle innerhalb der fünf Wandlungsphasen festgelegt. So wird beispielsweise die Herz-Energie (Feuer) von der Leber-Energie (Holz) stimuliert, und zwar durch das erzeugende Mutter-Sohn-Verhältnis zwischen Holz und Feuer. Die Nieren-Energie (Wasser) wirkt dagegen beruhigend durch das kontrollierende Mittag-Mitternacht-Verhältnis zwischen Wasser und Feuer. Erfahrene Ärzte können die Pulse aller zwölf Organ-Energien finden und »lesen«, indem sie nur mit ihren Fingern auf die vitalen Punkte am Handgelenk des Patienten drücken. Es gibt aber auch offensichtlichere äußere Zeichen wie beispielsweise Hautfarbe, Augen, Zunge, Haare und so weiter, die klar den Zustand der inneren Organ-Energien widerspiegeln.

Das Folgende ist ein kurzer Überblick über die zwölf lebenswichtigen Organe und die mit ihnen verbundenen Energien aus traditioneller chinesischer Sicht.

*Feuer-Energie, Yin-Organ (Herz):* Als König der lebenswichtigen Organe herrscht das Herz über den ganzen Körper und alle seine Teile, indem es den Blutkreislauf, die Verteilung des Blutes und die Ernährung der Zellen kontrolliert. Das Herz beherbergt auch den Geist und kontrolliert die Gefühle. Zu den ersten Symptomen eines Mangels an Herz-Energie gehören der Verlust der emotionalen Kontrolle und intellektuelle Labilität.

Der Zustand des Herzens zeigt sich äußerlich an der Farbe und dem Belag der Zungenoberfläche und an der Gesichtsfarbe. Ein gerötetes Gesicht weist beispielsweise auf eine Überaktivität der Herz-Energie hin. Der Herzmeridian verläuft von der inneren Spitze des kleinen Fingers über die Innenseite des Arms zur Achselhöhle.

*Feuer-Energie, Yang-Organ (Dünndarm):* Als Herrscher über die Empfangshalle des Körpers erhält der Dünndarm die zum Teil schon verdaute Nahrung aus dem Magen und vollendet den Verdauungsprozeß. Anschließend nimmt er die reinen Nährstoffe auf und leitet die unreinen Abfälle an den Dickdarm zur Ausscheidung weiter. Durch die Feuer-Energie mit dem Herzen verbunden, kontrolliert der Dünndarm die ursprünglicheren Gefühle, die in Zeiten emotionalen Aufruhrs aus dem mehr intellektuell orientierten Herzen überfließen und einem das vertraute Gefühl von »Schmetterlingen im Bauch« geben. Die Energie-Meridiane beginnen an den Spitzen der kleinen Finger, verlaufen über den äußeren Arm, die Schultern und den Nacken in den Kopf, wo sie die regulatorischen Funktionen der Hypophyse beeinflussen.

*Holz-Energie, Yin-Organ (Leber):* Die Leber ist der »Generalstabschef« und trägt die Verantwortung dafür, daß das Blut gefiltert, gereinigt, genährt und gespeichert wird. Sie spaltet außerdem komplexe Proteine, Fette und Kohlenhydrate und synthetisiert verschiedene Eiweißstoffe, die für das Wachstum und die Reparatur von Körpergewebe benötigt werden. Die Leber-Energie kontrolliert das periphere Nervensystem, welches seinerseits die Aktivität der Muskeln und Sehnen reguliert und auf diese Weise die körperliche Koordination determiniert. Ehrgeiz, Antrieb und Kreativität werden von der Holz-Energie der Leber regiert, die, wenn sie gestört ist, erheblichen Ärger und Frustration auslösen kann.

Die Leberfunktion spiegelt sich äußerlich im Zustand der Fingernägel und Zehennägel. Gelbe Augen und verschwommenes Sehen sind beispielsweise wohlbekannte Anzeichen für eine Leberentzündung. Der Lebermeridian beginnt an der Basis des Großzehennagels, verläuft über die Innenseite des Beins zum Rumpf und endet genau unter dem Brustkorb.

*Holz-Energie, Yang-Organ (Gallenblase):* Als ehrwürdiger Minister der zentralen Reinigungsabteilung gibt die Gallenblase die hochwirksame Gallenflüssigkeit ab, die der Stoffwechsel benötigt, um Fette und Öle zu verdauen. Ihre Energie entscheidet über die Stärke und Flexibilität der Muskeln ebenso wie über die intellektuellen Qualitäten von Wagemut und Entscheidungsfreude. Das chinesische Wort für Wagemut heißt *dadan* oder »große Galle«.

Der Gallenblasen-Meridian führt von der Basis des vierten Zehennagels über die Innenseite des Beins und den Brustkorb unter dem Arm entlang über die Rückseite der Schulter und den Nacken zum Scheitelpunkt des Kopfes und zur Stirn und dann wieder seitwärts am Kopf nach unten um die Ohren herum. Gewöhnliche Spannungskopfschmerzen werden oft durch Störungen des Gallenblasen-Meridians verursacht, besonders an den Schultern und im Nacken.

*Erd-Energie, Yin-Organ (Milz und Bauchspeicheldrüse):* Die chinesische Medizin geht davon aus, daß Milz und Bauchspeicheldrüse von derselben Energie beherrscht werden. Als Minister des Kornspeichers bezeichnet, kontrollieren Milz und Bauchspeicheldrüse die Aufnahme der Nährstoffe, indem sie die Verdauungsenzyme abgeben, die der Dünndarm braucht.

Sie regulieren auch die Qualität und Quantität des Bluts im Kreislauf und beeinflussen direkt den Muskeltonus.

Ungleichgewichte der Milz- und Bauchspeicheldrüsen-Energie zeigen sich äußerlich an der Farbe und am Ausdruck der Lippen und manifestieren sich emotional in Temperamentsausbrüchen und Launen. Der Milzmeridian beginnt innen an der Spitze der großen Zehe, läuft über die Innenseite des Beins und dann seitlich am Rumpf entlang bis zur Spitze des Brustkorbs.

*Erd-Energie, Yang-Organ (Magen):* Den Magen bezeichnet man als Minister der Mühle und See der Ernährung. Hier beginnt die Verdauung eines Großteils der Nahrung und der Flüssigkeiten, bevor sie zur endgültigen Verdauung und Nährstoffaufnahme in den Dünndarm weitergeleitet werden. Der Magen entzieht der aufgenommenen Nahrung und Flüssigkeit außerdem die Energien der fünf Wandlungsphasen und leitet sie über das Meridiansystem direkt an die Lunge, wo sie sich mit der Energie aus der Luft verbinden, die als wahre menschliche Energie bezeichnet wird.

*Metall-Energie, Yin-Organ (Lunge):* Die Lunge oder der Ministerpräsident kontrolliert den Atem und unterstützt den König Herz beim Kreislauf von Blut und Energie. Der Atem reguliert die Sauerstoffaufnahme, unterstützt den Stoffwechsel und kontrolliert den Puls. Mangel an Lungen-Energie zeigt sich in blasser, schlecht durchbluteter Haut, denn auch die Haut »atmet« durch die Poren und ist eine äußere Erweiterung der Lungen. Die Nase ist die äußere Öffnung der Lungen und das Tor des Atems: Eine verstopfte oder eine laufende Nase zeigt in der Regel eine Fehlfunktion der Lunge an. Da die Atmung das vegetative Nervensystem reguliert, bildet sie eine Brücke zwischen Körper und Geist. Aus diesem Grund wird die Atemkontrolle in allen Formen des Yoga und der Meditation besonders gepflegt.

Angst und Furcht blockieren die Lungen-Energie und führen zu einer flachen, schnellen Atmung. Auf der anderen Seite macht eine flache Atmung jemanden anfällig für Angst. Der Lungenmeridian führt von der Spitze des Daumens über die Innenseite des Arms zur Brust.

*Metall-Energie, Yin-Organ (Dickdarm):* Als Transportminister besorgt der Dickdarm die Umwandlung der flüssigen Verdauungsabfälle in eine feste Form und transportiert sie zur Ausscheidung in den Enddarm. Er hilft dabei, das Gleichgewicht und die Reinheit der Körperflüssigkeiten zu regulieren, indem er den Endprodukten der Verdauung Wasser entzieht, und er unterstützt die Lunge bei der Kontrolle der Schweißabgabe durch die Haut. Die Funktionen des Dickdarms werden direkt von der Lunge beeinflußt, indem sich das Zwerchfell rhythmisch ausdehnt und zusammenzieht. Eine tiefe Atmung unterstützt deshalb die Peristaltik und reguliert den Druck im Bauchraum.

Der Dickdarm-Meridian beginnt an der Spitze des Zeigefingers, läuft an der Außenseite des Arms und seitlich am Nacken entlang und dann quer über die Wangen bis zur Basis der Nasenlöcher.

*Wasser-Energie, Yin-Organ (Nieren):* Als Minister der Kraft bezeichnet, ist die Nieren-Energie so wichtig, daß sie als Wurzel des Lebens gilt. Das System der Nieren-Energie schließt die Nebennieren mit ein, die wie kleine Hütchen oben auf den Nieren sitzen und eine große Zahl lebenswichtiger Funktionen regulieren, einschließlich der Immunität und der sexuellen Potenz. Ebenso gehören die Hoden des Mannes und die Eierstöcke der Frau zur Nieren-Energie; sie werden auch als die äußeren Nieren bezeichnet. Die Nieren selbst filtern flüssige Abfälle aus dem Blut und scheiden sie durch die Blase als Urin aus.

Die Nieren-Energie kontrolliert das Wachstum und die Entwicklung von Knochen und Knochenmark, wo die roten und weißen Blutkörperchen hergestellt werden. Mangel an Nieren-

Energie ist deshalb eine Hauptursache von Anämie und Immunschwäche. Den Zustand der Nieren erkennt man äußerlich an der Kopf- und Körperbehaarung, und Fehlfunktionen der Nieren manifestieren sich oft als Tinnitus (Ohrgeräusche). Die Nieren beherbergen Mut und Willenskraft. Deshalb zeigt sich eine Schwäche der Nieren-Energie oft in Gefühlen von Angst und Verfolgungswahn. Die Nierenmeridiane verlaufen von den Fußsohlen über die Innenseiten der Beine, dann über die Mitte des Rumpfes und über die Brust bis in Höhe des Schlüsselbeins.

*Wasser-Energie, Yang-Organ (Blase):* Die Blase wird als Minister des Speichers bezeichnet und ist zuständig für die Sammlung und Ausscheidung des Urins. Dies ist die einzige physiologische Funktion der Blase. Die Blasen-Energie ist jedoch eng mit dem Gleichgewicht und der funktionalen Integrität des gesamten vegetativen Nervensystems verbunden. Deshalb teilen sich die Blasenmeridiane, die an den Füßen beginnen und an der Hinterseite der Beine nach oben verlaufen, an der Basis der Wirbelsäule und bilden vier parallele Kanäle (zwei auf jeder Seite der Wirbelsäule), die sich über den ganzen Rücken bis zum Nacken ziehen. Dort vereinigen sie sich wieder zu zwei Kanälen, die über den Kopf zur Stirn und zu den Augenhöhlen verlaufen. Chronischer Streß verursacht eine chronische Anspannung in den Wirbelsäulen-Kanälen des Blasenmeridians. Dadurch wird der Sympathikus, der aktive Teil des vegetativen Nervensystems, zu einer erschöpfenden Überaktivität getrieben. Die chinesische Massage und die Akupunktur widmen den vier Wirbelsäulen-Kanälen des Blasenmeridians große Aufmerksamkeit, weil von hier aus durch die Nähe zur Wirbelsäule viele lebenswichtige Funktionen beeinflußt werden.

*Feuer-Energie, Yin-Organ II (Perikard):* Der Perikard oder Herzbeutel, auch als Leibwache des Königs bekannt, gilt in der westlichen Medizin nicht als lebenswichtiges Organ, aber die Chinesen betrachten ihn als zweite Feuer-Energie, ein Yin-Organ, dessen einzige Aufgabe darin besteht, das überaus wichtige Herz nicht nur vor physischem Schaden zu bewahren, sondern auch vor negativen emotionalen Energien, die von den anderen Organen kommen, wie beispielsweise Ärger von der Leber, Angst von den Nieren und so weiter. Ohne den Schutz des Herzbeutels würde die Herz-Energie sehr verletzlich auf solche Wellen negativer Energien reagieren, die ständig durch emotionalen Aufruhr und Streß von den anderen Organen ausgehen.

Der Herzbeutel hilft auch, den Fluß des Blutes in den großen Venen und Arterien des Herzens zu regulieren. Emotional verfeinert der Perikard die ungezügelte, rohe Energie der animalischen Sexualität und verwandelt sie in Zärtlichkeit und Liebe, die im menschlichen Herzen wohnen. Aus sexueller Lust wird so menschliche Liebe.

Der Perikard-Meridian läuft von den Spitzen der Mittelfinger über die Handflächen und Handgelenke den inneren Arm entlang bis zur Brust.

*Feuer-Energie, Yang-Organ II (Dreifach-Erwärmer):* Der Dreifach-Erwärmer ist als Organ in der westlichen Medizin ebenfalls unbekannt. Als Minister der Dämme und Gräben ist er kein physisches Organ, sondern eher ein funktionales Energiesystem, das die anderen Organe und die Bewegungen der Energie reguliert. Er besteht aus drei Teilen: Der obere Erwärmer reicht von der Zunge bis zum Mageneingang; er reguliert die Aufnahme von Luft, Nahrungsmitteln und Flüssigkeiten und harmonisiert die Herz- und Lungen-Energien. Der mittlere Erwärmer reicht vom Mageneingang bis zum Magenausgang; er kontrolliert die Verdauung und harmonisiert die Energien von Magen, Milz und Bauchspeicheldrüse. Der untere Erwärmer beginnt am Magenausgang und endet am After. Er reguliert die Aufspaltung und Aufnahme der Nährstoffe und die Ausscheidung der flüssigen und festen Abfälle, und er harmonisiert die

Funktionen von Leber, Nieren, Blase und Därmen ebenso wie Sexualität und Fortpflanzung.

Der Meridian des Dreifach-Erwärmers beginnt an der Spitze des vierten Fingers, zieht über den Handrücken und den äußeren Arm nach oben, dann über die Schulter zum Nacken, umrundet das Ohr und endet an der Schläfe.

# 2   Das Küchenlabor

## Wie man chinesische Heilkräuter zu Hause zubereitet

Wenn man heutzutage eine traditionelle chinesische Kräuterapotheke betritt, fühlt man sich wie in einem lebendigen Ana-
chronismus: An sämtlichen Wänden stehen hölzerne Schubla-
denkommoden, denen das Alter eine zarte Patina verliehen
hat. Eine elegante Gravur aus alten chinesischen Ideogrammen
auf jeder Schublade zeigt an, was sich darin befindet; auf einer
langen Theke aus Hartholz werden die Kräuterrezepturen zubereitet. Einfache Handwaagen und der allgegenwärtige Abakus
werden zum Wiegen und Rechnen benutzt, außerdem sieht
man alte Wiegemesser aus Eisen und Kräutermühlen aus Stein;
ein paar Rollen mit Kalligraphie und Landschaftsgemälde hängen an den Wänden, und ein exotisches Potpourri berauschen-
der Düfte entströmt den Bündeln von Zweigen und Wurzeln,
verrunzelten Blättern und zusammengeschrumpften Blüten, getrockneten Skorpionen und versteinerten Seepferdchen, aufge-
reihten Echsen, konservierten Schlangen und einigen anderen
Dingen, die man besser nicht beschreibt. Ein Besuch bei einem
traditionellen chinesischen Kräuterheilkundigen ist immer in-
teressant, oft unterhaltsam und nie langweilig.
Die Aufgabe des Apothekers besteht darin, die vom Arzt ver-
schriebenen Rezepturen für den Patienten zu wiegen und zu
mischen. Der Patient nimmt die Kräuter mit nach Hause und
bereitet sie in seiner Küche zu. Er benutzt dazu eine der tradi-

tionellen Methoden, die im Folgenden beschrieben werden. Wenn die Apotheke groß ist und über genügend Personal verfügt, wird man vielleicht bereit sein, gegen Aufpreis die Abkochung, Pillen, Kapseln, Paste, Tinktur oder was sonst verschrieben wurde herzustellen. Es ist jedoch interessanter, das selbst zu Hause zu machen, und das ist gleichzeitig der beste Weg, um schnell eigene »praktische Erfahrung« zu sammeln. Wenn Sie keinen Arzt oder Heilpraktiker kennen, der in traditioneller chinesischer Medizin ausgebildet ist, aber trotzdem gerne einige chinesische Kräutermittel ausprobieren möchten, dann gehen Sie in eine chinesische Apotheke und bitten um eine Einführung. Manche Apotheken haben einen zugelassenen Kräuterarzt, der auf ambulanter Basis Diagnosen stellen und Rezepturen verschreiben darf, und fast alle Kräuterapotheker sind selbst qualifiziert, Mittel gegen alltägliche Beschwerden und chronisch-degenerative Krankheiten zu empfehlen.*

In einem traditionellen chinesischen Haushalt hat die Küche immer eine zweite Funktion als Kräuterlabor – ein Ort, an dem Nahrungsmittel und Medikamente zubereitet werden, manchmal zusammen, manchmal getrennt, für die Gesundheit und Langlebigkeit der gesamten Familie. Die Zubereitung beliebter Kräutertränke gehörte in der traditionellen chinesischen Gesellschaft immer zum Alltagswissen. Im Küchenlabor lernt man schnell, welche Kräuter in bestimmten Situationen am besten wirken, welche Nahrungsmittel sich mit spezifischen Kräutern gut kombinieren lassen und welche nicht, wie man einfache Rezepturen richtig zubereitet, wann man sie am besten einnimmt und andere praktische Dinge. Auf diese Weise bekommen Sie allmählich die praktische Erfahrung, die es Ihnen er-

---

* In Deutschland gibt es zwar keine »chinesischen Apotheken« wie hier beschrieben, wohl aber einige Apotheken, die chinesische Heilkräuter vorrätig haben. Adressen finden Sie im Anhang. A. d. Ü.

laubt, viele alltägliche Gesundheitsprobleme zu Hause zu behandeln, und präventive Gesundheitsfürsorge wird bald zu einem Bestandteil Ihres Lebens.

Die einzigen Dinge, die Sie brauchen, um Ihre Küche in ein Kräuterlabor zu verwandeln, sind die folgenden: feuerfeste Glas- oder Keramiktöpfe mit Deckel, eine Waage, einen Meßbecher, luftdichte Vorratsdosen, ein Sieb, Musselintücher, einen (Gas-)Herd, reines Wasser, entweder in Flaschen, gefiltert oder destilliert, Gelatine-Kapseln der Größe »00«, Honig und – wenn Sie Tinkturen herstellen wollen – destillierten Alkohol wie Wodka, Rum oder Weinbrand.

Die beliebtesten Methoden für die Zubereitung chinesischer Kräuter und Rezepturen zu Hause werden nachfolgend kurz beschrieben. Diese Methoden können für einzelne Kräuter und einfache Mischungen ebenso verwendet werden wie für komplexe Rezepturen.

Die angegebene Dosierung für die Kräuter und Rezepturen reicht normalerweise für einen Tag – auf Ausnahmen weisen wir speziell hin. Eine typische Behandlung mit chinesischen Heilkräutern dauert 7 bis 10 Tage, sofern Ihr Arzt oder Heilpraktiker keine anderen Anweisungen gibt. Wenn Sie nach einer Woche keine Besserung feststellen, versuchen Sie eine andere Pflanze oder Rezeptur, die für dieselben Symptome empfohlen wird.

## Die verschiedenen Zubereitungsarten

### Abkochung/Dekokt (tang)

Im Chinesischen als »Brühe« bezeichnet, ist die Abkochung die älteste und traditionellste Art, medizinische Kräuter für den Hausgebrauch zuzubereiten, obwohl Pillen, Kapseln und Konzentrate aus Gründen der Bequemlichkeit immer beliebter werden. Die hauptsächlichen Vorzüge der Abkochung bestehen darin, daß sie das vollständige medizinische Potential aus den Kräutern extrahiert, daß sie vom Körper schnell aufgenommen wird und ihre therapeutische Wirkung rasch entfaltet. All dies ist bei akuten Beschwerden sehr wünschenswert. Der einzige wirkliche Nachteil ist, daß die Zubereitung länger dauert, als manchem eiligen Zeitgenossen lieb ist.

Wiegen Sie die Kräuter ab, und geben Sie sie in einen sauberen Topf aus feuerfestem Glas oder in einen Keramik-Kochtopf (benutzen Sie nie Metall), fügen Sie dann 3 bis 4 Tassen Wasser hinzu. Wenn Sie eine Mischung aus der Apotheke haben, wird jede Tagesdosis einzeln verpackt sein (d. h. 10 Päckchen für eine Behandlung über 10 Tage), so daß Sie nur den Inhalt eines Päckchens in den Wassertopf geben müssen.

Bringen Sie die Mischung zum Kochen, und lassen Sie sie anschließend bei geringer Hitze im zugedeckten Topf köcheln, bis sich das Volumen auf ein Drittel bis die Hälfte der Ursprungsmenge verringert hat, etwa 1 bis 2 Tassen. Gießen Sie die Flüssigkeit durch ein mit Musselin ausgelegtes Sieb ab, und stellen Sie sie zur Seite. Schütten Sie noch einmal 2 Tassen frisches Wasser auf die Kräuter, kochen sie erneut, bis sich die Flüssigkeitsmenge auf die Hälfte reduziert hat, und mischen Sie die gesiebte Flüssigkeit mit der ersten Portion. Teilen Sie die Gesamtmenge je nach Verschreibung in zwei oder drei Tagesportionen, die Sie warm, zwischen den Mahlzeiten auf leeren Magen trinken, damit der Körper die Wirkstoffe schnell aufnehmen kann. Es empfiehlt sich, die zweite und dritte Tagesdosis im Kühlschrank aufzubewahren und vor dem Trinken auf dem Ofen zu wärmen (*nicht* in der Mikrowelle).

*Dampf-Abkochung:* Eine andere Version dieser Methode besteht darin, einen sogenannten Ginseng-Kocher zu benutzen. Er besteht aus einer kleinen Keramikschale mit Deckel. Man gibt die Kräuter hinein und fügt nur etwa eine halbe Tasse Wasser dazu. Die Schale wird fest verschlossen und auf einem Gestell in einen größeren Topf gesetzt (dieser äußere Topf darf auch aus Metall sein). Der Topf wird mit Wasser gefüllt, das mehrere Stunden lang kochen muß. Verdampftes Wasser wird bei Bedarf ersetzt. Diese Methode eignet sich am besten für Einzelkräuter oder einfache Kombinationen aus besonders tonisierenden Kräutern wie beispielsweise altem Ginseng, aber sie ist ungeeignet für komplexe Rezepturen. Sie ergibt einen sehr reinen, potenten und schnell wirkenden Extrakt, der als medizinischer Tau (*yao lu*) bezeichnet wird.

## Pulver (san)

Die meisten Kräuterapotheken und Kräutergeschäfte mahlen bei Bedarf Einzelkräuter oder gemischte Rezepturen zu einem feinen Pulver. Sie können aber auch Ihre elektrische Kaffeemühle oder die Küchenmaschine benutzen, um die meisten Kräuter zu Hause zu mahlen. Pulverisierte Kräuter wirken langsamer und sanfter als Abkochungen, weil sie nur allmählich aufgenommen werden, ihre Wirkung ist weniger intensiv, aber anhaltender. Diese Form der Behandlung eignet sich am besten für chronische Beschwerden, die eine langfristige Therapie brauchen.

Pulverisierte Kräuter lassen sich am einfachsten verwenden, indem man die betreffende Dosis gleich vom Löffel in den Mund nimmt und mit warmem Wasser oder warmem Wein herunterspült; japanischer Reiswein (Sake) eignet sich dazu sehr gut. Wenn Ihnen der Geschmack der Kräuter oder das Gefühl des Pulvers im Mund unangenehm ist, können Sie das Pulver auch benutzen, um einen Aufguß, Kapseln, Pasten oder Pillen daraus zu machen.

*Aufguß/Infus (cha):* Geben Sie die entsprechende Dosis des Pulvers (meist 3–5 Gramm) in eine Tasse, gießen Sie kochendes Wasser darüber, und lassen Sie das Ganze 3 bis 5 Minuten ziehen. Trinken Sie diesen »Kräutertee« zwei- bis dreimal täglich, vorzugsweise auf leeren Magen.

*Kapseln (jiao niang):* Die einfache Gelatine-Kapsel ist wahrscheinlich die einzige wirklich nützliche moderne Erfindung für die traditionelle Kräutermedizin. Sie erlaubt eine problemlose Einnahme auch bitterer und scharfer Kräuter, deren Geschmack Abkochungen und Aufgüsse zu einer unangenehmen Medizin macht. Sie erleichtert es außerdem, vorbereitete Pulver-Rezepturen für längere Zeit aufzubewahren, ermöglicht eine genaue Dosierung und stellt einen bequemen Weg dar, Kräutermedizin »im Vorbeigehen« oder unterwegs einzunehmen.

Bitten Sie den Apotheker, die Kräuter zu einem superfeinen Pulver zu mahlen und in Gelatine-Kapseln der Größe »00« zu füllen, die dann etwa ein Gramm enthalten, oder tun Sie das selbst zu Hause. Nehmen Sie dreimal täglich zwei Kapseln oder zweimal täglich drei Kapseln, vorzugsweise mit warmem Wasser oder Wein auf leeren Magen. Wenn das Magenbeschwerden verursachen sollte, nehmen Sie die Kapseln etwa eine halbe Stunde nach dem Essen. Um einen Aufguß zu machen, leeren Sie den Inhalt von 3 Kapseln in eine Tasse und gießen Sie kochendes Wasser darüber.

*Pasten (gao):* Geben Sie die pulverisierten Kräuter in ein großes Glas oder eine Keramik-Schüssel und rühren Sie gerade genug Honig darunter, um eine dicke Paste herzustellen, die etwa die Konsistenz von Erdnußbutter oder Brotteig hat. Essen Sie zwei- oder dreimal täglich, oder nach Vorschrift, einen Teelöffel davon, vorzugsweise auf leeren Magen, und trinken Sie anschließend eine Tasse warmes Wasser oder ein Glas warmen Wein. Bewahren Sie die Paste im Kühlschrank auf.

*Pillen (wan):* Bereiten Sie eine Honigpaste mit pulverisierten Kräutern, und benutzen Sie dann Daumen und Zeigefinger, um kleine Pillen zu drehen. Die Größe variiert je nach Rezeptur von Schrotkugeln bis zu großen Bohnen. Legen Sie die Pillen auf ein Backblech, das Sie für 10 bis 15 Minuten bei der niedrigstmöglichen Temperatur in den Backofen schieben, bis der Honig gerade einen Überzug bildet. Lassen Sie die Pillen vollständig abkühlen, bevor Sie sie zur Aufbewahrung in einen luftdichten Behälter füllen. Sie brauchen nicht in den Kühlschrank. Je nach Rezeptur und Pillengröße besteht eine Dosis aus 5 bis 15 Pillen. Wenn nicht anders vorgeschrieben, sollten sie zwei- bis dreimal täglich mit warmem Wasser oder Wein auf leeren Magen genommen werden.

Man kann die Pillen auch aus anderen Zutaten herstellen, z. B. Mehlpaste, einfachem Wasser, Bienenwachs oder fermentiertem Teig, aber das ist komplizierter und sollte dem ausgebildeten Kräuterheilkundigen überlassen bleiben. Für den Hausgebrauch ist Honig die einfachste und zuverlässigste Grundlage.

## Salbe (yio)

Kräutersalben werden hergestellt, indem man zu feinem Pulver vermahlene Kräuter zum äußerlichen Gebrauch mit einer Ölbasis vermischt. Tigerbalsam ist wahrscheinlich die bekannteste chinesische Kräutersalbe der Welt, aber es gibt auch viele andere. Beliebte Grundlagen enthalten Petroleum, Bienenwachs, Schweineschmalz, Lanolin, schwarzes Sesamöl und Mandelöl. Erhitzen Sie das Fett, bis es warm ist, fügen Sie das Kräuterpulver hinzu, und verrühren Sie alles gut. Bewahren Sie die Salbe in luftdicht verschlossenen kleinen Gläsern auf. Kühlung ist nicht erforderlich.

## Kräutertinkturen (yao jiou)

Medizinische Kräuter über 3 Monate bis zu einem Jahr in hochprozentigen Alkohol zu legen ergibt eine wirksame Tinktur,
die alle Essenzen und Energien der Kräuterbestandteile enthält,
sie schnell in den Blutkreislauf abgibt und zu raschen Behand-
lungserfolgen führt. Dies ist eine alte und effektive Methode,
um die volle Heilkraft aus den Kräuterrezepturen zu gewinnen,
insbesondere aus den tonisierenden Pflanzen, und es ist im Fernen Osten auch heute noch eine beliebte Art, tonisierende
Kräuter zu benutzen. Außerdem ist es eine sehr ökonomische
Art zur Verwendung der teureren tonisierenden Kräuter wie
alter Ginseng oder zartes junges Hirschhorn.
Das Verhältnis zwischen Alkohol und Heilkräutern hängt von
den Eigenschaften der Kräuter und vom persönlichen Geschmack ab. Grundsätzlich benutzt man 60 bis 120 Gramm
Kräuter pro Liter Alkohol. Für den Dauergebrauch ist es sinn-
voller, größere Mengen auf einmal herzustellen. Im Prinzip
kann jede Art von destilliertem Alkohol benutzt werden, aber
wir empfehlen Wodka, Rum oder Weinbrand.
Kaufen Sie die Kräuter gehackt oder in Stücke gebrochen, aber
nicht gemahlen, und geben Sie sie in ein großes sauberes Gefäß
aus Glas oder Keramik. Schütten Sie 6 Ein-Liter-Flaschen
Wodka oder anderen Alkohol über die Kräuter, und verschließen Sie das Gefäß luftdicht. Der Inhalt muß mindestens
3 Monate ziehen und dabei hin und wieder gut geschüttelt werden. Je älter die Tinktur ist, desto stärker wird sie und desto
besser schmeckt sie.
Nach frühestens 3 Monaten öffnen Sie das Gefäß und schütten
die Hälfte der Flüssigkeit durch einen Stoffilter. Die gefilterte
Tinktur füllen Sie in saubere Flaschen. Dann schütten Sie
3 weitere Flaschen Alkohol auf die Kräuter im Gefäß, verschließen es wieder luftdicht und lassen den Inhalt für weitere

3 bis 6 Monate ziehen. Danach können Sie alles abfiltern und die benutzten Kräuter wegwerfen. Insgesamt haben Sie nun ungefähr 9 Flaschen Tinktur, die Sie fest verschlossen halten sollten. Geben Sie in jede Flasche noch etwas Rohzucker, Honig oder Kandiszucker. Dadurch wird das Aroma besser, und der Körper kann die Wirkstoffe leichter aufnehmen und verarbeiten. Die Flaschen können auch ohne Kühlung unbegrenzt aufbewahrt werden. Solange sie gut verschlossen sind, wird die Tinktur ihre Heilkraft nicht verlieren.

Tinkturen aus Einzelkräutern können Sie herstellen, indem Sie 75 bis 100 Gramm des Heilkrauts (z. B. Ginseng, Engelwurz, Bocksdorn oder Hirschhorn) in eine Flasche mit Wodka, Rum oder Weinbrand füllen, sie dann verschließen und das Ganze 3 bis 6 Monate ziehen lassen. Manche Leute haben zu Hause ein halbes Dutzend unterschiedlicher Kräutertinkturen »auf Vorrat«.

Die Standarddosis zur Einnahme von Kräutertinkturen liegt zwischen 25 und 50 ml, je nach individueller Konstitution, Jahreszeit und dem Zweck der Einnahme. Nehmen Sie im Winter und bei kaltem Wetter etwas mehr, im Sommer und bei tropischem Klima etwas weniger. Nehmen Sie etwas mehr, wenn Sie eine sofortige, durchschlagende Wirkung haben wollen, etwas weniger für eine allmähliche Tonisierung bei langfristigem Gebrauch.

Um den größtmöglichen Nutzen und eine schnelle Aufnahme in den Körper zu erzielen, sollten Sie die Tinktur zweimal täglich auf leeren Magen nehmen. Unsere bevorzugten Zeiten sind etwa eine Stunde vor dem Abendessen als eine Art Aperitif und eine Stunde, bevor Sie zu Bett gehen. Dann wärmt die Tinktur den Körper und sorgt für einen guten Schlaf. An einem sehr kalten Wintermorgen können Sie Ihren »Motor aufwärmen«, indem Sie gleich nach dem Aufstehen eine Dosis nehmen. Wenn Ihnen der Geschmack zu stark ist, füllen Sie die

Tinktur mit der gleichen Menge warmen Wassers auf. Wenn Sie auf den Alkohol empfindlich reagieren, schütten Sie etwas kochendes Wasser auf die Tinktur, und lassen Sie die Mischung ein paar Minuten ziehen; auf diese Weise verdunstet der meiste Alkohol, während die Kräuteressenz erhalten bleibt.

## Kräuterporridge (yao jou)

Dies ist eine traditionelle und typisch chinesische Art, Nahrungsmittel und Medizin miteinander zu mischen. Im Westen ist diese Praxis weniger bekannt. Kräuterporridges werden üblicherweise auf der Grundlage von braunem Reis, Hiobstränen, Gerste oder Hirse zubereitet und zum Frühstück serviert, aber sie können auch zu jeder anderen Tages- oder Nachtzeit als Kräutersnack gegessen werden. Aus Nahrungsmitteln machen sie Medizin, und Medizin verwandeln sie in ein schmackhaftes Essen.

Um Kräuterporridge zu kochen, waschen Sie zunächst die ganzen Körner unter fließendem Wasser, lassen sie abtropfen und weichen sie dann ein oder zwei Stunden in reinem Wasser ein (die jeweils nötige Wassermenge finden Sie in den einzelnen Rezepten). Fügen Sie eine Prise Meersalz hinzu, und bringen Sie das Ganze zum Kochen. Dann verringern Sie die Hitze, fügen die Kräuter hinzu und lassen alles ein bis zwei Stunden köcheln. Bei Bedarf gießen Sie Wasser nach, damit die Masse breiig bleibt. Kochen Sie das Getreide weich, bis der Porridge dick wird. Er sollte heiß gegessen werden, entweder pur oder mit Honig gesüßt oder mit etwas chinesischem Sesamöl, Meersalz und gehackten Schalotten gewürzt. Sie können den Porridge auf dem Herd warm halten und im Lauf des Tages immer wieder davon essen, aber die Reste sollten nicht bis zum nächsten Tag aufgehoben werden.

## Kräuterpackungen (fu yao)

Um eine Packung bzw. einen Umschlag herzustellen, werden die pulverisierten Kräuter zur äußeren Anwendung mit Wasser gemischt. Die Paste wird dick auf ein Stück Zellophan oder Wachspapier gestrichen, das dann über die Verletzung gelegt und auf der Haut befestigt wird. Dort sollte es 12 bis 24 Stunden bleiben und danach bei Bedarf erneuert werden, als tägliche Therapie bis zu einer Woche lang. Chinesische Kräuterpackungen wirken schmerzstillend und heilen physische Schäden an Gelenken, Muskeln, Sehnen, Bändern und Knochen. Sie haben ein enormes Potential bei Sportverletzungen und in der modernen Sportmedizin. Kräuterpackungen, die zu Hause vor der Anwendung frisch hergestellt wurden, sind wesentlich stärker und wirksamer als die industriellen Fertigprodukte, die man in Kräuterläden kaufen kann. Menschen mit besonders empfindlicher Haut müssen jedoch vorsichtig sein, wenn sie frische Packungen benutzen, weil die heilenden Dämpfe empfindliche Haut bei ihrem Eintritt in das darunterliegende Gewebe irritieren können und Rötungen hinterlassen.

## Kräuterkissen (yao jen)

Die meisten Menschen verbringen etwa ein Drittel ihrer Lebenszeit schlafend im Bett, und Kräuterkissen machen es möglich, diese Zeit sinnvoll für eine Kräutertherapie zu nutzen. Die getrockneten Kräuter werden in einen kleinen Baumwollbezug gefüllt, den man anschließend zunäht. Die Hitze, die Ihr Kopf abgibt, wärmt die Kräuter im Kissen auf, so daß sie ihre aromatischen Dämpfe und essentiellen Energien abgeben, die durch den Stoff dringen und die Ihr Körper bei jedem Atemzug aufnimmt. Am besten benutzt man ein kleines, gut gefülltes Kissen, damit die Kräuter nicht miteinander verklumpen. Außerdem ist das sparsamer, weil man nicht so viele Kräuter braucht. Je nach Inhalt kann ein Kräuterkissen sechs Monate bis zu einem oder zwei Jahren benutzt werden, bevor man die Kräuter ersetzen muß. Wenn das Kissen morgens nicht mehr aromatisch duftet, müssen die alten Kräuter gegen frische ausgetauscht werden.

## Ein paar Tips

Kräutermedizin ist nur ein Zweig am großen Baum der chinesischen Gesundheitsfürsorge, und er trägt wesentlich mehr Früchte, wenn man auch die anderen Zweige mit in die Praxis einbezieht. Dazu gehören beispielsweise die Ernährungslehre, Entgiftung und Reinigung, Körperübungen und Meditation. Wenn man die chinesische Kräutermedizin allein, isoliert von ihrem traditionellen Hintergrund praktiziert, dann ist das so, als schnitte man einen Zweig von einem alten Baum ab und versuchte, ihn auf einen anderen Baum aufzupfropfen: Die Ergebnisse werden kaum so fruchtbar sein wie innerhalb des ursprünglichen organischen Systems. Leser/innen, die ernsthaft daran interessiert sind, die chinesischen Heilkräuter zu verwenden, um ihr Leben selbst in die Hand zu nehmen und ihren eigenen Weg zu Gesundheit und Langlebigkeit damit zu pflastern, sollten darüber nachdenken, ob sie nicht auch die folgenden Vorschläge in ihre Praxis einbeziehen.

### Innere Reinigung

Der bei weitem wichtigste und erste Schritt auf dem Weg zur Verbesserung der Gesundheit und zur Verjüngung besteht darin, das Blut zu reinigen, die Gewebe zu entgiften und die inneren Organe von Stoffwechselschlacken und Verdauungsabfällen zu befreien, die sich durch falsche Ernährung, Medikamente und Gewohnheiten über Jahrzehnte angesammelt haben. Vergiftetes Gewebe, unreines Blut, verstopfte Därme und eine geschwollene Leber geben einen ständigen Strom von Giften ab, die das gesamte System belasten und die positiven Effekte der Kräutertherapie zu einem großen Teil wieder zunichte machen. Es ist so, als ob man sauberes Wasser in einen schmutzigen Kessel gießen würde.

Der einzige Weg, diese Gifte auszuscheiden, besteht darin, daß man mindestens zweimal im Jahr 3 bis 7 Tage fastet. Es kann Jahre dauern, bis alle Körpergewebe gründlich gereinigt sind, aber der Nutzen des Fastens zeigt sich schon beim ersten Mal, wenn Sie es versuchen, und er steigert sich von Mal zu Mal. Jede Fastenzeit verbessert die Ergebnisse der anschließenden Kräutertherapien deutlich.

Während Sie fasten, können Sie entweder reines Wasser oder frisch gepreßte Fruchtsäfte trinken, die zur Hälfte mit reinem Wasser verdünnt werden. Es ist sehr wichtig, daß Sie vier- bis fünfmal täglich Flohsamen einnehmen, um die Därme von allen giftigen Ablagerungen zu befreien. Wenn Sie zusätzlich jeden Tag Ihren Dickdarm spülen, entweder zu Hause oder im Krankenhaus, dann werden Sie bei jeder Fastenzeit mindestens das Dreifache an giftigen Abfällen ausscheiden. Im Anhang (»Bezugsquellen und Serviceadressen«) sind einige zuverlässige Quellen für Flohsamen, Reinigungskräuter und andere Stoffe zur inneren Reinigung aufgeführt.

## Diät und Ernährung

Wenn Sie Ihren Körper von Giftstoffen befreit haben, wäre es völlig selbstzerstörerisch, wollten Sie zu den Ernährungsgewohnheiten zurückkehren, die zuvor die Vergiftungen verursacht haben. Informieren Sie sich darüber, wie man Nahrungsmittel sinnvoll zusammenstellt (Trophologie), lernen Sie, wie man Vitamine, Mineralien und andere Nahrungsergänzungen benutzt, und setzen Sie dieses Wissen im täglichen Leben um. Benutzen Sie Ihren gesunden Menschenverstand statt bloßer Gefräßigkeit beim Essen, und vor allem: verzichten Sie auf industriell hergestellte Fertig- und Schnellgerichte.

Wenn Sie eine chinesische Kräutertherapie beginnen, ist es enorm wichtig, daß Sie den Ernährungsrichtlinien, die Sie im Zusammenhang mit den Kräuterrezepturen bekommen, genau folgen. Seien Sie besonders vorsichtig bei starken Gewürzen wie Ingwer, Knoblauch, Chili und Zwiebeln. Die fünf Geschmacksrichtungen sind direkte Manifestationen der fünf Wandlungsphasen der Energie in Nahrungsmitteln, und die Stärke des Geschmacks ist das Maß für die Energie. Stark gewürzte Speisen entwickeln folglich während des Verdauungsprozesses starke pharmakodynamische Eigenschaften. Je nach den Wechselwirkungen mit den Energien der verschiedenen Kräuter können diese Eigenschaften die Wirkung der Kräuter, die Sie einnehmen, entweder behindern oder verstärken. Deshalb ist die Befolgung der Ernährungsrichtlinien während der Therapie mit chinesischen Heilkräutern sehr wichtig.

## Westliche Medikamente

Wenn Sie chinesische Heilkräuter gegen Beschwerden ausprobieren wollen, die Sie schon jahrelang plagen, dann ist es sehr wichtig, daß Sie zunächst alle chemischen Arzneimittel absetzen, die Sie bisher gegen diese Beschwerden genommen haben. Das sollte aber nur unter ärztlicher Aufsicht geschehen. Wenn Ihr Arzt Vorurteile gegen alternative Therapien hat und nicht einmal bereit ist, über Kräutermedizin zu diskutieren, suchen Sie sich einen anderen Arzt!

Chinesische Kräuter unterstützen die körpereigenen Heilkräfte und andere lebenswichtige Funktionen, während die meisten westlichen Arzneimittel die natürlichen Mechanismen außer Kraft setzen und unterdrücken. Von wenigen Ausnahmen abgesehen, sind die modernen allopathischen Arzneien mit der traditionellen Kräutermedizin nicht vereinbar, weil sie gerade die Energien und Körperfunktionen stören, mit denen die Heilkräuter sich in ihrer Wirkung verbinden.

## Körperübungen

Heilkräuter wirken sowohl auf der energetischen als auch auf der biochemischen Ebene. Die biochemische Essenz schwimmt mit dem Blutstrom, während die essentiellen Energien sich innerhalb des Netzwerks der Meridiane bewegen. Körperübungen, die einen reibungslosen Kreislauf von Blut und Energie fördern, wie beispielsweise T'ai Chi, Qi-Gong, Yoga und Meditation, verbessern die Verteilung und Aufnahme der therapeutischen Kräuterenergien und ihrer biochemischen Essenz; auf diese Weise maximieren sie den Nutzen der Behandlung.

## Sexuelle Disziplin

Nach traditionell chinesischer Sicht gehört ein exzessiver Verlust von Samen zu den wichtigsten Ursachen für vorzeitige Alterung, Vitalitätsverlust und Immunschwäche bei Männern. Deshalb werden in den chinesischen Kräuterbüchern so viele Kräuter und Rezepturen genannt, die nächtliche und vorzeitige Ejakulationen verhindern. Wenn ein Mann, der schon geschwächt ist und Beschwerden hat, sich einer Kräutertherapie unterzieht, ist es um so wichtiger für ihn, den Samenverlust zu minimieren, um seine Lebensenergie für die innere Heilung zu bewahren. Auf der anderen Seite wird eine disziplinierte Sexualität im Sinne einer häufigen und langdauernden »Begegnung ohne Verlust« (d. h. Geschlechtsverkehr ohne Ejakulation) für den Mann oft als schneller und effektiver Weg zum Aufbau der inneren Energie empfohlen, und dabei spielt natürlich die Kooperation der Partnerin eine wichtige Rolle. Die zweitausend Jahre alte Abhandlung über Sex unter dem Titel *Su Nu Ching* (»Klassiker des einfachen Mädchens«) sagt dazu:

> »Indem er seinen Samen bewahrt, seinen Geist kultiviert und Heilkräuter nimmt, kann ein Mann mit Sicherheit sein Leben verlängern. Wenn er jedoch vom Tao des Sex nichts weiß, werden ihm die Kräuter nichts nützen. ... Weil der Mann das Wissen vom Tao des Sex verloren hat, muß er jetzt so früh sterben.«

Solche Ratschläge finden sich überall in der taoistischen Literatur und in medizinischen Abhandlungen, und moderne westliche Untersuchungen haben diese Ansicht bestätigt. Obwohl die meisten Männer im Westen den Orgasmus als unverzichtbares Ritual (und Recht) des Geschlechtsverkehrs betrachten, möchten wir vorschlagen, daß Sie zumindest einige der ausgezeichneten Bücher über das chinesische sexuelle Yoga lesen (vgl. Literaturhinweise im Anhang) und daß Sie einige dieser Prinzipien versuchsweise in die Praxis umsetzen. Die alten chinesischen Texte schlagen auch einige exzellente Übungen für

Frauen vor, die sowohl »zu zweit« (mit einem Partner) als auch »solo« (allein) praktiziert werden können, um die weibliche sexuelle Energie zu stärken und sie in reine Vitalität für Gesundheit und ein langes Leben umzuwandeln.

## Professioneller Rat

Zum Schluß möchten wir ausdrücklich betonen, daß es immer hilfreich ist, sich professionellen Rat bei einem Therapeuten zu holen, der in traditioneller chinesischer Medizin ausgebildet ist. Dabei scheiden fast alle Ärzte aus, die lediglich die konventionelle westliche Medizin beherrschen, aber man muß heute nicht mehr in den Fernen Osten reisen oder in die nächstgelegene Chinatown fahren, um eine qualifizierte Anleitung für chinesische Kräutertherapie zu bekommen. Es gibt inzwischen zahlreiche westliche Therapeuten in den USA, in Europa und Australien, die die Prinzipien und die Praxis der chinesischen Medizin beherrschen und die Ihnen zuverlässige Anleitung für die Kräutertherapie vermitteln können.

Die Kräuter und Rezepturen, die wir in diesem Buch vorstellen, können Sie ohne Bedenken und ohne professionellen Rat zu Hause verwenden, solange Sie den begleitenden Informationen genau folgen. Eine freundliche professionelle Anleitung kann Ihnen jedoch helfen, wenn Sie beim »Probelauf« Zeit- und Geldverschwendung vermeiden und den Nutzen der in diesem Buch enthaltenen Informationen noch steigern wollen.

# 3  Die chinesische Materia Medica

## 108 Heilkräuter

Die 108 medizinischen Heilkräuter, die wir in diesem Kapitel
vorstellen, sind in alphabetischer Reihenfolge nach ihren üblichen englischen Namen (bzw. falls ein solcher nicht existiert,
nach ihren lateinischen Namen) geordnet.* Außerdem finden
Sie die chinesischen Namen und die chinesischen Ideogramme
sowie gegebenenfalls weitere Namen, unter denen die jeweilige
Pflanze bekannt ist.

Für jedes Kraut beschreiben wir kurz seine wichtigsten botanischen Eigenschaften, die biochemischen Bestandteile, besondere Merkmale, natürliches Vorkommen und andere kenn-
zeichnende Charakteristika. Es folgen die medizinisch genutzten Teile, das Wesen der Pflanze im Hinblick auf ihre Energie,
Geschmacksqualität und die Organbezüge sowie eine Liste der
hauptsächlichen therapeutischen Effekte in der üblichen westlichen medizinischen Terminologie. Leser/innen, die mit diesen Ausdrücken nicht vertraut sind, können die Bedeutung im
Glossar der therapeutischen Begriffe nachschlagen (S. 353).

Bei den meisten Kräutern haben wir außerdem einen kurzen
Hinweis auf die therapeutischen Effekte in der Terminologie

---

* Diese Reihenfolge wurde in der deutschen Fassung beibehalten. Sofern
  ein deutscher Name existiert, wird er angegeben. Zusätzlich bzw. statt
  dessen (wenn kein deutscher Name existiert) ist für jedes Kraut der lateinische Name angegeben. A. d. Ü.

der traditionellen chinesischen Medizin angefügt. Diese Information ist für Leser/innen gedacht, die sich noch weiter mit den Grundprinzipien der traditionellen chinesischen Therapien vertraut machen wollen. Sie kann auch als Anleitung von denen genutzt werden, die sich für den Weg der chinesischen Gesundheitsfürsorge unter der Betreuung eines professionellen TCM-Therapeuten entschieden haben.

Die hauptsächlichen Symptome und Beschwerden, gegen die die jeweiligen Kräuter eingesetzt werden, sind unter dem Stichwort »Indikationen« aufgeführt. Wir benutzen dabei die westliche medizinische Terminologie und ergänzen sie in den meisten Fällen um einen kurzen Hinweis auf die Indikationen der traditionellen chinesischen Medizin.

Unter »Dosierung« nennen wir die Methode, nach der die Kräuter vorzugsweise zubereitet werden, gefolgt von Mengenangaben (in Gramm) pro Tag, die Aufteilung der Einzeldosen und die Art der Einnahme. Manchmal machen wir an dieser Stelle auch zusätzliche Vorschläge, wie man die Kräuter sonst noch zubereiten, einnehmen oder mit anderen kombinieren kann.

Alle Gegenanzeigen gegen den Gebrauch der Heilkräuter werden unter dem Stichwort »Kontraindikationen« aufgeführt, und alle Kräuter, Nahrungsmittel oder andere Substanzen und Elemente, die sich pharmakologisch mit dem jeweiligen Kraut nicht vertragen und deshalb während der Therapie zu meiden sind, finden sich unter dem Stichwort »Unverträglichkeiten«.

Von wenigen Ausnahmen abgesehen beschließen wir jeden Abschnitt mit »Bemerkungen«, die Hinweise auf die traditionelle chinesische Mythologie und medizinische Informationen über die Heilpflanze enthalten, zum Beispiel jüngste wissenschaftliche Entdeckungen über die medizinischen Eigenschaften, klinische Wirksamkeitsstudien oder andere wichtige Ergänzungen.

# Übersicht über die 108 Heilkräuter

1. Ochsenknie  (niou hsi)
2. Chinesische Osterluzei  (mu tung)
3. *Aloe vera*  (lu hui)
4. Bernstein  (hu buo)
5. Muttergedenken  (jih mu)
6. Chinesische Engelwurz  (dang gui)
7. *Angelica anomala*  (bai jih)
8. Dunkelpurpurrote Brustwurz  (chiang huo)
9. Haarige Brustwurz  (du huo)
10. Haselwurz  (hsi hsin)
11. Tragant  (huang chi)
12. Großblütige Ballonblume  (jie geng)
13. *Kochia scoparia*  (di fu dze)
14. Schwarzer Pfeffer  (hu jiao)
15. *Bletilla striata*  (bai ji)
16. Blaue Winde  (chien niu)
17. Sommerwurz  (rou tsung rung)
18. Große Klette  (niu bang dze)
19. Kardamom  (yi jih ren)
20. Breitblättriger Rohrkolben  (pu huang)
21. Chinesischer Knöterich  (ho sho wu)
22. Chinesische Jujube  (da dzao)
23. Chinesischer Bocksdorn  (gou ji dze)
24. Chinesische Yamswurzel  (shan yao)
25. Chrysantheme  (ju hua)
26. Schlangenwurzel  (sheng ma)
27. Zimt  (rou qui)
28. Brenndolde  (she chuang dze)
29. Windglocke  (dang shen)
30. Huflattich  (kuan dung hua)
31. Schöner Lerchensporn  (yen hu suo)

32. Echte Kostwurzel          (*mu hsiang*)
33. Seifenkraut               (*wang bu liu hsing*)
34. Kriechende Liriope        (*mai men dung*)
35. Goldenes Augengras        (*hsien yu*)
36. Feuersporn                (*suo yang*)
37. Löwenzahn                 (*pu gung ying*)
38. Knotenständelkraut        (*shih hu*)
39. Japanische Seide          (*tu seh dze*)
40. Hartriegel                (*shan ju yu*)
41. *Dryopteris crassirhizoma* (*guan jung*)
42. *Aquilaria agallocha*     (*chen hsiang*)
43. *Eclipta prostrata*       (*han lien tsao*)
44. *Eleutherococcus gracilistylus* (*wu jia pi*)
45. *Elsholtzia splendens*    (*hsiang ru*)
46. *Eriocaulon sieboldianum* (*gu jing tsao*)
47. *Eucommia ulmoides*       (*du jung*)
48. Fenchel                   (*hui hsiang*)
49. Makanastern               (*chien shih*)
50. Knoblauch                 (*da suan*)
51. Himmelshanf               (*tien ma*)
52. Enzian                    (*lung dan tsao*)
53. Ingwer                    (*gan jiang*)
54. Ginkgo-Kerne              (*ying hsing*)
55. Ginkgo-Wurzel             (*bai guo gen*)
56. Ginseng                   (*ren shen*)
57. *Hydrocotyle asiatica*    (*di chien tsao*)
58. *Amomum xanthiodes*       (*sha ren*)
59. *Gynura pinnatifida*      (*san chi*)
60. Hasenohr                  (*chai hu*)
61. Bischofsmütze             (*yin yang huo*)
62. Herzblättrige Färberröte  (*chien tsao*)
63. Japanische Katzenminze    (*jing jie*)
64. Japanisches Geißblatt     (*jin yin hua*)

| 65. Japanischer Liguster | (nu jen dze) |
|---|---|
| 66. Hiobstränen | (yi yi ren) |
| 67. Meerträubchen | (ma huang) |
| 68. *Justicia gendarussa* | (chin jiao) |
| 69. Kutzuwurzel | (geh gen) |
| 70. Windschutzwurzel | (fang feng) |
| 71. Herzgespann | (yi mu tsao) |
| 72. Süßholz | (gan tsao) |
| 73. *Ligusticum wallichii* | (chuang hsiung) |
| 74. Lotos-Samen | (lien dze) |
| 75. Mastixstrauch | (ru hsiang) |
| 76. Minze | (bo he) |
| 77. Chinesische Goldwurz | (huang lien) |
| 78. Morindawurzel | (ba ji tien) |
| 79. *Rosa multiflora* | (hao chiang wei) |
| 80. Muskatnuß | (rou dou kou) |
| 81. Mittsommerpflanze | (ban hsia) |
| 82. Wegerich | (che chien dze) |
| 83. Kreuzblume | (yuan jih) |
| 84. *Polygonatum cirrhifolium* | (huang jing) |
| 85. Malayische Teefrucht | (bu gu jih) |
| 86. Himbeere | (fu pen dze) |
| 87. Braunwurz | (gan di huang) |
| 88. Sandelholz | (tan hsiang) |
| 89. *Schisandra chinensis* | (wu wei dze) |
| 90. *Asparagus lucidus* | (tien men dung) |
| 91. Sennesstrauch | (jue ming dze) |
| 92. Salomonssiegel | (yu ju) |
| 93. Szechuan-Pfeffer | (chuan jiao) |
| 94. Karde | (hsu duan) |
| 95. Speichelkraut | (tsang shu) |
| 96. Lebensbaum | (bo dze ren) |
| 97. Echter Safran | (dzang hung hua) |

98. Japanische Kratzdistel     (*da ji hua*)
99. Strauchpfingstrose     (*mu dan pi*)
100. Erd-Burzeldorn     (*ji li dze*)
101. Dreiblättrige Zitrone     (*jih shih*)
102. Virginischer Aron     (*fu ling*)
103. Hängender Goldflieder     (*lien chiao*)
104. Weiße chinesische Pfingstrose     (*bai shao*)
105. Wilde chinesische Jujube     (*suan dzao ren*)
106. Wildes chinesisches Veilchen     (*dze hua di ding*)
107. *Cordyceps sinensis*     (*dung chiung-hsia tsao*)
108. Alant     (*hsuan fu hua*)

## 1. Ochsenknie
*Achyranthes bidentata*

牛膝　*niou hsi (niu xi)*

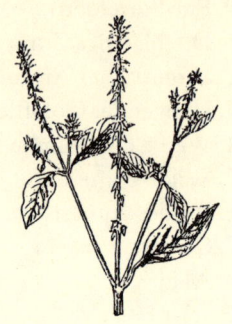

Eine mehrjährige Pflanze mit dünnen Stengeln und gegenüberliegenden elliptischen Blättern. Die
grünlich-purpurfarbenen Stiele haben große Gelenke, die an das
Knie eines Ochsen erinnern, deshalb nennen die Chinesen die
Pflanze *niou hsi*, »Ochsenknie«. Die besten Wurzeln sind gerade
und biegsam, länglich gestreift mit feinen Falten, von bräun-
lich-gelber Farbe, und sie enthalten Saponine. In einer alten
Quelle heißt es, daß die staubgefäßtragende Pflanze, die große
violette Gelenke hat, der stempeltragenden Pflanze, die kleine
grüne Gelenke hat, medizinisch überlegen ist. Die Sprossen
aller Arten dieser Pflanze sind eßbar.
*Natürliches Vorkommen:* China, Japan, Indien, Südostasien,
Indonesien, Sri Lanka
*Medizinisch verwendeter Teil:* Wurzel
*Eigenschaften:*
Energie: neutral
Geschmack: bitter
Organbezug: Leber, Nieren
*Therapeutische Wirkungen:* Diuretikum; Emmenagogum; Toni-
kum; fördert die Durchblutung und löst Blutgerinnsel auf; lin-
dert Schmerzen in den Knien und im Kreuz; hilft Blutergüsse zu
resorbieren (TCM: tonisiert die Leber- und Nierenenergie;
nährt Sehnen und Gelenke)
*Indikationen:* Menstruationsbeschwerden, Schmerzen und Steif-
heit im Kreuz, im Rücken und in den Knien (Lumbago); Zahn-

fleischbluten, Nasenbluten, blutiger Auswurf; Urethritis; Verletzungen der Knochen und Gelenke; Durchblutungsstörungen (TCM: leeres Nieren-Yin)

*Dosierung:* Abkochung: 5–10 Gramm täglich in zwei Dosen auf leeren Magen

*Kontraindikationen:* nächtliche Samenergüsse; schmerzhafte Schwellungen in Beinen und Knien (TCM: leere Milz-Energie)

*Unverträglichkeiten:* Schildkrötenpanzer, *Cynanchum japonicum*; Hammelfleisch

*Bemerkungen:* Chinesische Kräuterbücher empfehlen diese Pflanze besonders zur Entwässerung bei Nieren- und Blasenproblemen und als wirkungsvolles Mittel zur Regulierung der Menstruation. Bei Ischias und Lumbago infolge mangelhafter Nieren-Energie verwendet man zusätzlich zu gleichen Teilen *Eucommia ulmoides*. Als Arznei für Blut und Kreislaufprobleme wird zusätzlich Braunwurz verwendet.

## 2. Chinesische Osterluzei
*Akebia quinata*

木通 *mu tung (mu tong)*
*Andere Namen: tung tsao* (durchlöchertes Gras)

Eine Kletterpflanze mit holzigem Stamm, der 1 bis 7 cm dick wird und viele gelenkartige Verbindungen hat. Im Mark befinden sich kleine, röhrenförmige Löcher, groß genug, um Luft hindurchzublasen, weshalb die Chinesen die Pflanze *mu tung*, »durchlöchertes Holz«, nennen. Das Holz ist gelb

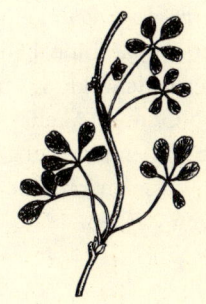

und in gefäßartigen Platten aufgebaut. Der medizinische Teil wird in Form von Scheiben verkauft, die quer zum holzigen Stamm geschnitten werden. Ihr Durchmesser beträgt ungefähr 1 cm, und sie enthalten 30 % Kaliumsalze, die für die diuretische Wirkung verantwortlich sind. Die Früchte sind eßbar. Sie haben weißes Fruchtfleisch mit schwarzen Kernen und schmecken angenehm süß.

*Natürliches Vorkommen:* östliches China und Japan

*Medizinisch verwendeter Teil:* Stamm

*Eigenschaften:*

Energie: kalt

Geschmack: bitter

Organbezug: Herz, Lungen, Blase, Dünndarm

*Therapeutische Wirkungen:* Diuretikum; Antiphlogistikum; Analgetikum; Laktagogum; erleichtert die Geburt

*Indikationen:* Schmerzen und Druck in der Brust; Angina pectoris; chronischer Durst; Abszesse an der Zunge und im Mund; spärlicher Urin und Schmerzen beim Wasserlassen; schmerzhafte Schwellung der Beine und Füße; ungenügende Laktation; Unruhe und Schlaflosigkeit; trockener schmerzhafter Hals, verstopfte Nebenhöhlen; Laryngitis

*Dosierung:* Abkochung: 4–9 Gramm, in zwei Dosen auf leeren Magen

*Kontraindikationen:* chronische profuse Schweiße

*Unverträglichkeiten:* keine

*Bemerkungen:* Eine beliebte traditionelle Arznei bei ungenügender Milchbildung stillender Mütter ist folgende Mischung: 10–15 Gramm Akebia werden zusammen mit Schweinekeulen drei Stunden lang bei geringer Hitze geköchelt. Bei Bedarf füllt man Wasser nach. Die Brühe kann über den Tag verteilt getrunken werden.

## 3. Aloe vera

蘆薈 *lu hui*

*Andere Namen:* Barbados Aloe; Curaçao Aloe; *Aloe barbadensis*; *Aloe vulgaris*; *hsiang dan* (Elefanten-Galle)

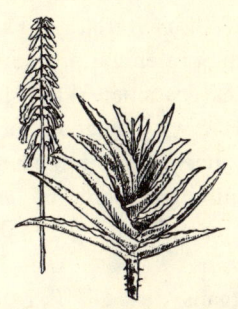

Aloe ist eine saftige, stammlose Pflanze mit aufgerichteten dicken Blättern von etwa 30 bis 60 cm Länge, von graugrüner Farbe mit stacheligen Spitzen. Der medizinisch aktive Teil wird aus dem kondensierten Saft der frischen Blätter gewonnen und in unregelmäßig geformten Stücken von etwa 2 cm Dicke verkauft. Sie haben eine wachsartige Oberfläche, und ihre Farbe variiert von Orange-Braun bis Schwarz. Sie sind sehr aromatisch und haben einen stark bitteren Geschmack, deshalb der chinesische Name »Elefanten-Galle«. Der Saft enthält 20 % Aloin-Bestandteile, die im Dünndarm zu Emodin aufgespalten werden.

*Natürliches Vorkommen:* Afrika, Indien, Karibische Inseln und Mittelmeerraum, mittlerweile auch in weiten Teilen Südostasiens

*Medizinisch verwendeter Teil:* gepreßter Saft aus frischen Blättern

*Eigenschaften:*

Energie: sehr kalt

Geschmack: sehr bitter

Organbezug: Leber, Magen, Dickdarm

*Therapeutische Wirkungen:* Laxans; Purgans; Stomachikum; Emmenagogum; Antiseptikum; wirkt kühlend; hilft den Blutdruck zu regulieren, indem sie Ablagerungen aus Venen und Arterien beseitigt (TCM: sediert die Leber-Energie)

*Indikationen: Innerlich:* chronische Verstopfung und damit zu-sammenhängende Hautprobleme; Gastritis; Magengeschwüre; Verdauungsstörungen; Bauchschmerzen und Sodbrennen; ho-her oder niedriger Blutdruck; Kopfschmerzen, Benommenheit und Beschwerden durch Leberentzündung; Darmparasiten (TCM: aufsteigendes Leber-Feuer; zu viel Hitze im Dickdarm)

*Äußerlich:* vorzeitiger Haarausfall; Kratzwunden, Verbrennun-gen, Sonnenbrand, Hautverletzungen und Frostbeulen; Fußpilz; Insektenstiche; Akne; Hämorrhoiden

*Dosierung:* Gepreßter Saft aus der chinesischen Apotheke sollte zur *innerlichen Anwendung* in folgender Dosierung mit Wasser gemischt werden:

| | |
|---|---|
| Stomachikum | 0,1–0,2 Gramm |
| Laxans | 0,3–0,6 Gramm |
| Purgans | 0,8–1,0 Gramm |

Wenn frische Aloe-Pflanzen zur Verfügung stehen: der frisch gepreßte Saft wirkt stärker und schneller. Zur inneren Anwen-dung sollten Erwachsene dann den Saft von etwa 15 Gramm frischen Aloe-Blättern nehmen, Kindern unter 12 Jahren sollte man nicht mehr als 5 Gramm geben. Waschen Sie die Blätter gut unter fließendem Wasser und kratzen Sie die Stacheln ab. Schneiden Sie die Blätter in kleine Stücke und zerkleinern Sie sie im Mörser oder mit einem elektrischen Mixer zu einem flüs-sigen Brei. Legen Sie ein Stück Musselin in eine saubere Schüs-sel, gießen Sie das Fruchtfleisch auf den Stoff, wickeln Sie es fest darin ein und drücken Sie dann den Saft durch den Stoff in die Schüssel. Stellen Sie den Saft in einem Schraubglas in den Kühlschrank und nehmen Sie ihn zu jeder beliebigen Zeit in zwei oder drei Portionen ein. Der Saft hält sich im Kühlschrank vier bis fünf Tage, danach sollte er weggeschüttet werden. Frisch geschnittene Aloe-Blätter behalten ihre Wirksamkeit bis zu einer Woche, wenn sie in Zellophan eingewickelt im Kühlschrank aufbewahrt werden. Sie können den Saft pur oder mit Wasser verdünnt, ungesüßt oder mit etwas Honig trinken. Kleinere Dosen bringen Erleichterung bei den oben erwähnten Magenbeschwerden, größere Mengen können gegen chronische Verstopfung eingesetzt werden.

Zur *äußerlichen Anwendung* reiben Sie einfach den frisch gepreßten Saft, unverdünnt, direkt auf das betroffene Hautgebiet.

*Kontraindikationen:* Kinder, die zu Leere-Kälte-Symptomen neigen (sehr blaß, zart, anfällig für Erkältungskrankheiten), sollten nicht mit Aloe behandelt werden. Erwachsene sollten die oben angegebene Dosierung nicht überschreiten.

*Unverträglichkeiten:* keine

*Bemerkungen:* Neuere wissenschaftliche Untersuchungen in Japan haben ergeben, daß Aloe-Saft Bestandteile enthält, die das Wachstum und die Ausbreitung von Krebszellen verlangsamen. Obwohl Aloe nicht als Krebsmedikament gilt, wurde eindeutig gezeigt, daß die Pflanze krebsverhütend wirkt, wenn sie regelmäßig über längere Zeit verwendet wird.

Da Aloe ihre therapeutische Wirksamkeit auch bei längerer Anwendung nicht verliert, ist sie ein zuverlässiges Mittel gegen chronische Verstopfung.

Gegen Ekzeme, Psoriasis und ähnliche Hauterkrankungen empfehlen chinesische Kräuterbücher, die Haut mit einer Abkochung aus Aloe und Süßholzwurzel zu waschen. Die betroffenen Hautstellen sollten damit 3 bis 7 Tage lang dreimal täglich gereinigt werden.

## 4. Bernstein
*Pinetes succinifer*

琥 珀 *hu buo (hu bo)*
*Anderer Name:* »Tigerseele«

Die Bedeutung des chinesischen Namens »Tigerseele« basiert
auf einer alten Legende: Wenn ein Tiger stirbt, tritt seine Seele
in die Erde ein und wird in Bernstein verwandelt. Bernstein soll
das Harz einer speziellen Pinienart sein, das »über Tausende
von Jahren in der Erde gelegen hat«. Die alten griechischen
und chinesischen Quellen stimmen in diesem Punkt mit modernen Erkenntnissen überein. Stücke, die eingeschlossene
Körper von Ameisen, Bienen und anderen Insekten enthalten,
werden besonders geschätzt, und die schönsten Exemplare werden oft zu Schmuck für die Reichen verarbeitet. Die Farbskala
reicht von milchigem Gelb bis zu dunklem, transparentem
Goldbraun. Bernstein sollte immer aus zuverlässiger Quelle ge-
kauft werden, weil oft Fälschungen aus Geigenharz und Kopal
angeboten werden, die der Laie nur schwer vom Original unterscheiden kann.
*Natürliches Vorkommen:* Indien, Afrika, Burma, Yunnan und
andere Gegenden in Südchina, Korea
*Medizinisch verwendeter Teil:* versteinertes Harz
*Eigenschaften:*
Energie: neutral
Geschmack: süß
Organbezug: Nieren
*Therapeutische Wirkungen:* Umstimmungsmittel; Tonikum; Di-
uretikum; Sedativum; Nervinum; löst Blutgerinnsel auf; hilft
gegen Katarakt (TCM: sediert die Nieren-Energie und kühlt
übermäßiges Blasenfeuer)
*Indikationen:* Blut im Urin; dunkler, trüber Urin; Schmerzen

beim Wasserlassen; Amenorrhöe; nächtliche Samenergüsse; nervöse Krämpfe; Hysterie; Katarakt (TCM: innere Hitze in Nieren und Blase)

*Dosierung:* Pulver (pur, Kapseln, Aufguß oder Honigpillen): 0,9–2 Gramm

*Kontraindikationen:* keine

*Unverträglichkeiten:* keine

*Bemerkungen:* In der asiatischen Welt ging man lange davon aus, daß Bernstein übernatürliche Kräfte und Heilenergien hat, die den schützten, der den Stein auf dem Körper trug. Das Material wird auch heute noch gerne zur Herstellung von Malas benutzt, Rosenkränzen, die in Asien zur Meditation und Mantra-Praxis verwendet werden. Die Mythologie spielt bei den angegebenen medizinischen Eigenschaften eine große Rolle, aber jenseits aller Magie und Mystik ist die Verwendung von Bernstein speziell bei Beschwerden des Nervensystems sinnvoll.

## 5. Muttergedenken
*Anemarrhena asphodeloides*

省婦 *jih mu (zhi mu)*

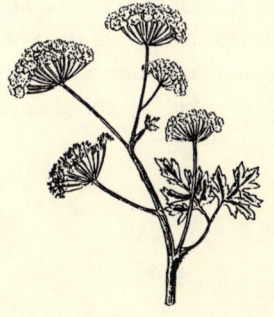

Ein Liliengewächs mit einem dicken Wurzelstock, der mit aufrechten gelblichen oder rötlichen Haaren bedeckt ist. Die Blüten haben innen einen purpurartigen und außen einen gelblichen Farbton und erinnern an die Blüten der Knoblauchpflanze. Das Kraut wird in flachen, unregelmäßigen, runzeligen Stücken von etwa 10 cm Länge und 2 cm Dicke verkauft. Es schmeckt bitter, riecht aber angenehm. Die Pflanze enthält das Saponin Asphonin, das antipyretisch wirkt, und einen hohen Anteil an Schleimstoffen.

*Natürliches Vorkommen:* große Mengen in den Bergen nördlich von Peking und in den meisten nördlichen Provinzen Chinas

*Medizinisch verwendete Teile:* Wurzelstock, Stengel

*Eigenschaften:*

Energie: kalt

Geschmack: bitter

Organbezug: Nieren, Lunge, Magen

*Therapeutische Wirkungen:* Antipyretikum; Demulzens; Emolliens für die Därme; Diuretikum; wirkt abschwellend (TCM: nährt das Nieren-Yin; beseitigt innere Hitze)

*Indikationen:* nächtliche Samenergüsse, Nachtschweiß, Impotenz, Erektionsschwäche durch Nebennierenschwäche; Durchfall; Verstopfung; Durst, Schlaflosigkeit und Reizbarkeit durch zu viel innere Hitze; Pneumonie und Bronchitis (TCM: leeres Nieren-Yin; leeres Yin)

*Dosierung:* Abkochung: 6–12 Gramm, in zwei Dosen auf leeren Magen; Pulver (pur, Kapseln oder Pillen): 5–10 Gramm, in zwei Dosen auf leeren Magen, mit warmem Wasser oder Wein

*Kontraindikationen:* TCM: Leere-Kälte-Zustände in Milz und Magen, Durchfall, der vollständig wäßrig geworden ist; Daueranwendung kann zu chronischer Darmträgheit führen

*Unverträglichkeiten:* Eisenpräparate, Gegenstände aus Eisen

## 6. Chinesische Engelwurz*
## Angelica sinensis

白芷 *dang gui*

*Andere Namen:* Brustwurz, Wachsblume; *shan chin* (Berg-Selle-rie); *Angelica polymorpha*

Diese duftende, einjährige Pflanze hat braune, fleischige Wurzel-stöcke, die sich in eine Vielzahl dichter, biegsamer, kleiner Wur-zeln verzweigen, ähnlich wie beim Enzian. Sie ist hocharomatisch mit einem leicht bittersüßen Ge-schmack, der an Sellerie erinnert, deshalb der chinesische Spitz-name. Sie hat in China und Japan

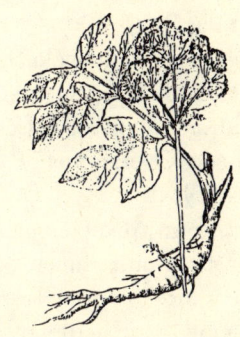

seit jeher einen guten Ruf und wird in Rezepturen ungefähr so häufig wie Süßholzwurzel verwendet. Besonders geschätzt wird sie wegen ihrer Wirksamkeit bei allen Arten von Menstrua-tionsstörungen.

*Natürliches Vorkommen:* besonders reichlich in Mittel- und Westchina, auch in Japan

*Medizinisch verwendeter Teil:* Wurzel

---

* Von den vier chinesischen Kräutern, die in der lateinischen Fachspra-che unter dem Oberbegriff *Angelica* zusammengefaßt werden, ist nur *Angelica sinensis*, die zu den am häufigsten verwendeten chinesischen Heilkräutern gehört, unter dem allgemeinen Namen Engelwurz (Brust-wurz) bekannt. Die anderen drei Arten werden nur am Rande erwähnt und nicht traditionell in der westlichen Kräuterheilkunde verwendet.

*Eigenschaften:*
Energie: warm
Geschmack: bitter, süß, leicht scharf
Organbezug: Leber, Milz
*Therapeutische Wirkungen:* Emmenagogum; Tonikum; Analgetikum; Sedativum; Umstimmungsmittel; appetitanregend; verbessert den Muskeltonus; stärkt das Immunsystem (TCM: tonisiert das Blut)
*Indikationen:* unregelmäßige, zu schwache, profuse, schmerzhafte oder anderweitig gestörte Menstruation; prämenstruelles Syndrom (PMS); Kopfschmerzen; Schmerzen nach Verletzungen oder Operationen; Paralyse; Appetitlosigkeit; Krebs (TCM: leeres Blut)
*Dosierung:* Abkochung: Bei schmerzhafter und/oder gestörter Menstruation nehmen Sie eine ganze, ungeschnittene Angelika-Wurzel auf zwei Tassen Wasser und kochen die Flüssigkeit auf eine Tasse herunter. Teilen Sie die Menge in zwei Dosen, die Sie morgens und abends vor dem Zubettgehen auf leeren Magen nehmen.
Bei starken Gebärmutterblutungen stellen Sie eine Abkochung aus 10 Gramm Angelika und 10 Gramm japanischer Katzenminze her. Nehmen Sie dazu eine Tasse Reiswein oder Sherry und zwei Tassen reines Wasser. Zwei Dosen auf leeren Magen, morgens und abends vor dem Zubettgehen.
*Kontraindikationen:* Durchfall
*Unverträglichkeiten:* frischer Ingwer, Kräuter aus der *Acorus*-Familie, Meeresalgen
*Bemerkungen:* Angelika gilt seit langer Zeit als eines der führenden Kräuter für alle Arten von Frauenkrankheiten, die mit dem Blut, der Menstruation und der Schwangerschaft zu tun haben, und ist deshalb als ausgezeichnetes Frauentonikum bekannt. Die moderne wissenschaftliche Forschung bestätigt das. Es hat sich gezeigt, daß die Pflanze Östrogen-Bestandteile enthält, die

man als Phyto-Östrogene bezeichnet. Sie sind für die menstruationsregulierenden Eigenschaften verantwortlich. Angelika kann auch helfen, Pilzinfektionen mit *Candida albicans*, der wichtigsten Ursache für Scheidenpilzinfektionen, unter Kontrolle zu bringen.

Die Pflanze stärkt außerdem das Immunsystem, indem sie die Produktion und Aktivität der weißen Blutkörperchen anregt, wie beispielsweise B- und T-Lymphozyten, und indem sie die Produktion von Interferon steigert. Diese Eigenschaften sind für die krebsverhindernde Wirkung verantwortlich.

Angelika gilt als eines der ausgewogensten Yin-Tonikà, so wie Ginseng das perfekte Yang-Tonikum ist. Eine Kombination der beiden Kräuter ergibt deshalb ein vollständiges und ausgewogenes Tonikum für Yin- und Yang-Energien.

## 7. Angelica anomala

獨活 *bai jih (bai zhi)*
*Andere Namen: fang-hsiang* (Blütenduft)

Dies ist eine einjährige Gebirgspflanze, die bis zu 2 Meter groß wird. Sie hat einen hohlen purpurgrünen Stamm und eine zusammengedrückte, eiförmige Frucht mit vier membranartigen Ecken. Die medizinisch zu verwendenden Wurzeln sind unterschiedlich groß, außen bräunlich-gelb und innen weißlich. Sie haben Längsfalten und Rillen, die mit harzigen Flecken gesprenkelt sind. Die Pflanze ist sehr aromatisch, und im alten China wurde sie zusammen mit anderen duften-

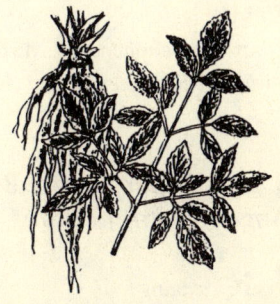

den Kräutern in einem Säckchen an der Kleidung getragen. Sie wird als Arznei für Beschwerden der weiblichen Fortpflanzungsorgane hoch geschätzt.

*Natürliches Vorkommen:* West- und Mittelchina, Japan
*Medizinisch verwendeter Teil:* Wurzel
*Eigenschaften:*
Energie: warm
Geschmack: scharf, bitter
Organbezug: Lunge, Magen
*Therapeutische Wirkungen:* Analgetikum; Sedativum; Antidot; Aromatikum; fördert die Durchblutung; wirkt abschwellend (TCM: erleichtert Beschwerden durch Wind)
*Indikationen:* Stirnkopfschmerzen; Benommenheit; schmerzende und tränende Augen; Zahnschmerzen; juckende Hautausschläge; verstopfte Nase; Ausfluß; Schlangenbisse (TCM: Beschwerden durch äußeren Wind)
*Dosierung:* Pulver (pur, Pillen, Kapseln oder Aufguß): 3 Gramm einmal täglich auf leeren Magen; wenn irgendwelche der oben erwähnten Beschwerden von abnormem Schwitzen begleitet werden, wie z. B. profuse, kalte oder nächtliche Schweiße, nehmen Sie eine erhöhte Dosis von 6 Gramm mit etwas warmem Wein.
*Kontraindikationen:* TCM: Leere-Blut-Symptome
*Unverträglichkeiten: Inula chinensis* (chinesischer Alant)

## 8. Dunkelpurpurrote Brustwurz
*Angelica atropurpurea*

羌活 *chiang huo*

Dies ist eine Unterart der Spezies *Angelica villosa* (Haarige Brustwurz), die unter 9 dargestellt wird. Ihre Farbe ist wesentlich dunkler, von Dunkelpurpur bis Grün, die Blätter stehen dichter, und sie ist wesentlich aromatischer. Die Wurzeln liegen, durch Zwischenstreben verbunden, etwa 2 cm auseinander und bilden Keile aus sprödem, holzigem Gewebe mit roten Rindenfasern zwischen dem Inneren und der Oberhaut.

*Natürliches Vorkommen:* in denselben Gebieten Chinas wie die enge Verwandte *Angelica villosa*, aber gewöhnlich weiter im Westen. Der Name *chiang* ist von einem Volksstamm abgeleitet, der als größte Minderheit entlang der Grenzregion zwischen Tibet und Szechuan lebt.

*Medizinisch verwendeter Teil:* Wurzel

*Eigenschaften:*

Energie: warm

Geschmack: scharf, bitter

Organbezug: Nieren, Blase

*Therapeutische Wirkungen:* Diaphoretikum; Analgetikum; Antirheumatikum (TCM: lindert innere Hitze und fördert die Toxinausscheidung über die Haut)

*Indikationen:* Benommenheit und blutunterlaufene Augen; Verlust der Sprache durch Schlaganfall; arthritische und rheumatische Schmerzen, die durch den ganzen Körper von einem Gelenk zum anderen springen (TCM: innere feuchte Hitze)

*Dosierung:* Abkochung: 3–6 Gramm, in zwei Dosen auf leeren Magen. Gegen wandernde rheumatische Schmerzen hilft eine Abkochung von je 7 Gramm dunkelpurpurrote Brustwurz und Haarige Brustwurz zusammen mit 7 Gramm chinesischen Pinienzweigen in drei Tassen Reiswein, die auf die Hälfte zusammengekocht werden. Teilen Sie diese Menge in zwei Portionen, und nehmen Sie täglich eine Portion davon auf leeren Magen.

*Kontraindikationen:* keine

*Unverträglichkeiten:* keine

## 9. Haarige Brustwurz
*Angelica villosa*

細辛 *du huo*

*Andere Namen: Angelica grosserata*

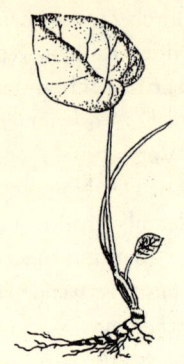

Eine doldentragende Pflanze mit dreizähligen Blättern und einem dünnen Stengel. Sie hat lange, gedrehte Wurzeln, die längs- und quergestreift sind. Außen sind sie gelblich-braun, innen schmutzig-weiß.

*Natürliches Vorkommen:* Szechuan und andere westliche Provinzen Chinas, ebenso in Tibet

*Medizinisch verwendeter Teil:* Wurzel

*Eigenschaften:*

Energie: leicht warm

Geschmack: scharf, bitter

Organbezug: Nieren, Blase

*Therapeutische Wirkungen:* Diaphoretikum; Analgetikum; Antirheumatikum (TCM: lindert innere Hitze)

*Indikationen:* Kopfschmerzen; Benommenheit; verschwommenes Sehen und Zahnschmerzen, die durch Wind verursacht werden; Arthritis, Rheumatismus und Taubheit der Extremitäten, verursacht durch Feuchtigkeit; Schmerzen im Kreuz und in den Knien (TCM: Beschwerden durch äußeren Wind; Beschwerden durch äußere Feuchtigkeit)

*Dosierung:* Abkochung: 3–6 Gramm, in zwei Dosen auf leeren Magen

*Kontraindikationen:* keine

*Unverträglichkeiten:* keine

## 10. Haselwurz
*Asarum sieboldi*

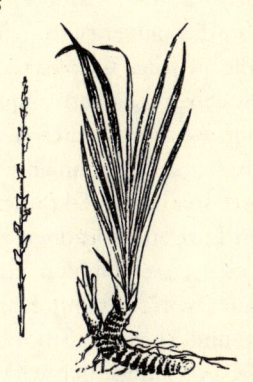

知母 *hsi hsin (xi xin)*
*Andere Namen: Asarum heterotropoides*

Die Blattstiele dieser mehrjährigen Pflanze haben eine ausgeprägt violette Farbe – und aus dem fleischigen Wurzelstock sprießen feine, faserige Wurzeln, die einen scharfen Geschmack und ein starkes Aroma haben. Sie enthalten ungefähr 3 % ätherisches Öl und wirken besonders gut gegen alle Arten von Kopfschmerzen.

*Natürliches Vorkommen:* Mandschurei, Korea, Japan und in den nördlichsten Provinzen von China

*Medizinisch verwendete Teile:* dünne Wurzeln, aber man kann auch die ganze Pflanze verwenden

*Eigenschaften:*

Energie: warm

Geschmack: scharf

Organbezug: Leber, Nieren, Herz, Lunge

*Therapeutische Wirkungen:* Analgetikum; Diaphoretikum; Expektorans; Sedativum; Laktagogum; lindert chronischen Durst (TCM: nährt die Nieren-Essenz; tonisiert die Leber-Energie; beseitigt innere Hitze)

*Indikationen:* Kongestion der Eustachischen Röhren und der Stirnhöhlen; Fieber und Frösteln; Kopfschmerzen und Zahnschmerzen; Arthritis (TCM: innere Kälte, leeres Nieren-Yin)

*Dosierung:* Abkochung: 3–4 Gramm, in zwei Dosen auf leeren Magen

*Kontraindikationen:* keine

*Unverträglichkeiten:* Tragant; Hartriegel; Kaliumnitrat; Magnesiumsilikat

*Bemerkungen:* Traditionelle Quellen schlagen vor, daß man gegen Ohrenschmerzen erbsengroße Pillen herstellen soll, indem man das pulverisierte Kraut mit Essig mischt. Dann wird eine Pille in jedes Ohr gesteckt, um sich dort langsam aufzulösen. Dieselben Quellen empfehlen, daß man gegen Abszesse im Mund etwas Kräuterpulver auf den Nabel geben soll, wo es langsam aufgenommen wird.

Bei Atemwegsinfektionen, Bronchitis, Pneumonie und anderen Lungeninfektionen bei älteren und körperlich schwachen Patienten empfehlen chinesische Kräuterbücher eine Abkochung von 3 Gramm Haselwurz zusammen mit 4 Gramm *Ephedra* und 5 Gramm Sturmhut (*Aconit*).

Gegen Mundgeruch wirkt eine Abkochung von 3 Gramm Haselwurz auf 1 Tasse Wasser. Mit der warmen Flüssigkeit gurgelt man und spült den Mund; anschließend wird sie ausgespuckt.

## 11. Tragant
*Astragalus hoantchy*

黄耆 *huang chi (huang qi)*
*Andere Namen: Astragalus membranaceus*

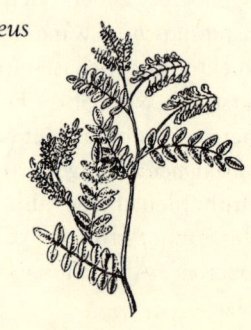

Diese beliebte tonisierende Pflanze wird bis zu 1 Meter hoch. Sie hat feste Stengel, aus denen 8 bis 12 Paar Blätter wachsen. Die medizinisch verwendete Wurzel ist mit einer festen, faserigen, gelblich-braunen Haut überzogen und

wird in biegsamen Scheiben von 15–20 cm Länge verkauft. Das Mark ist gelblich-weiß und hat einen süßen Geschmack, der an Süßholzwurzel erinnert. Es enthält Glykoside, Saponine und essentielle Fettsäuren.

*Natürliches Vorkommen:* vorwiegend in Nordchina, Japan und Korea, wobei sich die Pflanzenarten je nach Region unterscheiden. Sie können zwar alle in den Rezepturen, die Tragant enthalten, verwendet werden, aber die medizinisch wirksamste und auch teuerste Art stammt aus Nordchina.

*Medizinisch verwendeter Teil:* Wurzel

*Eigenschaften:*

Energie: leicht warm

Geschmack: süß, leicht sauer

Organbezug: Milz, Lunge

*Therapeutische Wirkungen:* Immuntonikum; Herztonikum; Diuretikum; bringt profuse Schweiße unter Kontrolle; senkt den Blutdruck; senkt den Blutzucker; verbessert die Durchblutung (TCM: tonisiert die Erbenergie; nährt die Essenz)

*Indikationen:* Immunschwäche; Krebs; chronische Müdigkeit; hoher Blutdruck; Vorfall innerer Organe; Diabetes; kalte und schwache Extremitäten; Erkältung und Grippe; Bronchitis; Hepatitis; Nebenniereninsuffizienz (TCM: Mangel an Energie; äußere Leere wie beispielsweise profuse Schweiße)

*Dosierung:* Abkochung: 8–12 Gramm, in zwei Dosen auf leeren Magen; Tinktur: 80–100 Gramm in Scheiben geschnittene Wurzel auf 1 Liter Alkohol 2–3 Monate ziehen lassen. Nehmen Sie 25 bis 30 ml (1 Unze) zweimal täglich auf leeren Magen, pur oder in einer halben Tasse Wasser. Um die Wirkung noch zu verbessern, können Sie 40–50 Gramm Ginseng hinzufügen.

*Kontraindikationen:* keine

*Unverträglichkeiten:* Chinemys reevesii (Schildkrötenpanzer); Opiate

*Bemerkungen:* Nach der chinesischen Kräuterkunde verbessert diese Pflanze die Immunität, indem sie den Körper vor dem Eindringen der sechs Übel der schädlichen Umweltenergien schützt, wie beispielsweise Wind oder Kälte. Außerdem verbessert sie den Kreislauf des *wei-chee* (schützende Energie) auf der Körperoberfläche. Sie stimuliert auch die Produktion und Zirkulation von Immunstoffen im Blut.

Die moderne Forschung bestätigt, was die traditionelle Medizin über Tragant behauptet. Ein Artikel aus der Zeitschrift *Cancer* der amerikanischen Cancer Society berichtet, daß ein flüssiger Extrakt aus Tragant bei 90 % der untersuchten Krebspatienten die Immunreaktion wieder normalisiert. Andere Untersuchungen an Krebspatienten kommen zu ähnlichen Ergebnissen. Ein Weg, auf dem Tragant die Immunität verbessert, ist die zusätzliche Produktion und eine stärkere Aktivität von weißen Blutkörperchen, zu deren Aufgaben der Kampf gegen Krankheiten gehört. Klinische Studien haben auch gezeigt, daß Krebspatienten, die während einer Chemotherapie, die die natürliche Immunreaktion stark behindert, Tragant nehmen, sich schneller erholen und deutlich länger leben als Patienten, die dieses Kräutermittel nicht nehmen. Tragant enthält keine Wirkstoffe, die die Krebszellen direkt angreifen. Statt dessen stärkt es die körpereigene Immunabwehr und verhindert dadurch die Entwicklung von Krebs.

Die moderne chinesische Forschung hat gezeigt, daß Tragant dem Körper hilft, sich gegen Virusinfektionen zu wehren, besonders in der Lunge, indem es die Produktion von Interferon erhöht, einem Botenstoff des Immunsystems, der die Vermehrung von Viren verhindert.

Weil diese Pflanze das Immunsystem so nachdrücklich stärkt, wird gegenwärtig untersucht, ob man sie zur Behandlung von Aids einsetzen kann. Aids-Patienten haben eine stark erhöhte Zahl von T-Suppressor-Zellen, die die Immunität schwächen, indem sie die Aktivität der T-Zellen, die zu den wichtigsten Immunzellen gehören, unterdrücken. Man konnte zeigen, daß Tragant die Zahl der T-Suppressor-Zellen bei immungeschwächten Patienten stark reduziert.

Die immunstimulierenden Eigenschaften der Pflanze werden noch weiter verbessert, wenn man sie mit Ginseng, *Codonopsis*, *Schisandra chinensis*, Angelika und/oder Süßholzwurzel kombiniert. Sie kann auch mit dem nordamerikanischen Immuntonikum Echinacea gemischt werden.

## 12. Großblütige Ballonblume
*Platicodon grandiflorum*

桔梗 *jie geng*

*Andere Namen:* Breitglocke, *Platycodon chinensis; Campanula grandiflora*

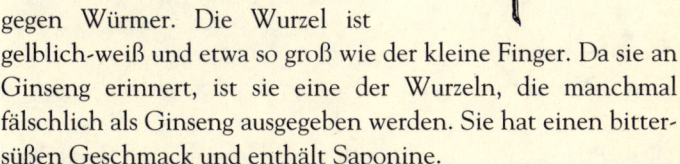

Eine einjährige Pflanze, die auf einem schlanken Stengel 60 bis 100 cm groß wird, mit blauvioletten Blüten, die sich aus ballonförmigen Knospen entwickeln. Die junge Pflanze, die in China seit langem als Küchenkraut verwendet wird, gilt auch als gutes Mittel gegen Würmer. Die Wurzel ist gelblich-weiß und etwa so groß wie der kleine Finger. Da sie an Ginseng erinnert, ist sie eine der Wurzeln, die manchmal fälschlich als Ginseng ausgegeben werden. Sie hat einen bittersüßen Geschmack und enthält Saponine.

*Natürliches Vorkommen:* China und Japan
*Medizinisch verwendeter Teil:* Wurzel

*Eigenschaften:*
Energie: neutral
Geschmack: bitter, scharf
Organbezug: Lunge
*Therapeutische Wirkungen:* Expektorans, Bronchodilator (TCM: nährt das Blut, beseitigt Schleim)
*Indikationen:* Bronchitis; Tonsillitis; starker Husten mit Schleim; Halsschmerzen; Abszesse in Mund und Hals; Lungeninfektionen; Brustschmerzen; Bauchschmerzen mit Darmträgheit
*Dosierung:* Abkochung: 3–5 Gramm, in zwei Dosen auf leeren Magen
*Kontraindikationen:* keine
*Unverträglichkeiten:* Enzian; *Bletilla striata*; Schweinefleisch
*Bemerkungen:* Diese Pflanze löst besonders effektiv Ansammlungen von hartem, zähem Schleim im Hals, in den Bronchien und der Lunge und hilft beim Abhusten, indem sie die Schleimhäute im Hals zu intensiver Absonderung anregt. Das macht sie zu einem guten Expektorans für starke Raucher.

Gegen permanenten Schluckauf empfehlen chinesische Kräuterbücher eine Abkochung aus 15 Gramm *Codonopsis* mit 5 Gramm Ballonblume. Der Sud soll einmalig warm getrunken werden.

## 13. Kochia scoparia

地膚子 *di fu dze (di fu zi)*
*Andere Namen: sao jou tsao* (Besengras); *Chenopodium scoparia*

Diese Pflanze wächst wild auf den Feldern und im Sumpfland Zentralasiens, aber sie wird auch in Gärten gezüchtet. Die zarten jungen Blätter werden gerne gegessen. Die reife Pflanze, deren Stamm sich im Herbst rötlich färbt, wurde lange benutzt, um Besen herzustellen, daher der chinesische Spitzname. Die grünen, runden Samen sind medizinisch wirksam und enthalten Saponine.

*Natürliches Vorkommen:* Zentralasien

*Medizinisch verwendeter Teil:* Samen

*Eigenschaften:*

Energie: kalt

Geschmack: süß, bitter

Organbezug: Nieren

*Therapeutische Wirkungen:* Tonikum; Diuretikum; Adstringens; Antiphlogistikum; reinigt das Blut (TCM: tonisiert die erbliche Essenz und Energie)

*Indikationen:* Impotenz; Inkontinenz; Entzündung und Infektion der Harnwege (Urethritis); Hämorrhoiden (TCM: Mangel an Nieren-Energie)

*Dosierung:* Abkochung der Samen: 6–10 Gramm, in drei Dosen auf leeren Magen

*Kontraindikationen:* keine

*Unverträglichkeiten:* Tintenfisch

*Bemerkungen:* Andere Teile dieser Pflanze werden ebenfalls in der Kräutermedizin verwendet. Die Sprossen und der Stamm wurden traditionell gegen Dysenterie, Durchfall und andere Verdauungsstörungen eingesetzt. Heute benutzt man sie in der chinesischen Medizin aber nur noch selten.

Die Blätter können in Wasser gekocht werden, um ein kühlendes Hautwasser herzustellen, das bei Hitzeausschlägen, Juckreiz, allergischen Ausschlägen und ähnlichen Hautproblemen Erleichterung bringt. In chinesischen Kräuterbüchern heißt es, daß diese Lösung auch als Augenspülung gegen Nachtblindheit verwendet werden kann.

## 14. Schwarzer Pfeffer
*Piper nigrum*

胡椒 *hu jiao*

Eine holzige Kletterpflanze mit Luftwurzeln und krautartigen Zweigen. Die Früchte oder »Körner« findet man in den runden Beeren als Steine. Sie haben einen Durchmesser von ungefähr 6 mm, sind gräulich-schwarz gefärbt und hocharomatisch. Obwohl man in China auch schwarze und weiße Pfefferkörner als Gewürze benutzt, sind die einheimischen Pflanzen *Capsicum* (Cayennepfeffer) und *Zanthoxylum* (Szechuan-Pfeffer) verbreiteter, weil sie reichlich zur Verfügung stehen und wenig kosten. *Natürliches Vorkommen:* Indonesien gilt traditionell als Hauptquelle für schwarzen Pfeffer, man findet ihn aber auch auf der Insel Hainan weit im Süden Chinas.

*Medizinisch verwendeter Teil:* getrocknete unreife Frucht

*Eigenschaften:*

Energie: heiß

Geschmack: scharf

Organbezug: Milz, Magen

*Therapeutische Wirkungen:* Stomachikum; Karminativum; ausleitend, stimuliert die Magenschleimhaut; Antidot gegen Fisch, Schellfisch und Fleischvergiftung (TCM: eliminiert Stauungen im Magen, die durch feuchte Kälte im Verdauungstrakt entstanden sind)

*Indikationen:* Verdauungsschwäche; Bauchschmerzen durch Stauungen im Verdauungstrakt; wäßriges Erbrechen; Lebensmittelvergiftung (Fisch und Fleisch); Adipositas; verstopfte Nebenhöhlen (TCM: feuchte Kälte in Milz und Magen; Kälte in den Därmen)

*Dosierung:* Abkochung: 1,5–3 Gramm, in zwei Dosen, 30–40 Minuten nach dem Essen

Pulver: Wenn Abkochungen von schwarzem Pfeffer bei Ihnen zu stark wirken, benutzen Sie einfach gemahlenen Pfeffer als Gewürz. Seine therapeutische Wirkung ist sanfter und setzt langsamer ein.

*Kontraindikationen:* heiße, entzündliche Zustände im Verdauungstrakt

*Unverträglichkeiten:* keine

*Bemerkungen:* Schwarzer Pfeffer regt alle Verdauungsfunktionen stark an, vom Magen bis zum Dickdarm. Er ist dadurch ein gutes Mittel gegen Verdauungsschwäche, die oft einen erheblichen Anteil an Problemen wie Übergewicht, Müdigkeit und Stoffwechselschwäche hat.

Als heißes Yang-Kraut kann schwarzer Pfeffer großzügig über Salate aus frischem rohem Gemüse gestreut werden, um so die kalte Yin-Energie auszugleichen, die dem Verdauungssystem mit solchen Salaten zugeführt wird.

## 15. Bletilla striata

白芨 *bai ji*

*Andere Namen: lan hua* (Orchidee); *Bletilla hyacinthina*

Diese mehrjährige Orchideenart mit violetten Blüten, 20 bis 30 cm groß, wurde in China lange sowohl als dekorative Pflanze als auch wegen ihrer medizinischen Bedeutung gezüchtet. Die Knollen enthalten viele Schleimstoffe, und wenn man sie trocknet, werden sie zu harten, flachen, ovalen Scheiben, die auf einer Seite nabelförmig sind. Das Innere ist durchscheinend und weißlich mit einem klebrig-bitteren Geschmack.

*Natürliches Vorkommen:* Die Pflanze wird in China und Südostasien angebaut.

*Medizinisch verwendeter Teil:* Knolle

*Eigenschaften:*
Energie: leicht kalt
Geschmack: bitter, süß, sauer
Organbezug: Lunge, Leber, Magen
*Therapeutische Wirkungen:* Haemostatikum; Adstringens; Emolliens; Antiphlogistikum; wirkt abschwellend; fördert die Heilung und Regeneration von verletztem Gewebe; löst Blutstauungen in den Organen (TCM: tonisiert die Lungen-Energie)
*Indikationen: innerlich* bei Bluthusten und Bluterbrechen; Nasenbluten; Magenbluten und Lungenbluten; Tuberkulose
*äußerlich* bei Knochenbrüchen und anderen Verletzungen, Verbrennungen; eiternden Abszessen; Schwellungen und Entzündungen; Flecken im Gesicht; Hautrissen an Füßen, Händen und Ellbogen; Hautleiden; Akne
*Dosierung: innerlich* als Abkochung: 3–6 Gramm, in zwei Dosen auf leeren Magen
Pulver: 1–3 Gramm, in zwei Dosen auf leeren Magen
*äußerlich:* Machen Sie aus Kräuterpulver und schwarzem Sesamöl eine Salbe, die Sie zwei- oder dreimal täglich auf Verbrennungen, Wunden, Flecken, Hautrisse oder anderweitig geschädigte Hautpartien auftragen
*Kontraindikationen:* keine
*Unverträglichkeiten:* Sturmhut, Mandeln
*Bemerkungen:* Traditionelle Quellen schlagen vor, zusätzlich pulverisierten Amethyst (Kieselsäure mit Spuren von Manganoxid) in die Salbe zu geben, um die Heilkraft noch zu verbessern.

## 16. Blaue Winde
*Pharbitis hederacea*

牽牛 *chien niu (qian niu)*

*Andere Namen: hei chou* (schwarzer Stier); *Pharbitis nil; Ipomoea hederacea*

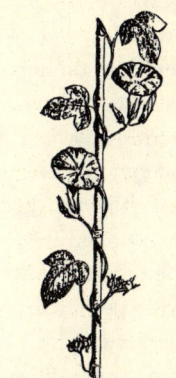

Diese Kletterpflanze wird häufig wegen ihrer wunderschönen blauen Blüten gezüchtet, und in China werden
die Kapseln mit den unreifen Früchten gesammelt, mit Honig geröstet
und als Süßigkeiten gegessen. Die
medizinisch verwendeten Samen sind
entweder schwarz oder weiß. Die
Mutterpflanze der weißen Samen wird
im Westen als *Pharbitis nil* bezeichnet.
Beide Varianten werden in der Medizin verwendet, aber es
heißt, daß die schwarzen Samen im allgemeinen schneller wirken. Die dreikantigen Samen sind tiefviolett, etwa 4 mal 6 mm
groß mit einer glatten Oberfläche. Sie sind bitter und leicht
giftig.

*Natürliches Vorkommen:* tropische Regionen von China, Indien, Teile von Südostasien; wird aber auch in anderen Gegenden angebaut.

*Medizinisch verwendeter Teil:* Samen

*Eigenschaften:*

Energie: kalt

Geschmack: bitter

Organbezug: Nieren, Lunge, Dickdarm

*Therapeutische Wirkungen:* Diuretikum; Kathartikum; Anthelmintikum; Antiphlogistikum; Expektorans (TCM: reinigt nach
unten)

*Indikationen:* Wasseransammlungen und damit zusammenhängende Kurzatmigkeit; Verstopfung; Darmparasiten; Gewebeschwellungen (TCM: innere Stauung durch zu viel Wasser-Energie)

*Dosierung:* Abkochung: 1–3 Gramm, in zwei Dosen auf leeren Magen

*Kontraindikationen:* Schwangerschaft; Stillzeit; Durchfall oder andere Umstände, die zur Dehydration durch schnellen Flüssigkeitsverlust führen.

*Unverträglichkeiten:* keine

*Bemerkungen:* Die Pflanze ist leicht giftig und kann dadurch eine Fehlgeburt auslösen. Deshalb sollte sie von schwangeren Frauen unbedingt gemieden werden, auch wenn sie genau unter den angegebenen Beschwerden leiden. Die Pflanze trocknet den Körper außerdem sehr stark aus. Sie sollte deshalb nur so lange verwendet werden, bis die Symptome abgeklungen sind. Wenn keine Besserung eintritt, versuchen Sie ein anderes Kraut oder eine andere Rezeptur.

Der therapeutische Nutzen der Blauen Winde kann erhöht werden, wenn sie zusammen mit der Echten Kostwurzel und Ingwer verabreicht wird. Ergänzen Sie die Abkochung einfach um jeweils 1–2 Gramm.


## 17. Sommerwurz
*Cistanche salsa*

肉苁蓉   *rou tsung rung* (*rou cong rong*)

*Andere Namen:* Besenreifkraut, *Boschniakia glabra*; *Orobanche ammophyla*

Der Begriff *tsung rung* faßt verschiedene Pflanzen aus der Orobanchaceae-Familie zusammen, die in der Kräutermedizin alle gegeneinander ausgetauscht werden können. Es sind einjährige parasitäre Kräuter mit schuppigen Stengeln und schuppigen Wurzeln, die an Fleisch erinnern, deshalb die chinesische Vorsilbe *rou* (Fleisch). Der zylindrische Stengel wächst aus einer knolligen Wurzel, und beide Teile werden gegessen, entweder roh oder mit Fleisch geschmort. Eine alte chinesische

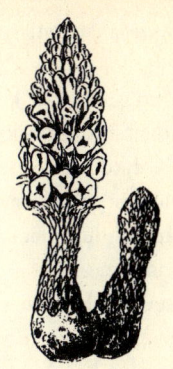

Legende sagt, daß die Pflanze ursprünglich aus einem Samen hervorging, der von wilden Hengsten ausgeschieden worden war. Der fleischige Stamm wird für die medizinische Verwendung gereinigt und anschließend in Wein eingeweicht. Danach kann man die inneren Fasern entfernen. Der Rest wird gesalzen und in der Sonne getrocknet.

*Natürliches Vorkommen:* Nordchina, Mongolei, Sibirien

*Medizinisch verwendeter Teil:* der fleischige Stamm

*Eigenschaften:*

Energie: warm

Geschmack: süß, sauer, salzig

Organbezug: Nieren, Dickdarm

*Therapeutische Wirkungen:* Aphrodisiakum; Tonikum; Demulzens; Emolliens; Laxans (TCM: tonisiert das Nieren-Yang, nährt das Nieren-Yin)

*Indikationen:* Impotenz; Unfruchtbarkeit (männliche und weibliche); vorzeitige Ejakulation; Spermatorrhöe; Lumbago; Verstopfung; Taubheit und Schmerzen in den Knien (TCM: leeres Nieren-Yang; innere Trockenheit im Dickdarm)

*Dosierung:* Abkochung: 6–12 Gramm, in zwei oder drei Dosen auf leeren Magen

*Kontraindikationen:* keine

*Unverträglichkeiten:* Eisen und Gegenstände, die Eisen enthalten

*Bemerkungen:* Man kennt die Pflanze in China seit langem als potentes Sexualtonikum für Männer und Frauen. Yang Kui-gei (edle Konkubine), die verwöhnte und verführerische Gefährtin des eleganten Herrschers der Tang-Dynastie, Ming Huang (8. Jahrhundert nach Christus), soll dieses Sexualtonikum benutzt haben.

Die meisten Frauen verwenden es vor allem, um einen gesunden Eisprung zu fördern und die Fruchtbarkeit zu steigern, während es bei Männern primär die Sexualorgane stärkt und die sexuelle Vitalität steigert. Besonders empfohlen wird es als Therapie und Prävention bei unfreiwilligen Samenverlusten, einem Zustand, den chinesische Ärzte als schwerwiegende Bedrohung der männlichen Gesundheit und Langlebigkeit ansehen. Deshalb wird dieses Tonikum in alten chinesischen Schriften manchmal auch als magische Medizin der ewigen Jugend und Unsterblichkeit bezeichnet.

## 18. Große Klette
*Arctium lappa*

牛蒡子 *niu bang dze (niu bang zi)*
*Andere Namen: da li dze* (Große-Kraft-Samen)

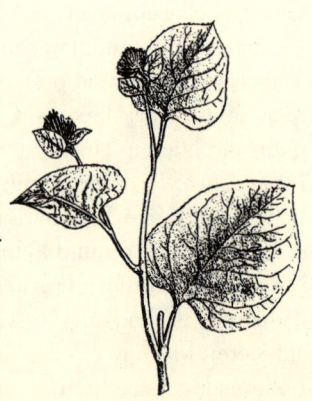

Diese Pflanze wird bis zu 1,50 m groß und wächst in der Regel auf dem offenen Feld und an Landstraßen. Die Klette ist zweijährig, hat einen kräftigen Stamm, herzförmige Blätter und purpurrote

Blüten. Die dicke Wurzel ist mit einer bräunlich-grauen Haut überzogen; innen besteht sie aus markig weißem Fleisch. Die rechteckigen Samen messen etwa 7 mal 3 mm; sie sind grau mit schwarzen Flecken. Die Wurzel enthält 40 % bis 70 % Inulin; die Samen enthalten ätherisches Öl, fettes Öl und Arctiin. Die Medizin verwendet Samen und Wurzel, die ähnliche Eigenschaften haben, aber doch eigene, spezielle Anwendungsfelder, von denen einige im Folgenden diskutiert werden.

*Natürliches Vorkommen:* nördliches China; die Pflanze wächst aber auch wild in Europa und Amerika

*Medizinisch verwendete Teile:* Samen, Wurzel

*Eigenschaften:*

Energie: kalt

Geschmack:  Samen: scharf
Wurzel: bitter

Organbezug: Lunge, Magen

*Therapeutische Wirkungen:* Antiphlogistikum, Antitussivum; Diuretikum; Expektorans; Laxans; Umstimmungsmittel; löst Lymphstauungen; Antidot gegen Toxine in den Knochen (TCM: vertreibt Wind-Feuchtigkeit und Wind-Hitze)

*Indikationen:* Lumbago; Pneumonie und Bronchitis; Lungenstauungen; Urethritis und Syphilis; Abszesse, Blasen, Mundulzerationen; Windpocken bei Kindern; Masern und Pocken; Blasensteine (TCM: Beschwerden durch Wind-Hitze; innere Wind-Feuchtigkeit; Energie-Stauungen in der Taille und den Knien)

*Dosierung:* Abkochung von Samen und/oder Wurzeln: 3 bis 10 Gramm, in drei Dosen auf leeren Magen

*Kontraindikationen:* keine

*Unverträglichkeiten:* keine

*Bemerkungen:* Die Klette wird von Kräuterheilkundigen weltweit verwendet. Sie wirkt reinigend, lindernd und beruhigend auf den gesamten Organismus, sie kann mit verschiedenen anderen umstimmenden und entgiftenden Kräutern kombiniert werden, um die Wirkung auf ein bestimmtes Organsystem zu konzentrieren, wie beispielsweise das Blut, die Lymphe, die Harnwege, den Atemtrakt und so weiter.

Traditionelle chinesische Kräuterbücher empfehlen verschiedene Verwendungsmöglichkeiten für unterschiedliche Teile der Pflanze. Gegen Schuppen soll man die Blätter zu Pulver mahlen und dann mit etwas Wasser zu einer dicken Paste köcheln; reiben Sie die Paste in die Kopfhaut und lassen Sie sie über Nacht wirken; am nächsten Morgen waschen Sie sie mit einer Abkochung von *Gleditschia sinensis (dzao-jia)* aus. Wiederholen Sie die Behandlung täglich bis zu einer Woche lang oder bis die Schuppen verschwinden.

Um die Erholung von einem Schlaganfall zu erleichtern, reiben Sie die Wurzel mit etwas Wasser zu Pulver. Benutzen Sie dazu einen Mörser, eine Küchenmaschine oder einen Mixer. Dann drücken Sie den reinen Saft aus der pürierten Wurzel durch ein Tuch oder ein feines Sieb. Mischen Sie ihn mit etwas Honig und nehmen Sie davon einen Teelöffel zweimal täglich auf leeren Magen.

Der große Kräuterheilkundige der Ming-Dynastie, Lee Shih-chen empfiehlt folgendes Verfahren für die Behandlung von Windpocken bei Kindern: Der Behandlungserfolg tritt schneller ein, wenn die Mutter etwas Klettenwurzel und -samen kaut und mit ihrem Speichel zu einem Brei vermischt. Diesen Brei reibt sie auf den Scheitelpunkt *(bai hui)* am Kopf des Kindes und befestigt ihn dort mit einem kleinen Verband. Der Brei soll jeden Tag erneuert werden, bis die Beschwerden vorüber sind.

## 19. Kardamom
*Alpina oxyphylla*

益智仁 *yi jih ren (yi zhi ren)*
*Andere Namen: Elettaria cardamomum; Amomum amarum*

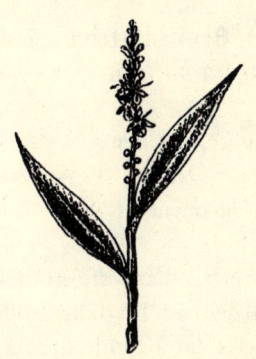

Eine stämmige, mehrjährige Pflanze, die bis zu 2,50 Meter hoch wird, mit einem Blütenstiel, der direkt aus der Wurzel kommt. Die medizinisch verwendeten Samen sind in einer kleinen Frucht enthalten, die als Kapsel am Stiel wächst. Sie sind unregelmäßig geformt, ungefähr 5 mal 3 mm groß, von gräulich-brauner Farbe mit einem warmen Geschmack ähnlich wie Myrrhe, und sie enthalten 2 bis 8 % ätherisches Öl. Man benutzt sie auch als Küchengewürz.

*Natürliches Vorkommen:* Indien, Malaysia und Südchina
*Medizinisch verwendete Teile:* Samen
*Eigenschaften:*
Energie: warm
Geschmack: scharf
Organbezug: Milz, Nieren
*Therapeutische Wirkungen:* Stomachikum; Karminativum; Adstringens; Stimulans; kontrolliert übermäßigen Harndrang und Verdauungsschwäche (TCM: tonisiert das Nieren-Yang; nährt Knochen und Sehnen; wärmt Nieren und Milz)
*Indikationen:* Spermatorrhöe; Inkontinenz; Durchfall; Bauchschmerzen; vorzeitige Ejakulation; Impotenz; Erbrechen (TCM: Kalte-Milz- und Kalte-Nieren-Symptome; Mangel an Nieren-Yang; Erbrechen und Durchfall durch innere Kälte)

*Dosierung:* Abkochung: 3–10 Gramm, in zwei Dosen auf leeren Magen
*Kontraindikationen:* Magengeschwüre
*Unverträglichkeiten:* keine

## 20. Breitblättriger Rohrkolben
*Typha latifolia*

**浦黄** *pu huang*
*Andere Namen:* Binsenkraut; *hsiang pu* (wohlriechende Binse); *Typha orientalis*

Eine Schilfart, die in dichten Reihen am Ufer von Seen und Flüssen wächst. Die langen rötlichen Blätter, die bis zu 2,50 Meter lang werden, benutzt man in China, um Matten und Fächer herzustellen. Die jungen Sprossen werden im Frühjahr gesammelt und entweder sauer eingelegt oder gedämpft. Das Herz der jungen Pflanze, das im Schlamm auf dem Grund des Teiches wächst, wird ebenfalls gegessen, normalerweise in Essig eingelegt. Die Blütenpollen bilden einen feinen goldenen Staub, dem die Pflanze ihren chinesischen Namen *pu huang* (Goldbinse) verdankt. Manchmal wird dieser Blütenstaub mit Honig als Süßigkeit gegessen. Wenn man die medizinisch verwendeten Pollen sammelt, vermischen sie sich mit den Staubgefäßen und den haarigen Kelchblättern der blühenden Ähren und müssen deshalb vor der medizinischen Verwendung gesiebt werden.
*Natürliches Vorkommen:* Die Pflanze wächst reichlich in den nördlichen Regionen von China, Europa und Nordamerika.
*Medizinisch verwendeter Teil:* Pollen
*Eigenschaften:*
Energie: neutral

Geschmack: süß

Organbezug: Leber, Perikard

*Therapeutische Wirkungen:* Diuretikum; Haemostatikum; Adstringens; fördert die Durchblutung; löst Blutgerinnsel auf (TCM: ausgleichend für den Energie- und Blutkreislauf)

*Indikationen:* Menorrhagie; Dysmenorrhöe; Bauchschmerzen nach der Geburt; chronische Leberentzündung mit Schmerzen im Brustkorb; Spermatorrhöe; Schmerzen und Druck in der Brust; innere Blutungen nach Verletzungen (TCM: funktionelle Disharmonie im Energie- und Blutkreislauf)

*Dosierung:* Abkochung: 4–9 Gramm, in zwei Dosen auf leeren Magen

*Kontraindikationen:* Sollte nicht länger als nötig verwendet werden

*Unverträglichkeiten:* keine

*Bemerkungen:* Der Bodensatz, der zurückbleibt, nachdem die Pollen von den Staubgefäßen und Kelchblättern getrennt worden sind, kann im Ofen oder in einer heißen Pfanne gebräunt werden. Man benutzt ihn dann als innerliches oder äußerliches Adstringens bei Dysenterie und anderen Arten von Darmblutungen.

## 21. Chinesischer Knöterich
*Polygonum multiflorum*

何首烏 *ho shou wu*

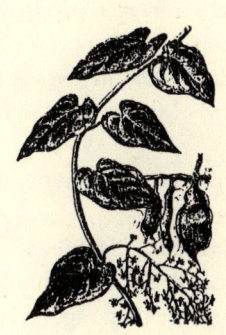

*Andere Namen: jiao teng* (»verhedderter Wein«)

Diese mehrjährige Pflanze wird 7 bis 10 Meter hoch, mit großen, herzförmigen Blättern und einer röhrenförmigen Wurzel, der die Chinesen lange Zeit mysteriöse verjüngende Eigenschaften nachgesagt haben. In alten Zeiten hieß es, ein König namens Ho habe sie benutzt. Auf seinem Kopf *(shou)* sollen anschließend die weißen Haare wieder schwarz *(wu)* geworden sein, deshalb der chinesische Name *ho shou wu.* Man verkauft das Kraut in flachen, unregelmäßig geformten Stücken, holzig und gekerbt, von rötlich-brauner Farbe. Die Pflanze enthält keine Giftstoffe.

*Natürliches Vorkommen:* südwestliches China, Taiwan, Japan, Vietnam

*Medizinisch verwendete Teile:* Wurzel, Stamm, Blätter

*Eigenschaften:*

Energie: warm

Geschmack: bitter, sauer

Organbezug: Leber, Nieren

*Therapeutische Wirkungen:* Demulzens für die Därme; Antirheumatikum; stärkt Sehnen und Knochen; steigert die männliche und weibliche Fruchtbarkeit; läßt graues Haar wieder dunkler werden; bildet Knochenmark (TCM: nährt Samen und Blut; tonisiert die Leber- und Nieren-Energie; vertreibt Wind-Feuchtigkeit)

*Indikationen:* Benommenheit; Schlaflosigkeit; Spermatorrhöe; Bauchschmerzen nach der Geburt; »gummiartige« Schwäche in den Knien und im Kreuz; Anämie; Verstopfung durch trockene Därme; vorzeitig ergrautes Haar; Abszesse; Colitis (TCM: Mangel an Nieren-Energie und Leber-Energie; leeres Blut)

*Dosierung:* Abkochung: 9–15 Gramm, in zwei Dosen auf leeren Magen

Tinktur: Lassen Sie 50–80 Gramm in 1 Liter Alkohol 1 bis 2 Monate ziehen, nehmen Sie ca. 25–30 ml (1 Unze) auf leeren Magen zweimal täglich (morgens und bevor Sie zu Bett gehen);

kann langfristig als tonisierendes Verjüngungsmittel genommen werden

*Kontraindikationen:* keine

*Unverträglichkeiten:* Blutprodukte aller Art (Schweineblut, Hühnerblut etc.); Fisch ohne Schuppen; weiße Rüben; Zwiebeln; Knoblauch; Töpfe und Küchengeräte, die Eisen enthalten

*Bemerkungen:* Neuere klinische Erfahrungen zeigen, daß das Heilmittel auch gegen Bluthochdruck und Arteriosklerose wirkt.

## 22. Chinesische Jujube
*Ziziphus vulgaris*

大枣 *da dzao (da zao)*

*Andere Namen:* Chinesische Dattel; *gan dzao* (süße Jujube)

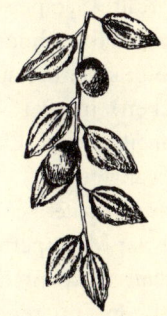

Gewöhnliche chinesische Dattelart, die in China seit jeher gezüchtet wird und bis heute zu den am meisten verwendeten Pflanzen des chinesischen Arzneimittelschatzes gehört. Ein dorniger, belaubter Strauch, der bis zu 10 Meter hoch wird, mit länglichen Früchten, etwa 2 cm lang, die sich dunkel rötlich-braun färben, wenn sie reif sind. Die Art, die im nördlichen China wächst, bezeichnet man oft als *bei dzao* (nördliche Jujube), die südliche Art als *nan dzao* (südliche Jujube).

*Natürliches Vorkommen:* Die Pflanze wird reichlich gezüchtet in China, Japan, Korea, Europa, Indien, Afghanistan und Teilen von Südostasien. Die etwas kleinere japanische Art hat keinen besonderen therapeutischen Wert und wird überwiegend als

Nahrungsmittel verwendet. Die koreanische Jujube gilt allgemein als die beste, die es heute auf dem Markt gibt. Da die Mengen jedoch begrenzt sind, bilden chinesische und europäische Arten den größten Teil der Handelsware.

*Medizinisch verwendeter Teil:* Frucht

*Eigenschaften:*

Energie: neutral

Geschmack: süß

Organbezug: Milz

*Therapeutische Wirkungen:* nährendes Tonikum; Sedativum; Antitussivum; Emolliens für die Lungen; fördert die Sekretion lebenswichtiger Flüssigkeiten; verlangsamt den Alterungsprozeß (TCM: tonisiert leere Milz- und Magensymptome, nährt das Blut, wärmt)

*Indikationen:* Müdigkeit; Schlaflosigkeit; körperliche Erschöpfung; Fehlernährung (TCM: Leere-Milz- und Magensymptome; Innere-Kälte-Symptome; mangelnde Energie)

*Dosierung:* Abkochung: 6–12 zerdrückte Früchte (nehmen Sie eine Beißzange, um auch die Kerne im Inneren der Früchte zu zerdrücken), in zwei Dosen auf leeren Magen

*Kontraindikationen:* Gastritis; Blähungen und andere Verdauungsstörungen

*Unverträglichkeiten:* Sturmhut, Zwiebeln, Fisch, Kräuter aus der Familie der Menispermaceae

*Bemerkungen:* Wenn Sie Jujube verwenden, ist es wichtig, auch die Kerne im Inneren der Frucht zu zerdrücken, um die aktiven Wirkstoffe freizusetzen. Eine normale Beißzange reicht dafür aus. In der TCM hält man die 3 Jahre alten Kerne für besonders wirksam gegen Bauchschmerzen und, äußerlich angewandt, für die Behandlung von Wunden.

Jujubenfrüchte werden häufig in Rezepturen für wärmende, tonisierende Kräutertinkturen verwendet; zusätzlich zu den eigenen wärmenden, tonisierenden Eigenschaften tragen sie dazu bei, daß die Wirkung der anderen Bestandteile verlängert, verstärkt und harmonisiert wird. Sie haben die einzigartige Fähigkeit, bei allen Kräutern, mit denen sie kombiniert werden, die Heilkräfte zu aktivieren und die Energien auszugleichen.

Man sagt, daß Jujubenfrüchte »die neun Öffnungen klären«, die den menschlichen Organismus mit der Außenwelt verbinden, wie beispielsweise Augen, Ohren, Nase, Hals, After und so weiter. Das Heilkraut erleichtert den Fluß der Energie durch diese Öffnungen ebenso wie den Energiefluß im gesamten menschlichen Organismus, indem es alle Hindernisse auf den Energiebahnen beseitigt. Jujubenfrüchte können uns insofern mit zusätzlicher Energie versorgen. Wenn sie in tonisierende Rezepturen aufgenommen werden, sorgen sie dafür, daß die Kräuteressenzen alle gut im Blutstrom verteilt werden und die Energien ordnungsgemäß durch die Meridiane fließen.

## 23. Chinesischer Bocksdorn
*Lycium chinense*

**枸杞子** *gou ji dze (gou ji zi)*
*Andere Namen:* Teufelszwirn; *yang ru* (Ziegenmilch); *Lycium barbatum*

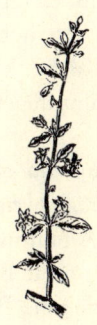

Ein Strauch, der überall in den nördlichen und westlichen Regionen Chinas wächst und bis zu 1 Meter hoch wird, mit zarten, eßbaren Blättern und kleinen, purpurroten Blüten. Die Frucht ist eine kleine, ovale, rötlich-orange Beere, etwa 2 cm lang, die süß schmeckt, aber ziemlich grobkörnig ist. Minderwertige Arten werden oft in rote Farbe getaucht, damit sie für den Verkauf attraktiver erscheinen. Achten Sie deshalb darauf, daß Sie ungefärbte Beeren bekommen.

*Natürliches Vorkommen:* Bocksdorn stammt heute überwiegend aus China und Japan.

*Medizinisch verwendeter Teil:* Frucht

*Eigenschaften:*

Energie: neutral

Geschmack: süß

Organbezug: Leber, Nieren

*Therapeutische Wirkungen:* nährendes Tonikum; Emolliens für die Lungen; lindert chronischen Durst; hilft bei verschwommenem Sehen (TCM: nährt das Nieren-Yin; tonisiert die Leber-Energie)

*Indikationen:* Spermatorrhöe; schwache Kniegelenke, Lumbago; Schwindel; Kopfschmerzen; verschwommenes oder unscharfes Sehen; Müdigkeit; Durst (TCM: Mangel an Leber-Yin; Mangel an Nieren-Yin)

*Dosierung:* Abkochung: 6–12 Gramm, in zwei Dosen auf leeren Magen; wenn Sie den Tee trinken, können Sie die Beeren dazu essen.

Tinktur: Lassen Sie 80 Gramm Beeren in einem Liter Alkohol zwei Monate ziehen; fügen Sie etwas Honig dazu; nehmen Sie 25–30 ml (1 Unze) zweimal täglich auf leeren Magen; die Beeren müssen nicht aus der Tinktur entfernt werden.

In der Küche: 15–20 Gramm Beeren zum Fleisch, Geflügel oder Fisch hinzufügen. Die Beeren können später mitgegessen werden.

*Kontraindikationen:* Verdauungsschwäche; Fieber; Arthritis

*Unverträglichkeiten:* Achten Sie darauf, daß Sie keine Töpfe aus Eisen, Aluminium oder sonstige Kochgeräte aus Metall benutzen, wenn Sie Bocksdornbeeren zubereiten.

*Bemerkungen:* Bocksdorn ist seit jeher ein beliebtes Gesundheitstonikum in China, und er ist in vielen Langlebigkeits-Rezepturen enthalten. Zu seinen zahlreichen Vorzügen gehört, daß er ein besonders gutes Heilmittel für Augenprobleme darstellt und die Sehfähigkeit verbessert. Ältere Leute, die unsicher auf den Beinen sind, benutzen ihn gerne, um schwache Beine und Kniegelenke zu stärken. Die Beeren werden als Nahrungsmittel genauso geschätzt wie als Medikament, und mit ihrem süßen Geschmack eignen sie sich besonders gut zur Verwendung in der Küche. Wenn man sie ein oder zwei Tage in etwas Honig und Rum einweicht, wird daraus ein schmackhafter tonisierender Snack, aber sie sind auch »pur« durchaus wirksam, deshalb sollte man nicht zu viel auf einmal davon essen.

Für eine starke Tonisierung der Nieren-Energie und der sexuellen Vitalität kann man Bocksdorn mit Braunwurz kombinieren. Zusammen mit Ginseng genommen, sorgen sie für eine ausgewogene Tonisierung von Herz und Nieren (Feuer und Wasser).

## 24. Chinesische Yamswurzel
*Dioscorea opposita*

山藥 *shan yao*
*Andere Namen: Dioscorea japonica;*
*D. batatus*

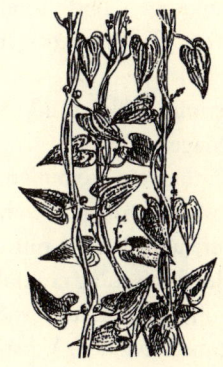

Diese bohnenförmige Pflanze hat eine lange, röhrenartige Wurzel und spatenförmige Blätter mit Stengeln, die sich je nach Art beständig nach rechts oder links winden. Weltweit gibt es mindestens 600 unterschiedliche Arten. Viele davon sind eßbar und nahrhaft, aber der hier beschriebene chinesische Yams wird ausschließlich als Heilkraut angebaut, wie auch der chinesische Name *shan yao* (Berg-Medizin) sagt. Die feste äußere Haut wird vollständig entfernt, und das weiße Fleisch der Knollen wird in lange dünne Stücke geschnitten. Es enthält Stärke, Schleimstoffe, das Enzym Amylase, Fett, Zucker und die Aminosäuren Arginin, Leucin und Tyrosin.

*Natürliches Vorkommen:* Zur medizinischen Verwendung wird die Pflanze vorwiegend in China und Japan angebaut.

*Eigenschaften:*

Energie: neutral

Geschmack: süß

Organbezug: Milz, Lunge

*Therapeutische Wirkungen:* Stomachikum; Digestivum; Antidiarrhetikum; befeuchtet Haut und Haare; stimuliert die endokrinen Drüsen; Immuntonikum; stärkt die Nierenfunktionen; regt den Appetit an (TCM: tonisiert die Milz- und Lungen-Energie; tonisiert die Yin-Energie; nährt die Samen-Essenz)

*Indikationen:* Spermatorrhöe, nächtliche Samenergüsse und damit zusammenhängende Müdigkeit und Neurasthenie; chronische Müdigkeit; Leukorrhöe; Appetitlosigkeit; Immunschwäche; Abszesse, Blasen, Karbunkel und andere Hauterkrankungen und -infektionen; kalte oder schwache Extremitäten (TCM: Leere in Milz und Magen; mangelnde Yin-Energie)

*Dosierung:* Abkochung: 10–25 Gramm, in zwei Dosen auf leeren Magen

Umschlag: für die äußere Anwendung, um eiternde Hautwunden wie die oben erwähnten zu behandeln, mischen Sie die pulverisierte Knolle mit etwas Wasser zu einer Paste und legen Sie den Umschlag einmal täglich auf die betroffene Hautpartie. Er muß dort mindestens 8–12 Stunden bleiben.

*Kontraindikationen:* Verstopfung; hoher Blutdruck

*Unverträglichkeiten:* Schweinefleisch, Zwiebeln

*Bemerkungen:* Dies ist eines von verschiedenen Heilkräutern, die in China zur Zeit intensiv auf ihre Wirksamkeit als therapeutisches Immuntonikum untersucht werden. Es hilft, geschwächte Immunfunktionen wiederherzustellen, stimuliert die Sekretion lebenswichtiger Immunfaktoren und verbessert insgesamt die Immunreaktion des Organismus. Um seine Vorzüge als Sexualtonikum gegen Impotenz und Lumbago bei Männern und Unfruchtbarkeit und Frigidität bei Frauen besser auszunutzen, sollte es mit Sikahirsch-Pulver kombiniert werden.

Eine bequeme und schmackhafte Möglichkeit zum langfristigen Gebrauch als Tonikum besteht darin, Yamswurzel als Zutat zu einem Kräuterporridge mit chinesischer Jujube zu verwenden, wie beispielsweise im Kräuterporridge 4 auf Seite 341.

## 25. Chrysantheme
*Chrysanthemum morifolium*

菊花 *ju hua*
*Andere Namen: Chrysanthemum sinense*

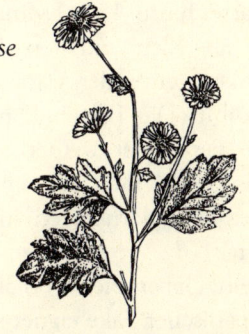

Mehrjährige Pflanze aus der Familie der Compositae. Diese spezielle Art wächst wild in vielen Teilen Chinas, besonders im Norden. Außerdem wird sie traditionell in chinesischen Gärten als bevorzugte Winterblume gezüchtet. Die Wildform, die selten höher als 50 cm wird, trägt im Spätherbst kleine Blütenköpfe mit rosa gestreiften, gelben Blütenblättern. Die gezüchteten Arten haben verschiedene Farben und Größen, sind jedoch hinsichtlich der therapeutischen Wirkungen im wesentlichen gleich. Die getrockneten Blüten sind blaßgelb und haben einen bittersüßen Geschmack.

*Natürliches Vorkommen:* Die Pflanze wird für den medizinischen Gebrauch vor allem in China und Japan gezüchtet.

*Medizinisch verwendeter Teil:* Blüte

*Eigenschaften:*

Energie: kühl

Geschmack: süß, bitter

Organbezug: Lunge, Leber

*Therapeutische Wirkungen:* Antipyretikum; kühlend; senkt den Blutdruck, verbessert die Sehfähigkeit (TCM: beseitigt innere Hitze, nährt das Blut)

*Indikationen:* Kopfschmerzen; Schwindel; Augenschmerzen und verschwommenes Sehen durch die Fehlfunktion von Nieren und Leber; hoher Blutdruck; Taubheit in den Extremitäten (TCM: Wind-Hitze; innere Hitze)

*Dosierung:* Aufguß: Geben Sie 8–10 Gramm der getrockneten Blüten in eine große Teekanne oder ein anderes Gefäß, das nicht aus Metall sein darf, und fügen Sie 1 Liter kochendes Wasser hinzu. 15–30 Minuten ziehen lassen, in ein anderes Gefäß abgießen und von dem Tee im Lauf des Tages häufig trinken, entweder warm, bei Zimmertemperatur oder leicht gekühlt. Die Blüten können bis zu dreimal für einen Aufguß verwendet werden. Um den Geschmack noch zu verbessern, können Sie entweder 4–5 Gramm Süßholzwurzel oder Bocksdornbeeren hinzufügen (aber nicht beides zusammen).

Wein: Geben Sie 20 bis 30 Gramm Blüten auf 1 Liter Reiswein (japanischer Sake eignet sich am besten dazu) oder auf 1 Liter trockenen Sherry. Nur 1–2 Wochen ziehen lassen.

Trinken Sie 25–30 ml (1 Unze) zwei- oder dreimal täglich auf leeren Magen, hauptsächlich gegen Verdauungsstörungen, Kreislaufstörungen und nervöse Beschwerden.

Kräuterkissen: Machen Sie aus den getrockneten Blüten ein kleines Kissen, das Sie vor allem bei Beschwerden der Atemwege, Kopfschmerzen und entzündeten Augen verwenden.

Die Blüten müssen vorher zwei Tage in der Sonne getrocknet werden. Kontrollieren Sie den Inhalt des Kissens häufig auf Schimmelbefall, und lassen Sie die Blüten bei Bedarf in der Sonne nachtrocknen.

*Kontraindikationen:* keine

*Unverträglichkeiten:* keine

*Bemerkungen:* Aufgüsse aus Chrysanthemenblüten sind besonders gut zur Behandlung von geschwollenen, entzündeten und juckenden Augen, sowohl innerlich angewendet, als auch, wenn man die Augen damit spült. Bei Konjunktivitis lindern Augenspülungen mit einem Aufguß aus Chrysanthemenblüten die Beschwerden und beschleunigen die therapeutische Wirkung anderer Medikamente.

## 26. Schlangenwurzel
*Cimicifuga foetida*

升麻 *sheng ma*

*Andere Namen: Actea spicata; Cimicifuga japonica*

Eine große mehrjährige Pflanze mit kleinen weißen Blüten und Trauben von schwarzen Fruchtkapseln, von der es in China verschiedene Arten gibt. Man findet sie hauptsächlich in den Schluchten von Szechuan. Die chinesischen Medizinbücher schreiben dem Kraut alle Arten wunderbarer Eigenschaften zu, aber die moderne pharmazeutische Forschung hat davon bisher nur wenig bestätigen können. Die in der Medizin verwendete Wurzel enthält Tannin und ein Harz, das man Cimicifugin nennt.

113

*Natürliches Vorkommen:* Man findet die Pflanze in China, Sibirien und Europa. Die verwandte Art *Cimicifuga racemosa* war im 19. Jahrhundert ein beliebtes Heilkraut in Nordamerika.

*Medizinisch verwendeter Teil:* Wurzel

*Eigenschaften:*

Energie: kühl

Geschmack: süß, scharf, leicht bitter

Organbezug: Nieren

*Therapeutische Wirkungen:* Diaphoretikum; Antipyretikum; Analgetikum; Antidot (TCM: stimuliert die Yang-Energie; beseitigt innere Hitze)

*Indikationen:* Kopfschmerzen; Fieber mit Frösteln; rote, schmerzende Augen; Abszesse an Mund und Lippen; Bronchialinfektionen mit starkem Husten; Spermatorrhöe; kalte Füße; Durchfall; Analprolaps; Schilddrüsenstörungen (TCM: mangelnde Yang-Energie; innere Hitze)

*Dosierung:* Abkochung: 6–9 Gramm; in zwei Dosen auf leeren Magen (bei Bronchialinfektionen, Tonsillitis und anderen Arten von Halsschmerzen kann man damit auch gurgeln)

Pulver (pur oder Kapseln): 2–3 Gramm, zwei- oder dreimal täglich

*Kontraindikationen:* TCM: Mangel an Yin-Energie

*Unverträglichkeiten:* keine

## 27. Zimt
*Cinnamomum cassia*

肉桂 *rou qui*

*Andere Namen:* Cassia; *mu gui* (Wald-Zimt); *Cinnamomum aromaticum*

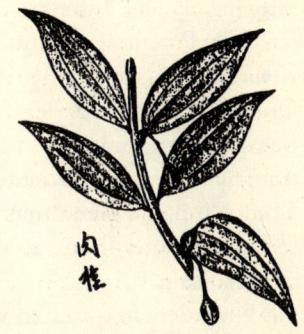

Cassia oder Zimtbaum wächst seit jeher in den südlichen Regionen von China. Er wird bis zu 10 Meter hoch und wird vor allem wegen seiner rötlich-braunen, hocharomatischen Rinde angebaut, die man zu kleinen Röhren zusammenrollt. Manchmal wird daraus ein aromatisches Öl gewonnen, das bis zu 80 % Zimtaldehyd enthält. Öl und Rinde werden sowohl in der Küche als auch in der Medizin verwendet.

*Natürliches Vorkommen:* Der Baum wächst im südlichen China, in Vietnam, Laos und auf Sumatra. Die vietnamesische Art *an gui* oder *an nan gui* gilt als die beste.

*Medizinisch verwendeter Teil:* unbehandelte Rinde von großen, reifen Bäumen

*Eigenschaften:*

Energie: sehr heiß

Geschmack: scharf, süß

Organbezug: Leber, Milz, Nieren

*Therapeutische Wirkungen:* Stomachikum; Analgetikum; Stimulans; Adstringens; Diaphoretikum; verbessert die Sehfähigkeit; fördert die Durchblutung (TCM: tonisiert die Yang-Energie, wärmt)

*Indikationen:* Appetitlosigkeit; Müdigkeit; Bauchschmerzen; Energiemangel nach langer Krankheit oder nach Operationen;

Dysmenorrhöe; rote, geschwollene Augen; kalte Extremitäten (TCM: mangelndes Nieren-Yang; mangelndes Milz-Yang; innere Kälte im Bauch; Mangel an Blut und Energie)

*Dosierung:* Abkochung: 2–5 Gramm, in zwei Dosen auf leeren Magen; um die therapeutische Wirkung zu erhöhen, fügen Sie der Abkochung 2 Gramm Süßholzwurzel und 3 Scheiben Ginseng hinzu; der Ginseng kann anschließend gekaut werden, um das volle Potential zu extrahieren

*Kontraindikationen:* keine

*Unverträglichkeiten:* Zwiebeln, Kaolin

*Bemerkungen:* Zimt gilt in der TCM als ausgezeichnete Ergänzung für viele andere Kräuter, vor allem für Yang-Tonika. Man benutzt ihn, um die wärmenden und tonisierenden Eigenschaften von Kräutertinkturen zu verstärken und ihren Geschmack zu verbessern.

Als eines der am stärksten wärmenden Mittel der chinesischen Kräuterheilkunde ist Zimt hervorragend geeignet, um kalte Extremitäten und innere Organe zu wärmen. Seine wärmenden und diaphoretischen Eigenschaften können in Kombination mit *Ephedra* im Anfangsstadium einer Erkältung oder Grippe genutzt werden, um die Schweißbildung anzuregen und die innere Hitze durch die Poren der Haut nach außen zu treiben.

Die moderne Forschung hat außerdem nachgewiesen, daß ätherisches Zimtöl beachtliche antivirale Eigenschaften besitzt.

## 28. Brenndolde
*Cnidium monnieri*

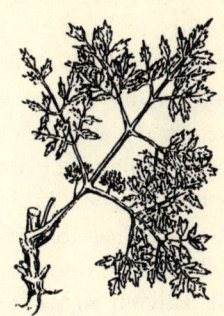

蛇床子 *she chuang dze (she chuang zi)*
*Andere Namen: Selinum monnieri*

Eine duftende einjährige Pflanze mit aufrechtem Stamm und doppelt-gefiederten Blättern, die 50 bis 70 cm groß wird und überall in China wächst. Die medizinisch verwendeten Samen sind gräulich-gelb und sehen aus wie Hirsekörner. Sie enthalten 1,3 % ätherisches Öl, einschließlich Borneol, Pinine, Camphene und Terpineol.

*Natürliches Vorkommen:* Außer in China findet man die Pflanze in Vietnam, Laos, Sibirien und im östlichen Europa.

*Medizinisch verwendeter Teil:* Samen

*Eigenschaften:*

Energie: warm

Geschmack: scharf, bitter

Organbezug: Nieren

*Therapeutische Wirkungen:* Tonikum; Antirheumatikum; Antiseptikum; Aphrodisiakum; Adstringens; Stimulans (TCM: tonisiert das Nieren-Yang; stimuliert die Yang-Energie; vertreibt Wind-Feuchtigkeit)

*Indikationen:* Impotenz; weibliche Unfruchtbarkeit; Juckreiz und Pilzinfektionen der Vagina; feuchtes, juckendes Skrotum; Abszesse; Dermatophytose (TCM: Mangel an Nieren-Yang; Symptome von Wind-Feuchtigkeit; Unfruchtbarkeit durch innere Kälte im Uterus)

*Dosierung:* Abkochung: 5–10 Gramm, in zwei Dosen auf leeren Magen

117

Pulver (pur, Kapseln oder Pillen): 3–9 Gramm, in zwei oder drei Dosen auf leeren Magen

Hautwasser zur *äußerlichen* Anwendung: Kochen Sie 10 Gramm ab und benutzen Sie den Sud als antiseptische Spülung bei Juckreiz und Pilzinfektionen in der Vagina, juckenden Ausschlägen am Skrotum, Abszessen oder anderen juckenden, feuchten Hautinfektionen; er kann außerdem als adstringierende Spülung bei Hämorrhoiden verwendet werden.

*Kontraindikationen:* Männer mit chronischer Spermatorrhöe und vorzeitigem Samenerguß sollten dieses Kraut meiden, weil es die Menge des Samenverlustes bei der Ejakulation erhöht und dadurch zu weiterer Schwäche führt. In solchen Fällen sollten Sie zunächst Kräuter verwenden, die die unfreiwilligen Samenabgänge unter Kontrolle bringen, und ergänzend dazu das taoistische sexuelle Yoga üben. Danach können Sie Kräuter nehmen, die die Samenproduktion erhöhen sowie Fruchtbarkeit und sexuelle Potenz steigern.

*Unverträglichkeiten:* Strauchpfingstrose, Krebsblume, *Fritillaria verticilata*

*Bemerkungen:* Dies ist eines der besten chinesischen Kräuter zur äußerlichen Anwendung für antiseptische und adstringierende Spülungen bei allen Arten von feuchten, juckenden Hauterkrankungen und -infektionen, besonders am Skrotum und in der Vagina. Es wirkt gegen viele Hefestämme, die üblicherweise zu einer Infektion der weiblichen Genitalien führen, und es kann als Spülung sowohl im inneren Vaginalbereich als auch an den Schleimhäuten der äußeren Genitalien verwendet werden.

## 29. Windglocke
*Codonopsis dangshen*

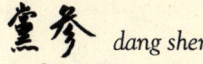 *dang shen*

*Andere Namen:* Bastard-Ginseng; *Campanumaea pilosula*

Dies ist eine von verschiedenen Pflanzen aus der *Campanulaceae*-Familie, deren Wurzeln dem Ginseng ähnlich sehen und die deshalb manchmal fälschlich für Ginseng ausgegeben werden. Es ist eine mehrjährige Pflanze, die etwa 1 Meter groß wird, mit langen, ovalen Blättern und einer gelblich-braunen, etwa 25 cm langen Wurzel, die tiefe Runzeln hat. Die 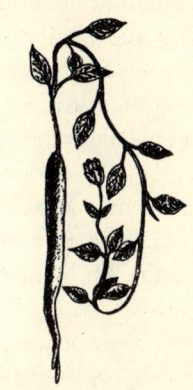 chinesische Kräuterheilkunde ordnet sie in dieselbe Gruppe wie echten Ginseng *(ren shen)* ein, deshalb der Name, der den generischen Namen von Ginseng *(shen)* mit beinhaltet. Tatsächlich sind auch die therapeutischen Qualitäten sehr ähnlich, aber nicht ganz so stark. *Dang* bezieht sich auf den Namen einer Gegend im alten China, aus der die Pflanze ursprünglich stammt *(shang dang)*, und deshalb wurde sie zunächst auch unter der Bezeichnung *shang dang ren sheng* in den Kräuterbüchern aufgeführt, was man später zu *dang shen* zusammenzog. Das Innere der Wurzel ist spröde, und im Zentrum befindet sich ein leicht gefärbtes Mark. Die Wurzel schmeckt süß und malzig und enthält Saponin.

*Natürliches Vorkommen:* vor allem nördliches China, die Gegend, aus der die Pflanze ursprünglich stammt

*Medizinisch verwendeter Teil:* Wurzel

*Eigenschaften:*
Energie: warm
Geschmack: süß
Organbezug: Milz, Lunge
*Therapeutische Wirkungen:* Stomachikum; Herztonikum; baut die Immunität auf und stärkt die Widerstandsfähigkeit; senkt den Blutdruck, senkt den Blutzucker (TCM: tonisiert die Milz- und Lungen-Energie; nährt Blut und Energie)
*Indikationen:* chronische Müdigkeit; Hypertonie; Appetitlosigkeit; Verdauungsstörungen durch Übersäuerung; Darmträgheit; blasse Haut; Erschöpfung nach Operationen oder Geburten; aufgedunsener Körper und geschwollenes Gesicht durch Ödeme; Immunschwäche, Hypoglykämie (niedriger Blutzucker) (TCM: Mangel an Blut und Energie; Mangel an Milz-Energie)
*Dosierung:* Abkochung: 10–15 Gramm, in zwei Dosen auf leeren Magen; bei Verdauungsbeschwerden, Fehlfunktion der Milz und chronischer Müdigkeit fügen Sie 6–8 Gramm chinesische Jujube hinzu (zerdrücken Sie das Fruchtfleisch und die Kerne vorher mit einer Beißzange)
*Kontraindikationen:* keine
*Unverträglichkeiten:* keine
*Bemerkungen:* Da das Kraut ähnlich wirkt wie Ginseng, kann es diesen ersetzen, wenn er zu teuer ist oder nicht in ausreichender Menge zur Verfügung steht. Es wird oft an Stelle von Ginseng verwendet, wenn es sich um leichtere chronische Beschwerden handelt, für die man keine stark wirkenden Kräuter benötigt. Neuere Untersuchungen haben gezeigt, daß *dang shen* eine wirksame Prophylaxe von Herzkrankheiten ermöglicht. Da es sich auch zum Kochen gut verwenden läßt, kann es in der Küche jeden Tag als Bestandteil von Eintöpfen, Suppen oder Porridges benutzt oder einfach in Hühnerbrühe gekocht werden, als allgemeines nahrhaftes Tonikum für die ganze Familie

und als spezifische präventive Maßnahme zur Verhütung von Herzkrankheiten.

Um in Fällen von körperlicher Erschöpfung, nach Operationen oder Geburten oder bei Verdauungsschwäche die besten therapeutischen Ergebnisse zu erzielen, empfehlen chinesische Kräuterbücher die folgende Mischung aus Nahrungsmitteln und Medizin: Rösten Sie 30 Gramm braunen Reis in einer heißen trockenen Pfanne oder im Ofen, bis er dunkel wird und anfängt zu duften. Geben Sie 30 Gramm *Codonopsis* und fünf Tassen reines Wasser dazu, und kochen Sie das Ganze auf 2 Tassen zusammen. Trinken Sie die Brühe warm in 3 Tagesdosen auf leeren Magen. Für stillende Mütter hat dieser nahrhafte Kräutersud einen doppelten Nutzen: als Tonikum, damit sie wieder zu Kräften kommen, und als Mittel, das die Quantität und Qualität ihrer Milch verbessert.

Aus traditioneller chinesischer Sicht ist dieses Kraut deshalb ein so zuverlässiges Energietonikum, weil es eine Affinität zur Milz und zur Lunge hat, den beiden Organsystemen, die dafür verantwortlich sind, daß durch Verdauung und Atmung die Energie aus der Nahrung und aus der Luft aufgenommen wird. Indem es die Energieaufnahme erhöht, versorgt dieses Kraut den Körper mit den wesentlichen Bestandteilen, die er braucht, um die »wahre menschliche Energie« (*jeng chee*) zu bilden, den grundlegenden Treibstoff des Lebens.

## 30. Huflattich
*Tussilago farfara*

款冬花 *kuan dung hua*

Diese mehrjährige Pflanze hat einen weichen, baumwollartigen Flaum auf dem Stamm und auf der Unterseite der Blätter und

große gelbe Blüten, die wie Gänseblümchen aussehen. Die hufeisen-
förmigen Blätter werden 12 bis
20 cm lang und entfalten sich erst,
wenn die Blüten vertrocknet sind.
Die Knospen haben einen scharfen Geschmack und enthalten Saponine, Inulin, Stearin und Cho-
line.

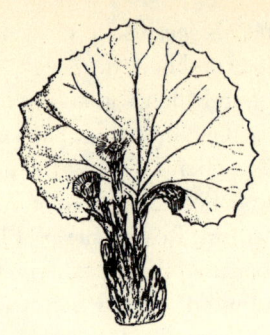

*Natürliches Vorkommen:* Huflat-
tich wächst im nördlichen China, in Europa, Afrika und Sibirien, aber er wurde auch schon vor langer Zeit in Nordamerika
eingeführt, wo eher die Blätter als die Blüten den wichtigsten
medizinischen Teil darstellen.

*Medizinisch verwendete Teile:* Blüten und Knospen; Blätter

*Eigenschaften:*

Energie: warm

Geschmack: scharf

Organbezug: Lunge

*Therapeutische Wirkungen:* Antitussivum, Expektorans, Antiphlogistikum; Demulzens für die Lunge (TCM: tonisiert die
Lungen-Energie)

*Indikationen:* Husten einschließlich »Raucherhusten«; Asthma;
Kurzatmigkeit durch Lungenstauung; akute oder chronische
Lungen-Infektionen (TCM: leere Lungen-Energie)

*Dosierung:* Abkochung der Blüten und Knospen: 5–12 Gramm,
in zwei Dosen auf leeren Magen

Abkochung der Blätter: 5–10 Gramm, in zwei Dosen auf leeren
Magen; wird vorwiegend bei Lungenstauung mit Husten verwendet

*Kontraindikationen:* keine

*Unverträglichkeit:* Gleditschia chinensis, Glaubersalz, *Scrophularia*,
Tragant, Forsythie, Meerträubchen, *Celosia argentea*

*Bemerkungen:* In China werden die Blätter und Blüten fein gehackt und zur Behandlung von chronischem Husten geraucht.
Gewohnheitsmäßige Zigarettenraucher ersetzen Tabak gelegentlich durch Huflattich, wenn ihre Lungen zu stark ver-
schleimt sind. Es gibt sogar eine beliebte chinesische Zigaret-
tenmarke, bei der Huflattich statt Tabak verwendet wird. In
China kann man diese Zigaretten als Arznei gegen Raucherhusten kaufen.

## 31. Schöner Lerchensporn
*Corydalis ambigua*

延胡索 *yen hu suo*

Eine krautartige, mehrjährige Pflanze mit einem weichen, aufrechten Stengel von ungefähr 20 cm Höhe. Der Meister der
Kräuterheilkunde aus der Ming-Dynastie, Lee Shih-chen, behauptet, die Pflanze sei ursprünglich »aus dem Land der nord-
östlichen Barbaren« gekommen, womit Sibirien, Kamtschatka
und die Amur-Region gemeint sind. Die medizinisch verwendete Wurzel wird in Form kleiner, harter, flacher Röhrchen
verkauft, die 15–20 cm lang sind und einen Durchmesser von
etwa 2 cm haben. Ihre Außenseite ist runzlig und rötlich-gelb,
das Innere hellgelb und halb transparent. Die Wurzel schmeckt
bitter und enthält zahlreiche hochwirksame Alkaloide, einschließlich Corydalin, Corybulbin, Isocorybulbin, Corycava-
din, Corydin und andere.
*Natürliches Vorkommen:* Die Pflanze wächst in Sibirien, der
Mandschurei, Nordchina und Japan.
*Medizinisch verwendeter Teil:* Wurzel
*Eigenschaften:*
Energie: warm

Geschmack: bitter, scharf

Organbezug: Nieren

*Therapeutische Wirkungen:* Analgetikum; Antispasmodikum; Sedativum; Emmenagogum; löst innere Blockaden; fördert die Durchblutung (TCM: reguliert die Energie)

*Indikationen:* körperliche Schmerzen; Menstruationsstörungen; Stauungen im Uterus nach der Geburt; blaue Flecken und Blutgerinnsel durch Knochenbrüche oder andere Verletzungen (TCM: Energie- und Blutstagnation; aufsteigende Energie)

*Dosierung:* Abkochung: 4–10 Gramm, in drei Dosen auf leeren Magen

*Kontraindikationen:* keine

*Unverträglichkeiten:* Eisen, Aluminium oder andere Metalle und Gegenstände aus Metall

## 32. Echte Kostwurzel
*Saussurea lappa*

木香 *mu hsiang (mu xiang)*
*Andere Namen: Aplotaxis lappa; Aucklandia costus*

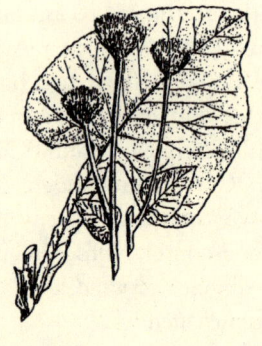

Eine mehrjährige Pflanze mit kräftigem Stamm, großen, herzförmigen Blättern und purpurroten Blüten, die bis zu 2 Meter hoch wird. Früher wurde die Pflanze nach der Ernte aus Kaschmir nach Bombay und Kalkutta gebracht und von dort in riesigen Mengen nach China verschifft. Die medizinisch verwendete Wurzel wird in Stückchen verkauft, die etwa 4 cm lang und 1 cm dick sind. Sie sind außen hellbraun und innen weiß und sehen einem Knochenstück ähnlich. Die Wurzel hat ein angenehmes Aroma, das etwas an Moschus erinnert, und einen bitteren, schleimigen Geschmack. Sie wurde früher in Südchina benutzt, um Räucherwerk herzustellen und die Kleidung vor Motten und anderen Insekten zu schützen. Die Wurzel enthält das Alkaloid Saussurin und ätherisches Öl.

*Natürliches Vorkommen:* Nordindien, Persien und Syrien; sie wächst aber auch in Yunnan, Honan und einigen anderen Gegenden Chinas

*Medizinisch verwendeter Teil:* Wurzel

*Eigenschaften:*

Energie: warm

Geschmack: scharf, bitter

Organbezug: Milz, Dickdarm

*Therapeutische Wirkungen:* Stomachikum; Analgetikum; Karminativum; Antiseptikum; beruhigt den Fötus; Deodorant (TCM: reguliert die Energie; tonisiert die Dickdarm-Energie)

*Indikationen:* Druck, Schmerz und Blähungen im Bauch; Durchfall und Verdauungsstörungen; Angina und andere drückende Brustschmerzen; Übelkeit; Asthma; Körpergeruch (TCM: Beschwerden durch Kälte; körperliche Schmerzen durch Energie-Ungleichgewicht)

*Dosierung:* Abkochung: 1,5–8 Gramm, in drei Dosen auf leeren Magen.

Der Saft der frischen Wurzel wirkt besonders gut gegen Asthma; 15–20 Gramm der frischen Wurzel pro Tag, in drei Dosen auf leeren Magen; verdünnen Sie den Saft mit etwas reinem Wasser, bevor Sie ihn trinken.

*Kontraindikationen:* nicht länger als nötig einnehmen; zu lange Anwendung oder Überdosierung kann den Fluß der menschlichen Energien stören

*Unverträglichkeiten:* keine

## 33. Seifenkraut
*Saponaria vaccaria*

王不留行 *wang bu liu hsing (wang bu lio xing)*
*Andere Namen: jin gung hua* (verbotene Palastblume)

Eine einjährige Pflanze, die 30 bis 60 cm hoch wird, mit aufrechtem Stengel, länglichen, gegenüberliegenden Blättern und glockenförmigen rosa Blüten mit einem zylindrischen Kelch, der die Samenkapsel enthält. Sie wächst auf offenem Feld und hat eine weiche, glitschige Oberfläche, auf der man leicht ausrutschen kann. Deshalb verbot in den alten Zeiten der Kaiser den Anbau dieser Pflanze auf dem Palastgelände. So kam der chinesische Name »verbotene Palastblume« zustande. Die medizinisch verwendeten Samen sind rund, rötlich-braun und sehen aus wie Senfkörner. Sie schmecken bitter und enthalten Saponin.

*Natürliches Vorkommen:* Die Pflanze stammt ursprünglich aus verschiedenen Regionen im westlichen Asien und südlichen Europa, wird aber heute auch in China angebaut.

*Medizinisch verwendeter Teil:* Samen

*Eigenschaften:*

Energie: neutral

Geschmack: bitter, süß

Organbezug: Leber, Magen

*Therapeutische Wirkungen:* Styptikum; Adstringens; Analgetikum; Laxans; Laktagogum; Emmenagogum; Expektorans (TCM: stimuliert die Meridiane)

*Indikationen:* Schlaganfall; Taubheit der Extremitäten; blutende Schnittwunden und Abschürfungen; Abszesse; chronischer Husten; mangelnde Laktation; Kopfschmerzen

*Dosierung: äußerlich* kann das pulverisierte Kraut direkt auf Wunden, Abszesse etc. gestreut werden, um die Blutung zu stoppen und für eine schnelle Heilung zu sorgen.

*innerlich* als Abkochung: 5–7 Gramm, in zwei Dosen vor oder nach dem Essen; weil das Kraut so bitter schmeckt, wird es normalerweise mit anderen Kräutern kombiniert, je nachdem, welche Beschwerden behandelt werden sollen

*Kontraindikationen:* Schwangerschaft

*Unverträglichkeiten:* keine

*Bemerkungen:* Wegen ihrer adstringierenden Eigenschaften wird diese Pflanze in einer patentierten Rezeptur unter dem Namen »Prostata-Pillen« zur Behandlung von Schwellungen und Entzündungen der Prostata verwendet. Die Rezeptur wirkt recht gut, aber während der Behandlung kann es vorkommen, daß der Mann vorübergehend nicht mehr in der Lage ist, eine Erektion aufrechtzuerhalten. Diese Nebenwirkung verschwindet, wenn die Einnahme des Mittels beendet wird. Im Grunde wird dadurch sogar die Therapie unterstützt, weil Patienten mit Prostata-Problemen sowieso während der Behandlung auf Geschlechtsverkehr verzichten sollen.

## 34. Kriechende Liriope
*Liriope spicata*

麦門冬 *mai men dung*

*Andere Namen: Ophiopogon spicatus*

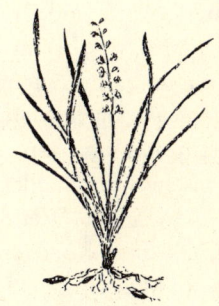

Dies ist eine mehrjährige Pflanze mit einem kurzen, dicken Wurzelstock und langen, steifen Blättern. Sie sind etwa 30 cm lang und 5 mm breit und sehen ähnlich aus wie die Blätter der Knoblauchpflanze. Die Liriope trägt im Herbst violette Blüten und im

Winter blaue Beeren. Die Wurzelknollen werden medizinisch verwendet und als gelbe, biegsame Stücke von etwa 4 cm Länge verkauft. Sie schmecken süß und duften angenehm. Die Wurzel ist nicht giftig, und die Pflanze kann man essen.

*Natürliches Vorkommen:* Die Pflanze wächst reichlich in China und Japan

*Medizinisch verwendeter Teil:* Wurzel

*Eigenschaften:*

Energie: leicht kalt

Geschmack: süß, leicht bitter

Organbezug: Herz, Magen, Lunge

*Therapeutische Wirkungen:* nährend; Antitussivum; Antiphlogistikum; Stomachikum; Emolliens; Laktagogum; Diuretikum; Herztonikum; regt die Drüsen an (TCM: nährt die Yin-Energie; tonisiert die Magen-Energie; tonisiert die Herz-Energie; beseitigt innere Hitze)

*Indikationen:* Herzschwäche; Kreislaufschwäche; Rekonvaleszenz nach Operationen, Krankheit oder Geburt; Kurzatmigkeit; mangelnde Laktation; chronischer trockener Husten; Blut im Sputum; Hypoglykämie (TCM: Mangel an Lungen-Yin; innere Hitze in der Lunge; Mangel an Herz-Energie; Mangel an vitalen Flüssigkeiten)

*Dosierung:* Abkochung: 6–12 Gramm, in zwei Dosen auf leeren Magen; beim Kochen: diese Pflanze eignet sich sehr gut als Küchengewürz, und ihre therapeutischen Wirkungen werden noch verbessert, wenn man sie im Essen verwendet; 10 bis 15 Gramm zu Eintöpfen und Suppen beifügen.

*Kontraindikationen:* Menschen, die eine grundsätzlich schwache Konstitution und eine schwache Verdauung haben und zu chronischen Durchfällen neigen, sollten dieses Kraut nicht isoliert einnehmen. Wenn es als Gewürz zum Essen verwendet wird, gilt diese Kontraindikation jedoch nicht. (TCM: innere Kälte im Magen)

*Unverträglichkeiten:* Huflattich; *Sophora angustifolia*; *Celosia argentea*; eßbare Baumflechten

*Bemerkungen:* Dieses Kraut ist besonders nützlich während der Rekonvaleszenz nach Operationen, Geburten oder schweren Krankheiten, speziell nach einer Pneumonie oder anderen schweren Lungeninfektionen. Indem es die Lungen stärkt und die Atmung verbessert, erhöht es die Sauerstoff-Versorgung und die Energie, die der Körper aus der Atmung gewinnt.


## 35. Goldenes Augengras
*Curculigo ensifolia*

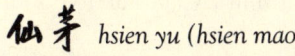 hsien yu (hsien mao)

*Andere Namen: Curculigo orchiodes; Hypoxis aurea; po luo men shen* (Brahmin-Ginseng)

Diese zweijährige Pflanze wird bis zu 50 cm hoch, mit langen, breiten Blättern von 30 mal 20 cm und gelben Blüten. Die chinesischen Namen, die »unsterblicher Schilf« und »Brahmin-Ginseng« bedeuten, haben sich ergeben, weil die Pflanze ursprünglich aus Indien nach China eingeführt wurde und ähnliche Eigenschaften hat wie Ginseng. Die knollenartigen Wurzeln haben ähnlich wie Ginseng ungefähr die Größe eines kleinen Fingers, die rauhe, äußere Haut ist dunkelbraun, das Innere gelblich-weiß. Die Pflanze ist leicht toxisch und enthält 4 % Tannin.

*Natürliches Vorkommen:* Indien, Malaysia, Südostasien, südliches China

*Medizinisch verwendeter Teil:* Wurzel

*Eigenschaften:*

Energie: warm

Geschmack: scharf

Organbezug: Nieren

*Therapeutische Wirkungen:* Tonikum; Stimulans; Aphrodisiakum; Digestivum; stärkt die Harnwege (TCM: wärmt das Nieren-Yang; tonisiert Sehnen und Knochen)

*Indikationen:* Impotenz; Inkontinenz; Müdigkeit; kalte Brustschmerzen; Taubheit der Extremitäten; vorzeitige Senilität; Tinnitus (TCM: kalte Fülle im Uterus; kaltes Sperma [männliche Unfruchtbarkeit])

*Dosierung:* Abkochung: 5–9 Gramm, in zwei Dosen auf leeren Magen

Pulver (pur, Kapseln, Pillen oder Paste): 6–9 Gramm, in zwei oder drei Dosen auf leeren Magen

*Kontraindikationen:* (TCM: leeres Yin mit Symptomen von loderndem Feuer)

*Unverträglichkeiten:* Eisen, Aluminium oder andere Metalle und Gegenstände aus Metall

*Bemerkungen:* Die oben erwähnten Symptome des »leeren Yin mit loderndem Feuer« beziehen sich auf einen degenerativen Zustand bei Männern, in dem das Nieren-Wasser (Yin) durch starke Samenverluste schwer erschöpft (leer) wird, während das Nieren-Feuer (Yang) des sexuellen Begehrens auflodert und nicht mehr kontrolliert werden kann, denn das Nieren-Wasser wird zunehmend schwächer. Dadurch verliert es seinen begrenzenden Einfluß auf das Nieren-Feuer und erlaubt dem sexuellen Begehren, ungehindert aufzulodern. Auf diese Weise verliert der Mann nicht nur durch sexuelle Aktivitäten sehr viel Samen, sondern auch durch unfreiwillige Samenergüsse tagsüber und während der Nacht. In der chinesischen Medizin gelten solche Samenergüsse als Warnzeichen des Körpers, daß die sexuelle Potenz des Mannes kurz vor der vollständigen Erschöpfung steht. Es handelt sich also nicht um einen harmlosen Ausstoß von überschüssigem Samen, wie die konventionelle westliche Medizin es sieht. Das leere Yin mit aufloderndem Feuer kann den Mann in einen selbstzerstörerischen Teufelskreis von wachsendem sexuellem Begehren bei schwindender sexueller Potenz bringen, eine Art unkontrollierbarer »Sexsucht«, die im modernen städtischen Lebensstil schon fast üblich ist. Aphrodisiaka sollten unbedingt gemieden werden, bis das Nieren-Wasser (d. h. die Sexualdrüsen und -flüssigkeiten) sich wieder voll erholt hat, durch viel Ruhe, gute Ernährung, regenerierende Yin-Tonika und eine disziplinierte Bewahrung des Samens.

Lee Shih-chen, der Kräuterheilkundige der Ming-Dynastie, empfiehlt folgendes Spezialrezept bei Impotenz und damit zusammenhängendem Tinnitus (Ohrgeräuschen): Kombinieren Sie 15 Gramm Goldenes Augengras mit je 15 Gramm der Früchte und Wurzeln von *Rosa laevigana* (Cherokee Rose), füllen Sie ein frisches, gutgenährtes Huhn mit den Kräutern, und schmoren Sie das Ganze 2–3 Stunden in einem Gemisch aus Wein und Wasser.

## 36. Feuersporn
*Cynomorium coccineum*

潼陽 *suo yang*

*Andere Namen:* Frauenwurzel

Sie wird gelegentlich mit Sommerwurz verwechselt, weil die beiden Pflanzen sich in Form und Größe ähneln. *Suo yang* kam ursprünglich aus den Steppen der Mongolei nach China. Die meisten westlichen Botaniker ordnen die Pflanze als *Balanophora* ein, während andere sie (zusammen mit Sommerwurz) als *Orobanche* klassifizieren. Sie hat eine fleischige, rötlich-braune Wurzel voller Schuppen und Runzeln, und sie erinnert stark an einen Phallus. Es heißt, lüsterne mongolische Frauen hätten sie zur Masturbation benutzt, und die Wurzel richte sich auf, wenn sie mit den weiblichen Geschlechtsorganen in Berührung komme. Bemerkenswert ist, daß eine verwandte Art aus Nordamerika aus genau denselben Gründen als Frauenwurzel bekannt ist. Wie dem Sommerwurz, so sagt man auch dieser Pflanze nach, sie sei zunächst dort gewachsen, wo wilde Hengste ihren Samen fallen ließen. Dank solcher männlicher Assoziationen galt die Wurzel lange als Aphrodisiakum für Frauen und als Stimulans für die männliche Samenproduktion.

*Natürliches Vorkommen:* Die Pflanze wächst überwiegend in der Mongolei, aber auch in Teilen des nördlichen und westlichen China.

*Medizinisch verwendete Teile:* Wurzel, Stamm

*Eigenschaften:*

Energie: warm

Geschmack: süß

Organbezug: Nieren, Dickdarm

*Therapeutische Wirkungen:* Aphrodisiakum; Tonikum; fördert die Samenproduktion; Demulzens (TCM: tonisiert das Nieren-Yin und Nieren-Yang; nährt das Mark)

*Indikationen:* Impotenz; Spermatorrhöe; nächtliche Samenergüsse; vorzeitige Ejakulation; Schwäche im Kreuz und in den Knien; trockene Haut; trockener Mund; Durst; Verstopfung durch Trockenheit in den Därmen und altersbedingt (TCM: Mangel an Nieren-Energie; Symptome von innerer Trockenheit)

*Dosierung:* Abkochung: 5–12 Gramm, in zwei Dosen auf leeren Magen

Pulver (Pillen oder Paste): 4–9 Gramm, in zwei oder drei Dosen auf leeren Magen

*Kontraindikationen:* keine

*Unverträglichkeiten:* keine

*Bemerkungen:* Das offensichtlich phallische Erscheinungsbild und die sexuellen Assoziationen, die mit dieser Pflanze verbunden sind, könnten Skeptiker dazu verleiten, ihren Ruf als Aphrodisiakum als typisches Beispiel der Signaturenlehre und wissenschaftlich unbegründet abzuwerten. Deshalb sei ausdrücklich hervorgehoben, daß die sexuell stärkenden Eigenschaften der Pflanze durch klinische Experimente in China seit langem belegt sind.

Um schnellere Resultate zu erzielen, wenn das Kraut als Heilmittel für Impotenz und vorzeitige Ejakulation eingesetzt wird, empfehlen chinesische Kräuterbücher eine Abkochung aus folgenden Kräutern, die in drei Tagesdosen auf leeren Magen genommen werden soll:

| | |
|---|---|
| *Cynomorium* | 15 Gramm |
| *Codonopsis* | 12 Gramm |
| chinesische Yamswurzel | 12 Gramm |
| Himbeere | 9 Gramm |

## 37. Löwenzahn
*Taraxacum officinale*

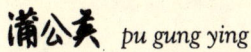 *pu gung ying*

*Andere Namen:* Pusteblume; Seichkraut; *Leontodon taraxacum*; *huang hua di ding* (gelbe Blume Erdnagel)

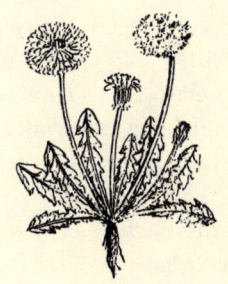

Diese mehrjährige Pflanze gehört zur Familie der Sonnenblumen und wächst weltweit auf Feldern und in Gärten. Sie hat strahlendgrüne Blätter mit gezahnten Rändern und eine einzelne gelbe Blüte, die von April bis November blüht. Wenn man die Wurzel und den Stamm aufschneidet, kommt eine milchige Flüssigkeit heraus. Die Blätter kann man Suppen oder Salaten beifügen, und in China werden die zarten, jungen Sprossen auch gekocht. In der westlichen Kräuterheilkunde verwendet man nur die Wurzel, aber in der TCM gilt die ganze Pflanze als Heilmittel.

*Natürliches Vorkommen:* Die Pflanze wächst weltweit wild in den gemäßigten Zonen.

*Medizinisch verwendeter Teil:* ganze Pflanze

*Eigenschaften:*

Energie: kalt

Geschmack: bitter, süß

Organbezug: Leber, Magen

*Therapeutische Wirkungen:* Antidot; Cholagogum; Laktagogum; Stomachikum; löst Blockaden; Antipyretikum; wirkt abschwellend und löst Blutgerinnsel auf; reinigt das Blut (TCM: beseitigt innere Hitze)

*Indikationen:* Nahrungsmittelvergiftung; Schmerzen und/oder Schwellungen der Brüste; Brusttumoren; Stauung und Entzündung von Leber und Gallenblase; Nieren- und Gallensteine; Tuberkulose und Blutgerinnsel in der Lunge; Schlangenbisse (TCM: innere Hitze)

*Dosierung:* Abkochung: Wenn Sie die Pflanzen zur medizinischen Verwendung selbst sammeln wollen, dann ziehen Sie die ganze Pflanze einschließlich der Wurzeln aus der Erde, entfernen Sie die Erde, trocknen Sie die Pflanzen in Sonne und Wind und lagern Sie sie, um wie folgt eine Abkochung herzustellen:

bei Leber- und Gallenbeschwerden einschließlich der damit verbundenen Anspannung, Übelkeit und Reizbarkeit: 6–8 Pflanzen, in zwei Dosen auf leeren Magen, 10 Tage bis 2 Wochen lang

bei unzureichender Laktation: 10 Pflanzen in drei Dosen auf leeren Magen

bei Brust-Tumoren und damit verbundenen Schmerzen und Schwellungen: 20 Pflanzen, in drei Dosen auf leeren Magen
*äußerlich:* der Saft der ganzen frischen Pflanze kann als Antidot auf Schlangenbisse aufgetragen werden
*Kontraindikationen:* keine
*Unverträglichkeiten:* keine
*Bemerkungen:* Löwenzahn ist ein Heilkraut, das sich auch sehr gut als Nahrungsmittel eignet. Die Blätter enthalten pro ca. 28 Gramm (1 Unze) 7000 Einheiten Vitamin A (im Vergleich dazu haben Möhren nur 1275 Einheiten), außerdem die Vitamine B und C und viele Mineralien – sie sind eine schmackhafte und nahrhafte Zutat zu Salaten und Suppen. Damit sie nicht so bitter schmecken, kann man sie entweder 30 Minuten in Salzwasser legen oder kurz in kochendem Wasser blanchieren. Während des Zweiten Weltkriegs hat man in Deutschland die Löwenzahnwurzel getrocknet, gemahlen und als Kaffee-Ersatz verwendet, ein Brauch, der bei gesundheitsbewußten Europäern immer noch beliebt ist.

In der TCM gilt die Pflanze als besonders gutes Heilmittel bei Störungen der weiblichen Geschlechtsorgane, insbesondere der Brüste, und bei allen Arten von Leberbeschwerden. Das ist auf die wirkungsvollen, abschwellenden, entstauenden und entgiftenden Eigenschaften zurückzuführen, die sich besonders bei Stauungen von Blut, Galle und Schleim sowie bei Tumoren und im Organgewebe bewähren. Löwenzahn ist eine ausgezeichnete Wahl, wenn es darum geht, bei einem toxischen »Kater« nach zu viel Alkohol, Drogen, Medikamenten, »junk food« und anderen Stoffwechsel-Giften das Blut, die Leber und die Nieren zu entlasten.

## 38. Knotenständelkraut
*Dendrobium nobile*

石斛 *shih hu*

*Andere Namen: huang tsao* (gelbes Gras); *Epidendrum monile*

Dies ist eine mehrjährige Luftpflanze aus der Familie der Orchideen, die in alpinen Regionen auf Steinen wächst, deshalb die Vorsilbe *shih* (Stein). Sie hat einen geraden, festen, zylindrischen, goldgelben Stiel, der aus zahlreichen Segmenten besteht. Die Blüten bilden Gruppen zu zweit oder zu viert, entweder weiß oder purpurrot, und jede Blüte hat zwei Paar Staubgefäße.

*Natürliches Vorkommen:* westliches China, Laos und die Himalaya-Region

*Medizinisch verwendete Teile:* Wurzel, Stiel

*Eigenschaften:*

Energie: kalt

Geschmack: leicht süß, leicht salzig

Organbezug: Nieren, Magen, Dickdarm

*Therapeutische Wirkungen:* Tonikum; Stimulans; Stomachikum; Sekretagogum; regt den Speichelfluß an, regt die Peristaltik an (TCM: tonisiert die Nieren-Energie; nährt die Samen-Essenz)

*Indikationen:* nervöse Erschöpfung; Nebennniereninsuffizienz; Nachtschweiß; nächtliche Samenergüsse; Schwäche im Kreuz und in den Knien (bei Männern), Dehydration (TCM: Mangel an Nieren-Energie)

*Dosierung:* Abkochung: 6–12 Gramm, in zwei Dosen auf leeren Magen; da das Kraut etwas länger gekocht werden muß, um das gesamte Potential zu extrahieren, nehmen Sie eine Tasse Wasser mehr

*Kontraindikationen:* keine

*Unverträglichkeiten: Croton tiglium*

## 39. Japanische Seide
*Cuscuta japonica*

菟絲子 *tu seh dze (tu si zi)*
*Andere Namen:* Feldseide, *yu nu* (Jade-Frau); *yeh hu sse* (wilde Fuchs-Seide); *Cuscuta chinensis*

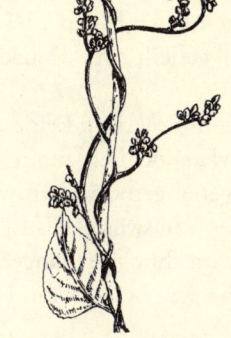

Eine einjährige parasitäre Pflanze mit einem rötlich-braunen faserigen Stengel und wenigen Blättern, die es in vielen verschiedenen Arten in China gibt. Die medizinisch verwendeten Samen sind braun, ungefähr 1 mm im Durchmesser, fast ohne Geschmack oder Geruch. Sie enthalten das Glykosid Cuscutin. Sie sind seit langem ein beliebter Bestandteil von Sexualtonika, besonders von Kräutertinkturen und von Rezepturen, die das Leben verlängern sollen.

*Natürliches Vorkommen:* Japan, China
*Medizinisch verwendeter Teil:* Samen
*Eigenschaften:*
Energie: neutral
Geschmack: süß, scharf
Organbezug: Nieren, Leber
*Therapeutische Wirkungen:* nährendes Tonikum; Stimulans; verzögert den Alterungsprozeß, verbessert die Sehfähigkeit; stärkt die Harnwege; stärkt Knochen und Sehnen (TCM: tonisiert die Nieren- und Leber-Energie; nährt die Samen-Essenz)
*Indikationen:* Impotenz; vorzeitiger Samenerguß; nächtliche Samenergüsse; Inkontinenz; Lumbago; Leukorrhöe; vorzeitige Alterung (TCM: Mangel an Leber-Energie; Mangel an Nieren-Energie; Symptome von leerer Kälte)

137

*Dosierung:* Abkochung: 7–12 Gramm, in zwei Dosen auf leeren Magen

*Kontraindikationen:* Wenn Sie wunde Stellen, Abszesse oder andere offene Wunden haben, die noch nicht ganz abgeheilt sind, sollten Sie dieses Kraut nicht länger als einen Monat benutzen, weil sich der Prozeß der Wundheilung sonst verzögert. Machen Sie in solchen Fällen zwei bis drei Wochen Pause, bis die Wunden abgeheilt sind. Danach können Sie die Einnahme fortsetzen.

*Unverträglichkeiten:* keine

*Bemerkungen:* Bei langfristigem Gebrauch soll dieses Kraut lebensverlängernd wirken, vor allem in Kombination mit chinesischer Yamswurzel. Es ist nicht giftig und kann deshalb ohne Unterbrechung für längere Zeit genommen werden, mit Ausnahme der oben erwähnten Kontraindikation.

## 40. Hartriegel
*Cornus officinalis*

山茱萸  *shan ju yu (shan zhu yu)*
*Andere Namen: rou dzao* (fleischige Jujube)

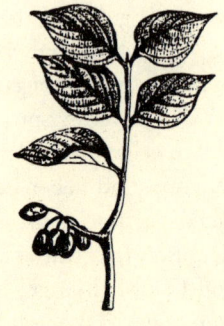

Ein großer, dorniger Laubbaum, der bis zu 10 Meter hoch wird. Man findet die Pflanze in den Bergregionen Chinas. Der Baum trägt weiße Blüten, die an Aprikosenblüten erinnern, und rote Früchte, deren Kerne zusammen mit dem Fruchtfleisch medizinisch verwendet werden. Sie wirken stark adstringierend und enthalten den Bitterstoff Cornin, Tannin, Harz und Weinsteinsäure. Die Rinde wirkt ebenfalls adstringierend, außerdem tonisierend und soll ein wirkungsvolles Mittel gegen Malaria sein. Der nordamerikanische Verwandte *Cornus florida* oder blühender Hartriegel hat ähnliche medizinische Eigenschaften.

*Natürliches Vorkommen:* China, Japan und Korea

*Medizinisch verwendeter Teil:* Frucht

*Eigenschaften:*

Energie: leicht warm

Geschmack: sauer

Organbezug: Nieren, Leber

*Therapeutische Wirkungen:* Adstringens; Tonikum; Haemostatikum (TCM: tonisiert die Nieren- und Leber-Energie; nährt die Samen-Essenz)

*Indikationen:* Impotenz; Spermatorrhöe; Vertigo; Nachtschweiße; profuse Schweiße; Lumbago; häufiger Harndrang und Inkontinenz; verschwommenes Sehen und Kopfschmerzen durch Leberstörungen; Uterus-Prolaps (TCM: leere Nieren-Energie, Mangel an Leber-Energie)

*Dosierung:* Abkochung: 5–10 Gramm, in zwei Dosen auf leeren Magen

Pulver (Pillen oder Paste): 6–9 Gramm, in zwei oder drei Dosen auf leeren Magen

*Kontraindikationen:* Fieber; Durchfall

*Unverträglichkeiten:* großblütige Ballonblume, *Siler divaricatum*, Kräuter aus der Familie der Menispermaceae

*Bemerkungen:* Diese Pflanze ist vor allem ein Yin-Tonikum mit einer besonderen Affinität zu den Nieren und zum Urogenital-System, wo sie nährend und stärkend wirkt. Die sauren, adstringierenden Eigenschaften helfen, unfreiwillige Samenergüsse und Inkontinenz zu kontrollieren, und sie wirken lindernd bei profusen Schweißen. In neueren Laboruntersuchungen wurde ein Quinol-Glykosid aus der Pflanze isoliert, das antiseptisch auf die Harnwege wirkt. Außerdem haben sich die Pflanzenextrakte als antibakteriell und antiallergen erwiesen.

## 41. Dryopteris crassirhizoma

茛荣 *guan jung (guan zhong)*
*Andere Namen: feng wei tsao* (Phoenixschwanzgras); *Aspidium falcatum; Nephrodium filix; Woodwardia radicans; Onoclea orientalis*

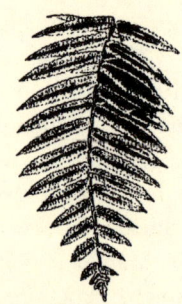

Dies ist ein gewöhnlicher Farn, der überall in den subtropischen und gemäßigten Zonen der Welt wächst. Es gibt für ihn viele verschiedene lateinische Bezeichnungen, weil in der chinesischen Medizin derselbe Name für unterschiedliche Arten benutzt wird, was für Verwirrung bei den Übersetzern sorgt. Die üppigen grünen Wedel werden 15 bis 30 cm lang. Man verwendet die stärkehaltigen Wurzelstöcke in der Medizin. Früher wurden sie auch gegessen. Sie enthalten Tannin, ätherisches Öl, Harz, Stärke und Zucker und sind leicht giftig.

*Medizinisch verwendeter Teil:* Wurzelstock
*Eigenschaften:*
Energie: leicht kalt
Geschmack: bitter
Organbezug: Leber, Magen
*Therapeutische Wirkungen:* Anthelmintikum; Antidot; Antipyretikum; Haemostatikum (TCM: beseitigt innere Hitze)
*Indikationen:* Darmparasiten; Gebärmutterstauungen und -blu-

tungen nach der Geburt; Menorrhagie; Leukorrhöe; entzündete Abszesse durch übermäßige Hitze; Entzündung der Schilddrüse (TCM: innere Hitze)

*Dosierung:* Abkochung: 10–12 Gramm, in zwei Dosen auf leeren Magen

Pulver: zur Behandlung von Leukorrhöe macht man ein spezielles Pulver, indem man den getrockneten Wurzelstock schält, ihn kurz in Essig taucht, im Ofen oder in der Pfanne trocknet und ihn dann zu feinem Pulver mahlt; 5 Gramm in einer Dosis auf leeren Magen (pur, Kapseln oder Aufguß)

*Kontraindikationen:* Schwangerschaft

*Unverträglichkeiten:* keine

## 42. Aquilaria agallocha

沉香 *chen hsiang (chen xiang)*
*Andere Namen:* Aloe-Holz; Agila-Holz; Aguru

Dies ist ein Laubbaum, der bis zu 40 Meter hoch wird, und man sagt, er habe geheime Kräfte. Sein duftendes Holz, so heißt es in manchen Quellen, sei der Weihrauch, von dem die Bibel spricht. Wenn der Baum nach dem Fällen einige Monate oder Jahre gelegen hat, sammelt sich in seiner Mitte ein schweres, aromatisches Harz, und dieser Teil des Holzes, das duftende Herz des Baumes, wird in der Medizin ebenso verwendet wie bei der Herstellung von Räucherwerk. Das Holz versinkt im Wasser, deshalb der chinesische Name »versinkendes Duftholz«. Es hat einen Geruch, der etwas an Sandelholz erinnert, und einen scharfen, bittersüßen Geschmack.

*Natürliches Vorkommen:* Himalaya, Teile von Nordindien, Vietnam, Laos, Kambodscha und Teile des südlichen China

*Medizinisch verwendeter Teil:* schweres, harziges Holz

*Eigenschaften:*
Energie: warm
Geschmack: bitter, scharf
Organbezug: Nieren
*Therapeutische Wirkungen:* Tonikum; Stimulans; Diuretikum; Stomachikum; Nervinum (TCM: tonisiert die Yang-Energie, harmonisiert die Energie)
*Indikationen:* Schmerzen in Brust und Bauch; Angina pectoris; Hypertonie und nervöse Erschöpfung sowie damit zusammenhängende Symptome wie häufiges Wasserlassen, Durchfall und Gastritis; Taubheit und Lähmung der Extremitäten; Neurosen; Müdigkeit
*Dosierung:* Pulver (pur, Kapseln, Pillen oder Paste): 1–3 Gramm, in zwei Dosen auf leeren Magen
*Kontraindikationen:* keine
*Unverträglichkeiten:* keine
*Bemerkungen:* Diese Pflanze gilt in der TCM als besonders wirksam bei Störungen des Nervensystems, einschließlich Anspannung, Erschöpfung, Neurosen, Zwangshandlungen und so weiter. In Klöstern und Einsiedeleien wurde sie wegen ihres Duftes lange Zeit als Räucherwerk bevorzugt, das die essentiellen Energien der Pflanze über spezielle Rezepturen im Nasenraum direkt in den menschlichen Organismus leitet. Man sagt, daß es den Geist beruhigt, das Nervensystem entspannt, die Lebensenergien direkt zu ihrer Quelle im Unterbauch leitet und es erleichtert, über lange Zeit im Zustand der Kontemplation zu verharren. Vielleicht gibt es eine Verbindung zwischen den Auswirkungen der Pflanze auf das Nervensystem und ihrer Beliebtheit als Wirkstoff in der Medizin.

Wenn man dieses Kraut zur Behandlung nervöser Störungen einsetzt, insbesondere bei neurotischen Störungen und Zwangshandlungen, ist es empfehlenswert, in den Räumen des Patienten auch das entsprechende Räucherwerk zu verbrennen.

Wenn Sie in einem chinesischen Laden danach suchen, zeigen Sie dem Verkäufer einfach die chinesischen Zeichen für die Pflanze, *chen hsiang*.

## 43. Eclipta prostrata

旱蓮草 *han lien tsao (han lian cao)*
*Andere Namen: li tsao* (Karpfen-Bauch); *mo tsai* (Tintengemüse); *Eclipta alba*

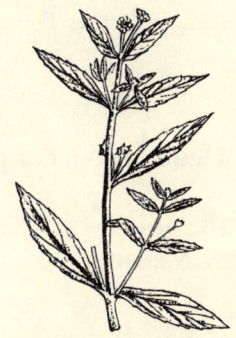

Dies ist eine einjährige Pflanze, die bis zu 80 cm hoch wird, mit gesägten, lanzettenförmigen Blättern, die etwa 5 cm lang und 1 cm breit sind. Sie trägt kleine weiße Blüten und geflügelte Schließfrüchte, die 3 mm lang und 1,5 mm breit sind. Wenn man sie abbricht, fließt aus der frischen Pflanze ein klebriger schwarzer Saft, deshalb der chinesische Spitzname »Tintengemüse«. Die Pflanze enthält Nikotin.

*Natürliches Vorkommen:* auf feuchten Böden in China, Japan, Taiwan und in Südostasien
*Medizinisch verwendeter Teil:* ganze Pflanze
*Eigenschaften:*
Energie: kalt
Geschmack: süß, sauer
Organbezug: Leber, Nieren
*Therapeutische Wirkungen:* Adstringens; Haemostatikum; kühlt das Blut; macht Haare und Bart schwarz (TCM: tonisiert das Nieren-Yin und das Leber-Yin)
*Indikationen:* Spermatorrhöe; Menorrhagie; Blut im Sputum

oder im Urin; vorzeitiges Ergrauen der Haare; Benommenheit und verschwommenes Sehen durch Leberstörungen; lose Zähne (TCM: Mangel an Nieren-Yin und Leber-Yin)
*Dosierung:* Abkochung: 4–10 Gramm, in drei Dosen auf leeren Magen oder nach dem Essen
frischer Saft: der frisch gepreßte Saft der Pflanze kann direkt in die Kopfhaut massiert werden, damit die Haare besser wachsen; man kann ihn auch einnehmen, damit Haare und Bart dunkler werden
*Kontraindikationen:* keine
*Unverträglichkeiten:* Töpfe und Küchengeräte, die Eisen enthalten

## 44. Eleutherococcus gracilistylus

五加皮 *wu jia pi*
*Andere Namen: Eleutherococcus senticosus; Acanthopanax spinosum*

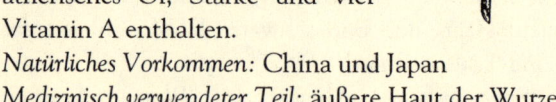

Dies ist ein belaubter Strauch mit stacheligen Stengeln und Blättern, die jeweils aus fünf einzelnen Blättchen bestehen. Er hat kleine grünlich-weiße Blüten und runde, schwarze Beeren. Die äußere Haut der Wurzel wird medizinisch verwendet; man verkauft sie als kleine braune Röllchen, die Harz, ätherisches Öl, Stärke und viel Vitamin A enthalten.
*Natürliches Vorkommen:* China und Japan
*Medizinisch verwendeter Teil:* äußere Haut der Wurzel

144

*Eigenschaften:*
Energie: warm
Geschmack: scharf, bitter
Organbezug: Leber, Nieren
*Therapeutische Wirkungen:* Tonikum; Analgetikum; Diuretikum; Stomachikum; verbessert die Durchblutung; stärkt die Bänder und Knochen (TCM: tonisiert das Blut; nährt die Samen-Essenz; tonisiert die Nieren-Energie)
*Indikationen:* Rheuma und Arthritis; Lumbago; Krämpfe; Impotenz; feuchtes, juckendes Skrotum; Juckreiz in der Vagina (TCM: Mangel an Nieren-Energie und Leber-Energie)
*Dosierung:* Abkochung: 5–10 Gramm, in zwei Dosen auf leeren Magen
*Kontraindikationen:* TCM: Männer im Zustand des leeren Yin mit loderndem Feuer (vgl. Bemerkungen bei 35, S. 129) sollten diese Pflanze nicht oder nur sehr sparsam verwenden
*Unverträglichkeiten: Scrophularia oldhami*
*Bemerkungen:* Eine wirkungsvolle Kräutertinktur, die diese Pflanze enthält, war in China mehr als tausend Jahre lang ein beliebtes Gesundheitstonikum und wird bis heute nach dem Originalrezept in China und Taiwan hergestellt. Menschen jeden Alters, Männer und Frauen, nehmen diese Tinktur wegen ihrer wärmenden, antirheumatischen und sexuell anregenden Eigenschaften, insbesondere während der kalten Wintermonate.
Viele Supermärkte und Geschäfte mit alkoholischen Getränken in den USA bieten sie in der Asien-Abteilung unter dem Namen *Wu Jia Pi*-Wein an.

## 45. Elsholtzia splendens

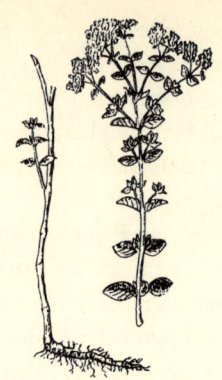

香薷 hsiang ru (xiang ru)

*Andere Namen:* E. cristata

Ein aromatischer Strauch von 30 bis 45 cm Höhe mit violetten Blüten. Die Pflanze wächst wild, wird aber auch in verschiedenen Varianten gezüchtet und in Gärten angepflanzt. In der Medizin verwendet man die ganze Pflanze, deren ätherisches Öl Elsholtzia-Keton, Furan, Pinen und Terpen enthält.

*Natürliches Vorkommen:* zentrale Provinzen von China, Japan, Korea, Indien und Südostasien

*Medizinisch verwendeter Teil:* ganze Pflanze einschließlich der Blüten

*Eigenschaften:*

Energie: warm

Geschmack: scharf

Organbezug: Magen, Lunge

*Therapeutische Wirkungen:* Diaphoretikum; Karminativum; Stomachikum; Diuretikum; Antiemetikum (TCM: vertreibt Feuchtigkeit)

*Indikationen:* Übelkeit und Erbrechen; Blähungen; Sommerhitze und Frostschauern; Feuchtigkeit; sich abschälende Haut an den Füßen (TCM: innere Feuchtigkeit, Wind-Kälte)

*Dosierung:* Abkochung: 4–8 Gramm, in zwei Dosen auf leeren Magen

*Kontraindikationen:* keine

*Unverträglichkeiten:* keine

*Bemerkungen:* Ein Sud aus dieser Pflanze ist das traditionelle chinesische Heilmittel bei schlechtem Mundgeruch. Zu diesem

Zweck sollte er sowohl getrunken als auch zum Gurgeln und als Mundwasser benutzt werden.

## 46. Eriocaulon sieboldianum

谷精草 *gu jing tsao (gu jing cao)*

Dieses Unkraut mit kleinen Blättern und winzigen, sternförmigen Blüten wächst häufig auf den Feldern. Es breitet sich gleich nach der Kornernte aus, und deshalb glaubte man früher, es entstehe spontan aus der essentiellen Energie der Getreidekörner. Daher stammt der chinesische Name »Körneressenzgras«. Die Pflanze wird getrocknet und in Bündeln verkauft, die auch die Blüten enthalten.

*Natürliches Vorkommen:* in den als Ackerland genutzten Gebieten Chinas und in Teilen von Südostasien

*Eigenschaften:*

Energie: warm

Geschmack: scharf

Organbezug: Leber

*Therapeutische Wirkungen:* Antiphlogistikum; Ophtalmikum; Adstringens; Analgetikum

*Indikationen:* Tonsillitis; Katarakt; Glaukom; Kopfschmerzen durch Leberstörungen; Nasenbluten; Sonnenstich

*Dosierung:* Abkochung: 3–7 Gramm, in drei Dosen auf leeren Magen

*Kontraindikationen:* keine

*Unverträglichkeiten:* Eisen, Aluminium und andere Metallbestandteile und Gegenstände aus Metall

*Bemerkungen:* Dies ist eines der wirksamsten chinesischen Kräuter zur Behandlung von Augenstörungen wie beispielsweise Katarakten, Glaukomen, Schwellungen und so weiter.

Wenn man ihn zu diesem Zweck benutzt, sollte der Sud innerlich und äußerlich angewendet werden.

## 47. Eucommia ulmoides

杜仲 *du jung*
*Andere Namen: mu mien* (Waldbaumwolle)

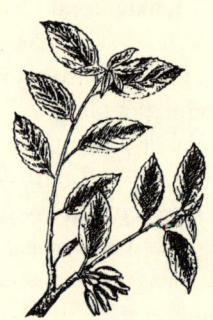

Dieses Kraut stammt von einem Baum, der an die Ulme erinnert. Er wird 5 bis 20 Meter hoch und hat ovale Blätter, die 12 cm lang und 6 cm breit sind, und rote Blüten. Der chinesische Spitzname bezieht sich auf die zarten, silbrigen, seidenartigen Fäden, die man sieht, wenn die Rinde entfernt wird. Man verkauft die Rinde normalerweise in gebrochenen braunen Stücken, die 10 bis 12 cm lang sind und von der rauhen äußeren Haut abgezogen werden.

*Natürliches Vorkommen:* Die Pflanze wächst in Mittel- und Südchina, wo sie für den Kräuterhandel angebaut wird.

*Medizinisch verwendeter Teil:* Rinde

*Eigenschaften:*

Energie: warm

Geschmack: süß

Organbezug: Nieren, Leber

*Therapeutische Wirkungen:* Tonikum; Analgetikum; beruhigt den Fötus; senkt den Blutdruck; verhindert Fehlgeburten (TCM: tonisiert die Nieren- und Leber-Energie; nährt die Sehnen und die Knorpel)

*Indikationen:* Taubheit und Schmerzen im Kreuz und in den

Knien; Kopfschmerzen und Benommenheit durch Leberstörungen, chronische Müdigkeit; Impotenz; unruhiger Fötus; Lumbago durch Schwangerschaft; feuchtes, juckendes Skrotum; Hypertonie (TCM: Mangel an Nieren- und Leber-Energie)

*Dosierung:* Abkochung: 5–12 Gramm; in zwei Dosen auf leeren Magen am frühen Morgen und vor dem Zubettgehen

*Kontraindikationen:* keine

*Unverträglichkeiten: Scrophularia oldhami*

*Bemerkungen:* Seit über 3000 Jahren wird diese Pflanze in China als wirkungsvolles Gesundheitstonikum gepriesen, und neuerdings steht sie im Blickpunkt intensiver medizinischer Forschung. Dabei geht es um einen aktiven Inhaltsstoff, der sich als das wirksamste aller bekannten Mittel gegen hohen Blutdruck erwiesen hat. Im Gegensatz zu den üblicherweise in der westlichen Medizin verordneten Blutdrucksenkern hat er keine unerwünschten Nebenwirkungen. Aufgrund dieser Entdeckung hat China den Export nach Übersee drastisch eingeschränkt, und infolgedessen ist der Preis stark gestiegen. Gleichwohl rechtfertigt der therapeutische Nutzen bei hohem Blutdruck auch die hohen Kosten.

In der traditionellen Medizin gilt dieses Kraut als eines der besten Heilmittel für die nagenden Schmerzen und die Taubheit im Kreuz und in den Knien, die durch Lumbago verursacht werden. Da die Pflanze auch vorbeugend gegen Fehlgeburten wirkt und einen unruhigen Fötus beruhigt, eignet sie sich hervorragend zur Behandlung von Krämpfen und Kreuzschmerzen, wie sie oft während der Schwangerschaft auftreten.

## 48. Fenchel
*Foeniculum vulgare*

茴香 *hui hsiang (hui xiang)*
*Andere Namen: Foeniculum officinale*

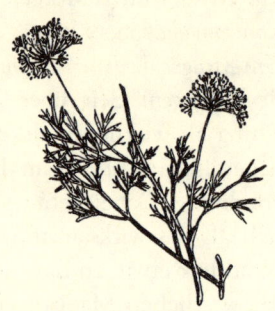

Aromatische, mehrjährige Pflanze,
die 1 bis 2 Meter hoch wird, mit
zarten Blättchen und gelben Blüten. Der chinesische Name *hui
hsiang* (muslimisches Gewürz) bezieht sich darauf, daß die Pflanze
ursprünglich aus dem Mittleren
Osten nach China gekommen ist.
Die medizinisch verwendeten »Sa-
men« haben eine gräulich-braune Farbe. Sie sehen aus wie ein
gebogener Schnabel, haben fünf Kerben, ihr Duft erinnert an
Anis. Die Stengel und die Blätter der Pflanze werden in China
gegessen. Die Früchte enthalten 3–4 % ätherisches Öl.

*Natürliches Vorkommen:* Mittlerer Osten, Nordafrika und südliches Europa; die Pflanze wird aber auch in China gezüchtet.

*Medizinisch verwendeter Teil:* Früchte

*Eigenschaften:*

Energie: warm

Geschmack: scharf

Organbezug: Leber, Nieren, Milz, Magen

*Therapeutische Wirkungen:* Tonikum; Stomachikum; Antitussivum; Expektorans; wirkt appetitanregend (TCM: tonisiert die
Magen-Energie; wirkt energetisch ausgleichend)

*Indikationen:* Verdauungsschwäche; Dyspepsie; Kolik; Hernie;
Schmerzen und Kälte im Bauch; Übelkeit und Erbrechen durch
Magenstörungen (TCM: Beschwerden durch Wind; innere
Kälte, speziell im Magen)

*Dosierung:* Abkochung: 3–5 Gramm, in drei Dosen auf leeren Magen

Pulver: zunächst den Fenchel in einer trockenen Pfanne rösten, bis er zu duften beginnt, dann in einem Mörser oder einer Küchenmaschine zu feinem Pulver mahlen; nehmen Sie 1–5 Gramm täglich als Aufguß oder in Kapseln; man kann das Pulver auch anstelle von schwarzem Pfeffer und Chili als Gewürz bei Tisch oder in der Küche verwenden und so die kulinarischen und therapeutischen Eigenschaften miteinander verbinden.

*Kontraindikationen:* erhebliche Überdosierung soll schädlich für die Augen sein

*Unverträglichkeiten:* keine

*Bemerkungen:* Chinesische Kräuterbücher unterscheiden zwischen »großen« und »kleinen« Fenchelarten, die aber beide einen ähnlichen Duft und ähnliche pharmazeutische Eigenschaften haben. Fenchel gilt als eines der besten Heilmittel bei körperlicher Schwäche und mangelnder Vitalität durch unzureichende oder kalte Magen-Energie, ein Zustand, der verhindert, daß der Körper genügend Nährstoffe und Energie aus der Nahrung aufnimmt.

Wie viele Tonika und regenerierende Kräuter erhöht Fenchel die verfügbare Energie, indem er die Kraft des Verdauungssystems stärkt, damit der Körper die essentiellen Nährstoffe und die Energie aus den Nahrungsmitteln extrahieren und assimilieren kann. Der moderne westliche Ansatz bei Mangelernährung und daraus resultierender körperlicher Erschöpfung besteht in einer Substitution von Vitaminen, Mineralien und anderen lebenswichtigen Nährstoffen, um das zu ergänzen, was in der Nahrung fehlt, während die Verdauungsprobleme mit Antazida und anderen chemischen Stoffen behandelt werden. Im Gegensatz dazu zielt der traditionelle chinesische Weg darauf ab, zunächst die Qualität der Ernährung zu verbessern, und zwar sowohl den Nährwert als auch die Verdaulichkeit. Dann

151

werden Kräuter verordnet, die die Verdauungsstörungen beseitigen und die Fähigkeit der Verdauungsorgane verbessern, den essentiellen Nährwert und die Energie aus der Nahrung aufzunehmen und in den Körper zu integrieren.

## 49. Makanastern
*Euryale ferox*

芡實 *chien shih (qian shi)*
*Andere Namen: ji tou* (Hühnerkopf)

Als große Wasserpflanze, die zur Familie der Wasserlilien gehört, wird dieses Kraut wie Lotos seit ewigen Zeiten in China angebaut. Die großen stacheligen Blätter treiben auf dem Wasser; ihre Oberfläche ist grün, die Unterseite purpurfarben, und die große, violette Blüte erinnert an einen Hahnenkamm, deshalb der chinesische Spitzname. Die Pflanze hat lange, fleischige Wurzelstöcke, die in China gegessen werden. Die medizinisch verwendeten Samen sind oval, ungefähr 1 cm lang und weißlich gefleckt und geädert. Sie enthalten ungefähr 10 % Protein und jede Menge Stärke, und sie werden ebenfalls als Nahrungsmittel verwendet.
*Natürliches Vorkommen:* Die Pflanze wächst in China, Japan und Indien.
*Medizinisch verwendeter Teil:* Samen
*Eigenschaften:*
Energie: neutral
Geschmack: süß, sauer
Organbezug: Nieren, Milz
*Therapeutische Wirkungen:* nahrhaftes Tonikum; Adstringens; Analgetikum; reguliert den Blutdruck (TCM: tonisiert die Nieren- und die Milz-Energie)

*Indikationen:* Neuralgien; Neuritis; Arthritis; Spermatorrhöe; nächtliche Samenergüsse mit feuchten Träumen; Leukorrhöe; Impotenz; vorzeitige Alterung (TCM: Mangel an Nieren-Energie; leere Milz-Energie)

*Dosierung:* Abkochung: 10–20 Gramm, in drei Dosen auf leeren Magen

Pulver (pur, Kapseln, Pillen oder Paste): 9–15 Gramm, in drei Dosen auf leeren Magen

*Kontraindikationen:* keine

*Unverträglichkeiten:* keine

*Bemerkungen:* Seit langer Zeit wird dieses Kraut besonders geschätzt, weil es die sexuelle Vitalität und jugendliche Energie bei älteren Männern wiederherstellt und weil es die allgemeine Alterung verzögert.


## 50. Knoblauch
*Allium sativum*

大蒜 *da suan*

*Andere Namen: Allium odorum; A. chinense; A. scorodoprasum;* chinesischer Schnittlauch

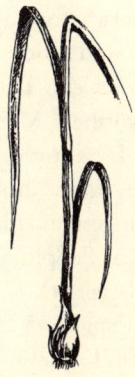

Diese Pflanze wird 15 bis 30 cm hoch, mit zylindrischen Stengeln, deren unteres Ende von Blättern umgeben ist. Die Pflanze hat lange, schmale Blätter und runde Knollen, die in Gruppen oder »Köpfen« wachsen. Knoblauch wird seit mindestens 5000 Jahren in China als Nahrungsmittel und Medizin verwendet. Traditionell war es jedoch für die buddhistischen Mönche in China verboten, Knoblauch zu essen, weil man dem darin enthaltenen ätherischen Öl nachsagte, es wirke anregend und steigere die sexuelle Lust. Knoblauch ist schon lange dafür bekannt, daß er die Menschen vor allen möglichen Parasiten schützt, vor Mikroben, Toxinen und anderen schädlichen Bestandteilen von Nahrung und Wasser. Deshalb ist er ein sehr wirkungsvolles Mittel zur Vorbeugung gegen Krankheitserreger, die über den Verdauungstrakt in den Körper eindringen können.

*Natürliches Vorkommen:* Die Pflanze wächst weltweit in vielen verschiedenen Arten, aber wir beziehen uns hier auf eine Art, die in China, Japan, Tibet, Nepal und im nördlichen Indien beheimatet ist.

*Medizinisch verwendeter Teil:* Knolle

*Eigenschaften:*

Energie: warm

Geschmack: scharf

Organbezug: Magen, Dickdarm

*Therapeutische Wirkungen:* Anthelmintikum; wirkt gegen Bakterien und Pilze; Antiseptikum; Antidot; Stomachikum; Tonikum; wirkt entschleimend; Digestivum, speziell für Fleisch; erhöht die Sekretion in Magen, Darm und Bronchien; verhindert Tumorwachstum; senkt den Blutdruck (TCM: vertreibt innere Kälte und innere Feuchtigkeit)

*Indikationen:* Tumoren und Schwellungen; Tuberkulose; Hakenwürmer, Madenwürmer und andere Parasiten; Durchfall und Dysenterie; Nasenbluten, bakterielle Infektionen; Abszesse, hohe Cholesterinwerte; Arteriosklerose; Hypertonie; Erkältungen und Grippe; Vaginitis, *Candida* und andere Pilzinfektionen; Fußpilz (TCM: Symptome innerer Kälte und innerer Feuchtigkeit)

*Dosierung:* 3–5 frische Zehen pro Tag, roh zu den Mahlzeiten oder in Kapseln *äußerlich:* Püree aus frischen Knoblauchzehen kann als Antiseptikum und Heilmittel auf Abszesse aufgetragen werden, ebenso auf Ringwürmer am Kopf; bei Fußpilz großzügig auf die betroffenen Stellen auftragen und mit einem sauberen, trockenen Tuch umwickeln; entfernen Sie das Tuch nach 1–2 Stunden, und entfernen Sie den überschüssigen Knoblauch mit einem trockenen Tuch (aber kein Wasser benutzen).

Erkältungs-Prävention: Wenn Sie sich leicht »eine Erkältung holen«, besteht die traditionelle chinesische Vorbeugung darin, 10 frische Knoblauchzehen zu schälen und zu pürieren und den frischen Saft durch ein Tuch zu pressen; füllen Sie den Saft in eine saubere Flasche mit Tropfer; geben Sie dreimal täglich je einen Tropfen in beide Nasenlöcher; das soll eine hochwirksame Vorbeugung gegen infektiöse Erkältungen sein.

*Kontraindikationen:* exzessiver Gebrauch von Knoblauch soll schädlich für die Augen sein, Benommenheit verursachen und die Energie zerstreuen; in der TCM sagt man, zu viel Knoblauch führt zu aufsteigender Feuer-Energie.

*Unverträglichkeiten:* Honig

*Bemerkungen:* Knoblauch hat bemerkenswerte antibakterielle und antimikrobielle Eigenschaften, und zahlreiche wissenschaftliche Untersuchungen haben gezeigt, daß seine bakterizide Wirkungsbreite größer ist als die von Penicillin. Ein Milligramm des wichtigsten aktiven Bestandteils, Allicin, entspricht in seiner antibakteriellen Wirkung 15 Standardeinheiten Penicillin. Knoblauch wirkt auch gegen viele Pilzinfektionen, einschließlich *Candida*, der für die meisten Fälle von Vaginitis verantwortlich ist.

Zur traditionellen chinesischen Behandlung von Tuberkulose gehört, daß man eine dicke Kompresse aus gehacktem rohem Knoblauch auf den Rücken des Patienten legt, sie mit einem sauberen, feuchten Tuch abdeckt und die Kompresse dann mit einem Bügeleisen erhitzt, damit die Knoblauchdämpfe durch die Haut in den Brustkorb eindringen, wo sie die Tuberkel-Bakterien abtöten.

Der therapeutische Nutzen von Knoblauch steht außer Zweifel; er ist durch zahllose Untersuchungen weltweit belegt worden. Es konnte eindeutig gezeigt werden, daß Allicin den Cholesterinspiegel im Blut senkt, indem es die Biosynthese von Cholesterin hemmt. Ein aktiver Schwefelbestandteil im Knoblauch, das Methylallyltrisulfid, hilft, verengte Blutgefäße wieder zu erweitern, und verhindert dadurch das Zustandekommen von Bluthochdruck. Ein weiterer Bestandteil, das sogenannte Ajoen, verhindert das Zusammenkleben von Blutzellen (Plättchen-Aggregation) und hilft dadurch, Gehirnschläge, Herzanfälle und andere Herzkrankheiten, die durch Blutgerinnsel und Durchblutungsstörungen verursacht werden, zu verhindern.

In China wurde eine bemerkenswerte Studie über Knoblauch durchgeführt, in der elf Patienten untersucht wurden, die an Kryptokokken-Meningitis litten, eine Krankheit, die normalerweise zum Tod führt. Alle elf Patienten wurden erfolgreich behandelt und erholten sich nach einigen Wochen der Knoblauch-Therapie. Neueste Untersuchungen, die unabhängig voneinander in Japan und Rumänien durchgeführt wurden, haben auch gezeigt, daß Knoblauch lebende Organismen wirksam vor dem Influenza-Virus schützen kann.

## 51. Himmelshanf
*Gastrodia elata*

天麻 *tien ma*
*Andere Namen: chih chien* (roter Pfeil); *feng tsao* (Windgras)

Dies ist eine mehrjährige Gebirgspflanze mit einem geraden, aufrechten Stengel, der etwa 10 cm hoch wird, rötlich gefärbt ist (daher der chinesische Name »roter Pfeil«), mit einer großen zentralen Wurzel und zwölf kleineren Knollen an der Seite, die etwa die Größe von Eiern haben. Traditionelle taoistische Quellen behaupten, daß sich die Pflanze sogar dann bewegt, wenn es absolut keine Bewegung in der Luft gibt, wodurch der Spitzname »Windgras« zustande kam. Die frischen Knollen ißt man entweder roh oder gekocht, während die getrockneten Knollen medizinisch verwendet werden. Man verkauft sie in flachen, gelblich-braunen Stücken, verschrumpelt und unregelmäßig geformt, ungefähr 5 cm lang und 3 cm breit.

*Natürliches Vorkommen:* West- und Mittelchina, Tibet, Korea und Japan

*Medizinisch verwendeter Teil:* Wurzelknollen

*Eigenschaften:*

Energie: warm

Geschmack: süß, scharf

Organbezug: Leber

*Therapeutische Wirkungen:* Sedativum; Antikonvulsivum; stimuliert die Hirnfunktionen (TCM: sediert die Leber-Energie; reinigt die Meridiane)

*Indikationen:* nervöse Erschöpfung; Kopfschmerzen; Neuralgien; Vertigo; Ohnmacht; Lumbago (TCM: aufsteigendes Leber-Feuer)

*Dosierung:* Abkochung: 5–10 Gramm, in drei Dosen auf leeren Magen

*Kontraindikationen:* Anämie; Schlaganfall

*Unverträglichkeiten:* keine

*Bemerkungen:* Chinesische Kräuterbücher heben besonders die Vorzüge der Pflanze als Heilmittel gegen Kopfschmerzen, Vertigo und andere neuralgische Störungen im Gehirn hervor, die von aufsteigendem Leber-Feuer durch Leberentzündungen verursacht werden.

## 52. Enzian
*Gentiana scabra*

龍胆草 lung dan tsao (lung dan cao)

*Andere Namen: Gentiana macrophylla*, G. *barbata*

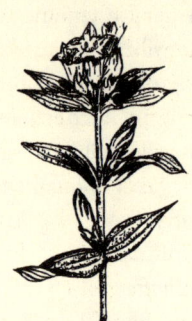

Chinesische Kräuterbücher benutzen den Namen *lung dan* (Dra-
chengalle) und beziehen sich damit auf die 57 Arten von bitteren
Kräutern in der Enzian-Familie,
obwohl *Gentiana scabra* der in der
Medizin am meisten benutzte
Name ist. Die Pflanze, die in den
Bergtälern von Mittel- und West-
china wächst, ist ein mehrjähriges Kraut mit blauen, glockenförmigen Blüten und langen, schmalen Blättern. Die medizinisch verwendete Wurzel verkauft man in Bündeln aus langen,
rötlich-braunen Würzelchen, die an einer kurzen, gedrehten
Wurzel hängen. Sie enthalten die Bitterstoffe Gentiopicrin,
Gentiamarin und Gentiin sowie das Trisaccharid Gentianose.

*Natürliches Vorkommen:* in China und Japan, aber ähnliche Arten von Enzian wachsen auch in Europa

*Medizinisch verwendeter Teil:* Wurzel

*Eigenschaften:*

Energie: sehr kalt

Geschmack: sehr bitter

Organbezug: Leber, Gallenblase

*Therapeutische Wirkungen:* Antiphlogistikum; Antipyretikum;
Stomachikum; Antirheumatikum (TCM: kühlt die Leber-
Energie; beseitigt innere Hitze)

*Indikationen:* Gelbsucht; Durchfall aufgrund übermäßiger Hitze;
heiße Halsschmerzen; geschwollene, schmerzhafte Augen;

rheumatische Schmerzen; eiternde Abszesse durch Lebervergiftung; Diabetes; Entzündung der Gallenblase; Gallensteine (TCM: Symptome von heißer Feuchtigkeit)

*Dosierung:* Abkochung: 2–5 Gramm, in zwei Dosen nach den Mahlzeiten

Pulver (pur, Kapseln oder Aufguß): 2–3 Gramm, in zwei Dosen nach den Mahlzeiten

*Kontraindikationen:* keine

*Unverträglichkeiten: Rehmannia glutinosa*

*Bemerkungen:* Enzian ist in der östlichen wie in der westlichen Medizin über Tausende von Jahren als Bitter-Tonikum verwendet worden. Er stimuliert alle lebenswichtigen Verdauungsorgane und verbessert die Durchblutung im Bauchraum. Er hilft, Diabetes zu verhüten, indem er die überaktiven Energien von Milz und Pankreas beruhigt, und er verhindert, daß leichte Fälle von Diabetes sich verschlimmern. Enzian ist ein zuverlässiges Korrektiv bei vielen chronischen Verdauungsstörungen, regt den Appetit an, erhöht den Gallenfluß und verbessert die Fähigkeit des Körpers, Nährstoffe aus den Lebensmitteln aufzunehmen. In einigen Untersuchungen wird die Vermutung geäußert, daß Enzian auch bei der Behandlung von Eßstörungen wie Anorexie und Bulimie hilfreich sein könnte.

## 53. Ingwer
*Zingiber officinale*

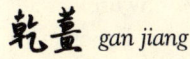 *gan jiang*

Ingwer ist eine zuckerrohrähnliche Pflanze, die bis zu einem Meter hoch wird. Die Stengel sind im unteren Teil von Hüllen umgeben, die schmalen, spitz zulaufenden Blätter werden 20–30 cm lang. Die frischen Wurzelstöcke bilden unregel-

mäßige, fleischige Knollen. Sie
sind gelblich-braun und werden in
der chinesischen Küche sowohl
wegen ihres Geschmacks als auch
wegen ihrer verdauungsfördernden
Eigenschaften gerne verwendet.
Die getrockneten Wurzelstöcke,
die in der Kräutermedizin benutzt
werden, sind schärfer und wirken
stärker als die frischen. Sie sind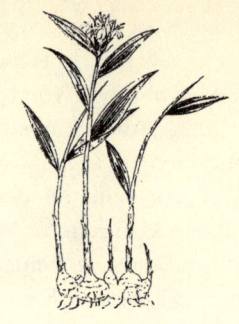
stark aromatisch, sehr scharf und enthalten 1–3 % eines ätheri-
schen Öls, das unter anderem aus Zingeron, Phelandren, Kamphen, Cineol, Borneol und Citral besteht.

*Natürliches Vorkommen:* Ingwer wächst in allen tropischen Zonen der Welt.

*Medizinisch verwendeter Teil:* Wurzelstock, getrocknet

*Eigenschaften:*

Energie: warm

Geschmack: scharf

Organbezug: Magen, Milz, Herz, Lunge, Nieren

*Therapeutische Wirkungen:* Stomachikum; Antiemetikum; fördert den Speichelfluß; Stimulans; Herztonikum; schleimlösend
(TCM: stimuliert die Yang-Energie; wärmt die Lungen-Energie; wärmt die Magen-Energie)

*Indikationen:* Übelkeit und Erbrechen; Reisekrankheit; Schmer-
zen und Kälte im Bauch; kalte Hände und Füße; schwacher
Puls; Husten mit profusem Schleim; Magengeschwüre; Erkäl-
tungen mit Frostschauern, hohe Cholesterinwerte; Pancreatitis
(TCM: kalte Milz- und Magen-Energie; kalte Lungen-Energie;
Mangel an Yang-Energie; Leere von Blut und Energie)

*Dosierung:* Abkochung: 10 Gramm, mit braunem Rohzucker für
einen besseren Geschmack, in zwei Dosen auf leeren Magen

*Kontraindikationen:* Schwangerschaft; hohes Fieber

*Unverträglichkeiten:* keine

*Bemerkungen:* In der TCM wird die frische Ingwerwurzel (auch als Mutter-Ingwer bekannt) vor allem als Heilmittel bei Erkältungen von Lunge und Magen und als Mittel gegen Fischvergiftung eingesetzt. Wenn Sie darauf achten, werden Sie feststellen, daß in der japanischen Küche roher Fisch und andere Fischgerichte immer mit frischem Ingwer serviert werden. Wenn die frische Wurzel zusammen mit den weißen, rankenähnlichen Würzelchen von frischen Schalotten und etwas Rohzucker oder Honig gekocht wird, ergibt das ein wirksames Mittel gegen Erkältungen, die von Frostschauern begleitet sind (aber ohne Fieber).

Nach dem Trocknen in der Sonne nennt man die Wurzel *gan jiang* (trockener Ingwer), und wenn sie noch weiter über dem Feuer geröstet worden ist, spricht man von *hei jiang* (schwarzer Ingwer); beide haben ähnliche medizinische Eigenschaften.

Die verdauungsfördernden Vorzüge von Ingwer sind in ganz Asien und weiten Teilen Europas wohlbekannt. Er fördert die Aufnahme der Nährstoffe und wird oft in Rezepturen eingesetzt, um die rasche Aufnahme und Wirkung der anderen Kräuter zu erleichtern. Er enthält ein verdauungsförderndes Enzym, das Zingibain genannt wird und dessen verdauungsfördernde Potenz noch stärker ist als die von Papain (von der Papaya). Ingwer steigert außerdem die Konzentration des Enzyms Amylase im Speichel, das die Kohlenhydratverdauung einleitet. Im weiteren Verlauf des Verdauungstraktes verbessert Ingwer die Verdauung und die Ausscheidung durch die Aktivierung der Peristaltik.

Ingwer gehört zu den weltweit besten Mitteln gegen Übelkeit, insbesondere gegen Reisekrankheit. Verschiedene Untersuchungen haben belegt, daß Ingwer hier in 90 % aller Fälle hilft. Er wirkt wesentlich besser als Dimenhydrinat, das üblicherweise im Westen als Mittel gegen Reisekrankheit verordnet wird, und er hat keine unerwünschten Nebenwirkungen. Wenn Sie Ingwer gegen Reisekrankheit verwenden, nehmen Sie 3 Kapseln der Größe »00« mit pulverisiertem getrocknetem Ingwer einige Stunden vor Reiseantritt, und dann stündlich oder alle zwei Stunden während der Fahrt oder bei Bedarf jeweils 2 Kapseln.

## 54. Ginkgo-Kerne
*Ginkgo biloba*

銀杏 *ying hsing (ying xing)*
*Andere Namen: bai guo* (weiße Nuß); *Salisburia adiantifolia*

Der Ginkgo-Baum ist der einzige lebende Nachkomme der Ginkgoales-Familie, Pflanzen, von denen sich die Dinosaurier während des Mesozoikums vor 150 Millionen Jahren ernährten. Er ist ein großer, harziger Baum, der bis zu 35 Meter hoch wird, belaubt mit fächerartigen Blättern. Er hat grünlich-weiße Knospen, die während der Nacht aufblühen und sehr schnell herunterfallen, so daß es nur wenig Menschen gibt, die den Baum blühend gesehen haben. Die Früchte wachsen vermehrungsfähig an den Zweigen und erinnern an Lotossamen mit zwei oder drei Längsrillen und zugespitzten Enden, 1–2 cm lang, mit einer glatten, harten, hellbraunen Schale. Die Kerne werden medizinisch verwendet und sind außerdem in China, Korea und Japan auch ein beliebtes Nahrungsmittel. Man kann sie roh oder gekocht essen.
*Natürliches Vorkommen:* Der Baum wächst in China und Japan, wird aber inzwischen auch in Europa und Nordamerika angepflanzt.
*Medizinisch verwendeter Teil:* Kerne

*Eigenschaften:*
Energie: neutral
Geschmack: süß, bitter
Organbezug: Nieren, Herz, Lunge
*Therapeutische Eigenschaften:* Adstringens; Sedativum; Antitussivum; Herztonikum; Digestivum; Anthelmintikum; Antidot bei Alkoholvergiftung (TCM: tonisiert die ererbte Energie; nährt das Nieren-Yin; wärmt die Lungen-Energie)
*Indikationen:* Asthma; Tuberkulose, Husten; Blaseninfektionen; Spermatorrhöe; Gonorrhöe; häufiges, schmerzhaftes Wasserlassen; Alkoholvergiftung
*Dosierung:* Abkochung: 5–15 Gramm, in zwei Dosen nach den Mahlzeiten
Kapseln: 5–15 Gramm im Mörser oder in der Kaffeemühle zu Pulver mahlen und in Kapseln füllen; in drei Dosen nach den Mahlzeiten
*Kontraindikationen:* größere Mengen können toxische Reaktionen verursachen, z. B. Erbrechen und Krämpfe, während Langzeitanwendung zu Appetitverlust führen kann
*Unverträglichkeiten:* keine
*Bemerkungen:* Während die traditionelle chinesische Medizin und andere Medizinsysteme im asiatischen Raum seit vielen Jahrhunderten die Kerne und die Wurzeln des Ginkgo-Baums verwenden, konzentriert sich die moderne westliche Forschung fast ausschließlich auf die Blätter. Sie haben sich als ausgesprochen wirksam erwiesen, wenn es darum geht, eine Vielzahl von Gehirnfunktionen zu verbessern. Um einen therapeutischen Effekt zu erzielen, muß man aus den Blättern jedoch einen konzentrierten Extrakt gewinnen. Sie einfach abzukochen reicht in diesem Fall nicht aus.
Ginkgoblätter verbessern deutlich die Durchblutung des Gehirns und können zur Behandlung von cerebralen Durchblutungsstörungen, Migräne, Kopfschmerzen, Vertigo und Ge-

dächtnisstörungen eingesetzt werden. Sie haben sich als wirksame Freie-Radikale-Fänger erwiesen, besonders im Bereich des Zentralnervensystems, und sie schützen auf diese Weise das Gehirn und die Nervenzellen vor der Zerstörung durch freie Radikale und vor frühzeitiger Alterung. Sie verhindern außerdem das Zusammenkleben der Blutplättchen und schützen so wirksam vor Schlaganfall und Herzinfarkt. Es hat sich auch gezeigt, daß Ginkgo-Blätter die Synthese von Dopamin, Norepinephrin und anderen lebenswichtigen Neurotransmittern im Gehirn erhöhen und dadurch wichtige Hirnfunktionen wie Lernen, Gedächtnis, Aufmerksamkeit, Informationsverarbeitung und die Rückkoppelung mit dem endokrinen System verbessern. Insofern ist ihre Anwendung eine wirksame Maßnahme zur Verhütung und Behandlung von verfrühter Senilität, Demenz, Hirnschädigungen und einer Vielzahl kognitiver Störungen.

## 55. Ginkgo-Wurzel
*Ginkgo biloba*

白果根 *bai guo gen*
(zur Beschreibung vgl. 54)

*Medizinisch verwendeter Teil:* Wurzel
*Eigenschaften:*
Energie: neutral
Geschmack: süß
Organbezug: Nieren
*Therapeutische Wirkungen:* Tonikum; Adstringens
*Indikationen:* Spermatorrhöe; nächtliche Samenergüsse mit feuchten Träumen; Dysmenorrhöe
*Dosierung:* Abkochung: 10–15 Gramm, in zwei Dosen auf leeren Magen

*Kontraindikationen:* keine
*Unverträglichkeiten:* keine
*Bemerkungen:* Im Gegensatz zu den Kernen ist die Wurzel des Ginkgo-Baums nicht toxisch und kann deshalb auch für längere Zeit ohne schädliche Nebenwirkungen verwendet werden. Die Wurzel ist insofern die bessere Wahl bei hartnäckigen Fällen von unfreiwilligen Samenergüssen, die einer langfristigen Therapie bedürfen.

## 56. Ginseng
*Panax ginseng*

人参 *ren shen*
*Andere Namen: shen tsao* (göttliches Kraut)

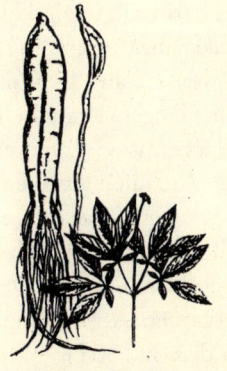

Mehrjährige Pflanze, die 60–80 cm hoch wird, mit einer fleischigen zweigeteilten Wurzel, einem aufrechten Stamm ohne Zweige und einer rosa Blüte. Seit langer Zeit gilt Ginseng als der König der Kräuter in der TCM. Früher ausschließlich für den Herrscher und seinen Hofstaat reserviert, wurde der echte Ginseng als generelles Allheilmittel und Gesundheitstonikum, aber auch als Helfer in der Not bei hoffnungslosen Fällen betrachtet. Die seltensten, kostbarsten Wurzeln sind die, die seit über 100 Jahren in den entlegenen, wilden Gebirgsgegenden der Mandschurei und Nordkoreas wachsen. Für diese Exemplare zahlt man in Hongkong bis zu $ 20 000 pro Unze! Ginseng gibt es in weißen und roten Arten, wobei die roten wärmer und wirksamer, aber auch teurer sind.

*Natürliches Vorkommen:* Die Pflanze wächst im Nordosten Chinas, in der Mandschurei, in Korea und Sibirien. Eine verwandte Art mit anderen pharmakologischen Eigenschaften wächst in Nordamerika und wird ebenfalls in der TCM verwendet.

*Medizinisch verwendeter Teil:* Wurzel

*Eigenschaften:*

Energie: warm

Geschmack: süß, leicht bitter

Organbezug: Milz, Lunge

*Therapeutische Wirkungen:* Tonikum, Stimulans; Aphrodisiakum; fördert die Sekretion; verbessert die Immunreaktion; verbessert die Durchblutung des Gehirns und die Hirnfunktionen; reguliert den Blutdruck; reguliert den Blutzucker (TCM: tonisiert die ererbte Energie; tonisiert die Milz- und Lungen-Energie; nährt die vitalen Flüssigkeiten)

*Indikationen:* nervöse Erschöpfung; Appetitlosigkeit; Nachtschweiße; kalte Extremitäten; Rekonvaleszenz nach Operationen, langer Krankheit oder Geburt, Verlust des Kurzzeitgedächtnisses; Impotenz; Schlaganfall; Diabetes; Hypertonie; Anämie; Herzklopfen; Nebenniereninsuffizienz; Immunschwäche; hoher oder niedriger Blutdruck; Gastritis; morgendliche Übelkeit (TCM: Mangel an Energie; leere Lungen- oder Milz-Energie)

*Dosierung:* Abkochung (benutzen Sie einen Ginseng-Kocher, um den Sud 30 bis 60 Minuten zu kochen): 5–10 Gramm, in einer Dosis morgens auf leeren Magen

Akute Fälle: Bei akuten Blutungen, Schlaganfall, Herzklopfen und bei anderen akuten Fällen nehmen Sie 15–30 Gramm.

Tinktur: Lassen Sie 50–60 Gramm hochwertigen Ginseng in 1 Liter Alkohol 2–4 Monate ziehen; nehmen Sie 25–30 ml (1 Unze) ein- oder zweimal täglich auf leeren Magen.

Pulver (Kapseln, Pillen oder Paste): 3–6 Gramm, in zwei Dosen auf leeren Magen

*Kontraindikationen:* Erkältungen, Pneumonie oder andere Lungeninfektionen

*Unverträglichkeiten:* Eisen oder andere Metallbestandteile und Küchengeräte aus Metall; Amethyst; *Veratum nigrum*; Opium; Milchprodukte; Tee; weiße Rüben

*Bemerkungen:* Ginseng ist zweifellos die berühmteste Pflanze in der gesamten chinesischen Kräuterheilkunde, und sein Ruf als Gesundheitstonikum hat sich längst weltweit verbreitet. Er ist gleichzeitig eine der Pflanzen, für die sich die moderne medizinische Forschung am meisten interessiert. Entsprechende Untersuchungen haben nicht nur das meiste von dem bestätigt, was die traditionelle chinesische Medizin behauptet, sondern auch noch weitere wichtige medizinische Eigenschaften entdeckt. Ginseng ist beinahe ein Allheilmittel, das die Natur den Menschen anbietet.

Ginseng gehört zu der einzigartigen Klasse therapeutischer Wirkstoffe, die als Adaptogene bezeichnet werden. Adaptogene erhöhen die Widerstandskraft des Körpers gegen alle schädlichen Umwelteinflüsse, einschließlich Streß, und wann immer die lebenswichtigen Funktionen aus dem Gleichgewicht geraten, stellen Adaptogene automatisch die optimale biologische Homöostase wieder her. Durch eine komplexe Folge von Stoffwechselaktivitäten verhindert oder kompensiert Ginseng viele Schäden, die normalerweise dem Nervensystem und dem endokrinen System durch Streß zugefügt werden. Ginseng erhöht den Blutzuckerspiegel, wenn er zu niedrig ist, und senkt ihn, wenn er zu hoch ist; er erhöht niedrigen Blutdruck und senkt zu hohen Blutdruck; er erhöht oder senkt die Zahl der weißen Blutkörperchen und harmonisiert ganz allgemein sämtliche lebenswichtigen Körperfunktionen. Die wissenschaftlichen Untersuchungen über Ginseng reichen mittlerweile aus, um ein ganzes Buch zu füllen, und sie lassen keinen Zweifel am therapeutischen Wert der Pflanze. Die folgende Liste faßt einige der wichtigsten medizinischen Vorzüge von Ginseng zusammen, die durch moderne wissenschaftliche Untersuchungen voll bestätigt worden sind:

1. Die Wirksamkeit gegen Tumoren und Krebs ist in Untersuchungen an Tieren, Menschen und Zellkulturen bestätigt worden.

2. Ginseng stimuliert das Immunsystem einschließlich der Phagozytose und der Produktion von Interferon und weißen Blutkörperchen.

3. Er stimuliert alle Leberfunktionen einschließlich der Synthese von RNS, DNS und lebenswichtigen Proteinen.

4. Er stärkt den Herzmuskel und hilft, Herzinfarkte zu verhüten.

5. Er reguliert den Blutzuckerspiegel, indem er ihn je nach Bedarf erhöht oder senkt.

6. Er reguliert den Blutdruck, indem er ihn je nach Bedarf erhöht oder senkt.

7. Er reguliert die Zahl der weißen Blutkörperchen, indem er sie je nach Bedarf erhöht oder senkt.

8. Er reguliert die Zahl der roten Blutkörperchen, indem er sie je nach Bedarf erhöht oder senkt.

9. Er reguliert die Reaktionen des Zentralnervensystems, indem er je nach Bedarf anregend oder beruhigend wirkt.

10. Die antioxidativen Eigenschaften neutralisieren freie Radikale und verhindern dadurch, daß die Zellen geschädigt werden.

11. Er hilft, Magengeschwüre zu verhindern und zu heilen.

12. Er vermindert Müdigkeit, erhöht die Gehirndurchblutung und verbessert dadurch das Gedächtnis, die Lernfähigkeit, die Aufmerksamkeit und andere kognitive Funktionen.

13. Er schützt die Nebennieren vor Atrophie, regt die Nebennierenfunktion an und verhindert, daß die Hypophysen-Nebennieren-Achse als Reaktion auf akuten Streß geschädigt wird.
14. Er heilt Hornhautschäden am Auge, insbesondere Hornhauttrübung.
15. Er schützt Gewebe und Blut vor Schäden durch Strahlung, Schwermetalle, Luftverschmutzung und viele andere Giftstoffe.
16. Er harmonisiert bei Männern und Frauen die hormonellen Aktivitäten.
17. Er verhindert eine Alkoholvergiftung, wenn er vor dem Trinken eingenommen wird, und er mildert die Nachwirkungen des Alkohols, wenn er nach einem entsprechenden Exzeß eingenommen wird.

## 57. Hydrocotyle asiatica

地钱草 *di chien tsao (di qien cao)*
*Andere Namen:* Pfennigkraut; *Centella asiatica; man tien hsing* (Himmel voller Sterne); Boden-Efeu

Dies ist eine bodennahe Pflanze mit biegsamen Stengeln, die nah an der Erde verlaufen, wie beim Efeu, und Blättern, die wie chinesische Kupfermünzen geformt sind, daher der chinesische Name *di chien tsao* (Bodenmünzgras). Die Pflanze enthält Asiatikoside und andere Triterpene und hat bei den Yogis im Himalaya und bei taoistischen Einsiedlern seit langem einen guten Ruf als lebensverlängerndes Tonikum.
*Natürliches Vorkommen:* Die Pflanze wächst in den tropischen und subtropischen Flußtälern Zentralchinas, außerdem in Indien, Sri Lanka und Teilen von Afrika.

*Medizinisch verwendete Teile:* Stengel, Blätter

*Eigenschaften:*

Energie: kühl

Geschmack: süß, bitter

Organbezug: Nieren, Milz

*Therapeutische Wirkungen:* verjüngend; Nervinum; fiebersenkend; Diuretikum; Umstimmungsmittel; baut das Immunsystem auf

*Indikationen:* vorzeitige Alterung einschließlich Haarausfall; nervöse Störungen einschließlich Epilepsie und Krämpfe; chronische Hautkrankheiten; Geschlechtskrankheiten; Gedächtnis- und Lernschwäche; Geistesstörungen, einschließlich Neurosen und Schizophrenie; Rekonvaleszenz nach Operationen und schweren Krankheiten

*Dosierung:* Abkochung: 3–5 Gramm, in zwei Dosen auf leeren Magen

Pulver (pur, Kapseln, Pillen, Paste oder Aufguß): 1–3 Gramm, in zwei oder drei Dosen auf leeren Magen

*äußerlich:* Das pulverisierte Kraut kann mit Wasser oder Sesamöl zu einer Paste verrührt und auf Ekzeme, Psoriasis, eiternde Wunden und andere chronische Hautleiden aufgetragen werden.

*Kontraindikationen:* Überdosierung kann Kopfschmerzen verursachen.

*Unverträglichkeiten:* keine

*Bemerkungen: Hydrocotyle asiatica* gilt seit langem bei den Yogis im Himalaya und bei taoistischen Mönchen als wirkungsvolles Mittel zur Verlängerung des Lebens und als Gehirntonikum. Der chinesische Kräuterheilkundige Lee Ching-yuen, von dem es heißt, er sei 1933 im Alter von 256 Jahren gestorben, hat es vor allen anderen Kräutern als lebensverlängernd empfohlen, und der berühmte Hindu-Guru Nanddo Narian hat im Alter von 107 Jahren erklärt, dies sei sein geheimes Elixier. Ein Aufguß von *Hydrocotyle asiatica* mit Honig wird als Ergänzung zur Meditationspraxis empfohlen und soll das Kronenchakra am Scheitelpunkt des Kopfes öffnen. Das Kraut harmonisiert die Funktionen der rechten und linken Gehirnhälfte und verbessert das Erinnerungsvermögen und die Lernfähigkeit. Man kann es deshalb zur Behandlung von Geistesstörungen wie Neurosen und Schizophrenie einsetzen. Einige Behauptungen der traditionellen asiatischen Medizin im Hinblick auf dieses Kraut sind in Frankreich durch den Biochemiker Jules Lepine und Professor Menier von der Académie Scientifique bestätigt worden.

Zusätzlich zu den bemerkenswerten Auswirkungen auf das Nervensystem hat dieses Kraut einen spezifischen heilsamen Einfluß auf alle festen Körpergewebe, insbesondere auf Haut und Bindegewebe. Dieser Effekt ist wahrscheinlich auf die Triterpene zurückzuführen, die den natürlichen Prozeß der Zellreparatur stimulieren und beschleunigen. Da das Kraut sowohl innerlich als auch äußerlich angewendet werden kann, stimuliert es das Wachstum von neuem Hautgewebe besonders effektiv, wenn es bei Wunden und Infektionen, nach Operationen und Verletzungen oder bei anderen Hautleiden eingesetzt wird.

*Hydrocotyle asiatica* wird auch vielfach in der ayurvedischen Medizin Indiens benutzt, primär zur Blutreinigung und als spezifisches Heilmittel bei chronischen Hautkrankheiten, einschließlich Lepra, Syphilis und Psoriasis. In China verwenden es vor allem taoistische Mönche als Tonikum zur Verlängerung des Lebens. Seine ausgleichende Wirkung auf Gehirn und Nervensystem und seine immunstärkenden Eigenschaften machen es auch heute noch zu einer guten Wahl als Bestandteil von Tonika zur Stärkung der Gesundheit und Verlängerung des Lebens.

## 58. Amomum xanthiodes

砂仁 *sha ren*

*Anderer Name:* Bastard-Kardamom

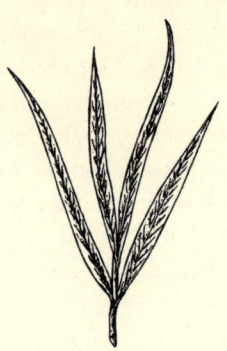

Dies ist eine aromatische, mehrjährige Pflanze mit langen, schmalen Blättern und kapselförmigen
Früchten mit einer festen Masse
kleiner schwarzer Samen, die an
die Samen von echtem Kardamom
erinnern und bisweilen auch als
Ersatz dafür verwendet werden.
Die Samen werden nicht nur in der Medizin, sondern auch als
Küchengewürz benutzt, zum Einmachen und um alkoholische
Getränke zu aromatisieren. Es heißt, daß sie die Auflösung und
Ausscheidung von Fischgräten und Metallgegenständen beschleunigen, die man aus Versehen geschluckt hat.

*Natürliches Vorkommen:* Die Pflanze wächst im südlichen China
und in Südostasien.

*Medizinisch verwendeter Teil:* Samen

*Eigenschaften:*

Energie: warm

Geschmack: scharf

Organbezug: Nieren, Milz, Magen

*Therapeutische Wirkungen:* Digestivum; Stomachikum; Analgetikum; sediert einen unruhigen Fötus; Karminativum; löst Stauungen; Antidot bei Alkoholvergiftung (TCM: vertreibt innere
Feuchtigkeit)

*Indikationen:* Bauchschmerzen und Blähungen; Druck auf der
Brust; Durchfall; Übelkeit und Erbrechen; Verdauungsstörungen; Krämpfe; Husten mit starker Verschleimung (TCM: innere Feuchtigkeit in Milz und Magen)

*Dosierung:* Abkochung: 4–6 Gramm, in drei Dosen auf leeren Magen
Pulver: kann als Gewürz in der Küche und bei Tisch verwendet werden
*Kontraindikationen:* keine
*Unverträglichkeiten:* Tee; weiße Rüben
*Bemerkungen:* Dieses Kraut sollte nur kurzfristig (1–7 Tage) eingenommen werden, als Akutmittel gegen die oben erwähnten Beschwerden, und gleich nach Eintritt der Besserung wieder abgesetzt werden. Da es keine vorbeugenden oder tonisierenden Eigenschaften hat, ist es für eine Langzeittherapie nicht geeignet.

## 59. Gynura pinnatifida

三七 *san chi*
*Andere Namen: shan chi* (Berglack); *jin bu huan* (gegen Gold nicht aufzuwiegen)

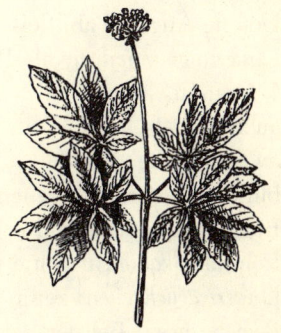

Eine mehrjährige Pflanze, die ungefähr 1 Meter groß wird, mit gelben Blüten und wechselständigen Blättern, von denen vier auf der einen und drei auf der anderen Seite wachsen. Dieses Kraut ist bekannt für seine blutstillenden Eigenschaften und dafür, daß es die Wundheilung fördert, deshalb der Spitzname »Berglack«. Seinen anderen Namen »gegen Gold nicht aufzuwiegen« hat es von chinesischen Soldaten und Praktizierenden der Kampfkünste bekommen, die es wegen seiner lebensrettenden, heilenden Ei-

genschaften höher als Gold schätzten. Es ist der Hauptbestandteil der berühmten Yunnan-Bai-Yao-Pulver-Rezeptur, die sowohl innerlich als auch äußerlich verwendet werden kann, um
starke Blutungen schnell zu stillen und für eine rasche Wundheilung mit geringer Narbenbildung zu sorgen. Die medizinisch
verwendete Wurzel enthält Saponine und wird in runzeligen,
spitz zulaufenden, gräulich-gelben Stücken von etwa 2,5 cm
Länge verkauft. Der Geschmack erinnert etwas an Ginseng.

*Natürliches Vorkommen:* Die Pflanze wird zur medizinischen
Verwendung in China und Japan angebaut.

*Medizinisch verwendeter Teil:* Wurzel

*Eigenschaften:*

Energie: warm

Geschmack: süß, bitter

Organbezug: Leber

*Therapeutische Wirkungen:* Haemostatikum; Adstringens; Styptikum; Antiphlogistikum (TCM: tonisiert die Leber-Energie)

*Indikationen:* alle Arten von Hämorrhagie und blutenden Wunden, innerlich und äußerlich; blutende Geschwüre, Blut im
Sputum; Zirrhose; Hepatitis; Leberkrebs; Darmkrebs; blutunterlaufene Augen; Zahnfleischbluten

*Dosierung: innerlich:* als Pulver (pur, Kapseln, Aufguß): 2 bis
5 Gramm, in zwei oder drei Dosen auf leeren Magen; kann
auch in 1–2 Unzen Wein verrührt werden

*äußerlich:* die Wunde säubern, das Pulver großzügig über den
blutenden Bereich streuen, mit Verbandmull bedecken, bis die
Blutung zum Stillstand kommt

*Kontraindikationen:* keine

*Unverträglichkeiten:* keine

*Bemerkungen:* Bei der Behandlung von Leber- und Darmkrebs
wirkt das Kraut als Haemostatikum und Styptikum, um innere
Blutungen zu stillen, aber es ist kein Mittel gegen Krebs.

Eine kleine Menge der Yunnan-Bai-Yao-Heilpulver-Rezeptur,

die auf diesem Kraut basiert, sollte es in jedem Haushalt und in jedem Erste-Hilfe-Koffer als Notfallmedizin für blutende Wunden und innere Blutungen geben. Wenn es sofort angewendet wird, kann es oft schwere Schnittverletzungen oder andere blutende Wunden heilen, die sonst genäht werden müßten. Während des Vietnamkriegs gehörte dieses Pulver zur Standardausrüstung aller nordvietnamesischen Truppen, die im Feld ihre eigenen Schußverletzungen damit behandelten. Es ist nicht teuer, leicht anzuwenden und man bekommt es problemlos in chinesischen Kräuterläden und manchmal sogar in asiatischen Lebensmittelgeschäften.

## 60. Hasenohr
*Bupleurum falcatum*

紫胡 *chai hu*
*Andere Namen: Bupleurum chinense*

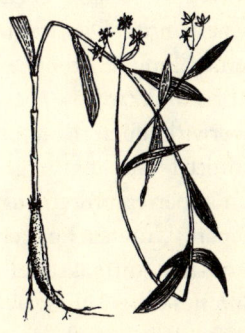

Dies ist eine mehrjährige Pflanze mit einem schlanken, biegsamen Stamm, kleinen, gelben Blüten und einer sich verzweigenden Wurzel. Die jungen, weißen Sprossen werden in China gegessen, und die alten vertrockneten Pflanzen benutzt man, um Feuer anzuzünden, deshalb die Vorsilbe *chai* (Feuerholz) im chinesischen Namen. Die medizinisch verwendete Wurzel ist leicht rot gefärbt, sie schmeckt bitter und enthält Furfurol und Bupleurumol.

*Natürliches Vorkommen:* Die Pflanze wächst in den nördlichen Provinzen von China und im nördlichen Europa.

*Medizinisch verwendeter Teil:* Wurzel

*Eigenschaften:*

Energie: neutral

Geschmack: bitter

Organbezug: Leber, Perikard, Dreifach-Erwärmer, Gallenblase

*Therapeutische Eigenschaften:* Antipyretikum; Analgetikum; stärkt das Immunsystem (TCM: sediert die Leber-Energie; leitet innere Hitze aus)

*Indikationen:* Erkältungen mit Fieber und Schweiß; Malaria und Sumpffieber; Amenorrhöe; Hepatitis, Zirrhose und andere Leberstörungen; Uterusprolaps oder Analprolaps; Krebs (TCM: Leber-Feuer, innere Hitze)

*Dosierung:* Abkochung: 3–5 Gramm, in zwei Dosen auf leeren Magen; um die Wirkung bei den oben angegebenen Beschwerden zu verstärken, geben Sie dazu: 2–3 Gramm Ginseng, 1 bis 2 Gramm Helmkraut, 1–2 Gramm *Pinellia tuberifera* und 2 bis 3 Gramm *Angelica decursiva*

*Kontraindikationen:* keine

*Unverträglichkeiten: Gleditschia chinensis*

*Bemerkungen:* Dies ist eines der besten chinesischen Kräuter zur Behandlung ernsthafter Leberstörungen wie beispielsweise Hepatitis und Zirrhose, besonders wenn es mit anderen, spezifisch leberwirksamen Kräutern kombiniert wird, wie die im Abschnitt Dosierung vorgeschlagenen es sind oder die Kräuter in den Leberrezepturen auf den Seiten 274 und 276.

Neuere Untersuchungen haben gezeigt, daß Auszüge aus diesem Kraut antibakteriell wirken und daß ein in der Pflanze enthaltenes ätherisches Öl antiviral wirkt. Außerdem gibt es Hinweise, daß die Pflanze Eigenschaften hat, die die Entstehung von Krebs und Tumoren verhindern.

## 61. Bischofsmütze
*Epimedium sagittatum*

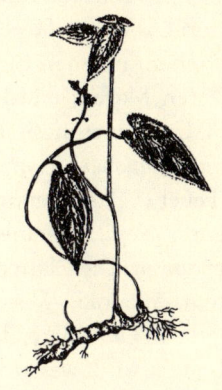 *yin yang huo*

*Andere Namen:* Sockenblume; *Epimedium macranthum; Aceranthus sagittatum; hsien ling pi* (unsterblicher Geist Galle)

Diese mehrjährige Pflanze hat eine dünne, kriechende Wurzel, die von feinen Würzelchen bedeckt ist, und ovale Blätter, die in Dreiergruppen stehen. Sie wächst überall in den chinesischen Gebirgstälern und soll angeblich von einem neugierigen Ziegenhirten entdeckt worden sein, dem auffiel, daß dieses Kraut seine Ziegenböcke zu exzessiver Kopulation anstachelte. Die Pflanze wird hauptsächlich als Aphrodisiakum verwendet.

*Natürliches Vorkommen:* China und Japan
*Medizinisch verwendeter Teil:* Blatt
*Eigenschaften:*
Energie: warm
Geschmack: scharf
Organbezug: Nieren, Leber
*Therapeutische Wirkungen:* Aphrodisiakum; Tonikum; stärkt die Nerven; senkt den Blutdruck (TCM: tonisiert das Nieren-Yang; nährt das Blut und die Samen-Essenz; vertreibt Symptome von kalter Feuchtigkeit und Wind-Feuchtigkeit)
*Indikationen:* Impotenz; männliche und weibliche Unfruchtbarkeit; Taubheitsgefühl in den Extremitäten; Spermatorrhöe und

vorzeitiger Samenerguß; Lumbago; Rheumatismus; zerebrale Durchblutungsstörungen (TCM: Symptome von kalter Feuchtigkeit und Wind-Feuchtigkeit; Mangel an Nieren-Yang)

*Dosierung:* Abkochung: 6–12 Gramm, in zwei Dosen auf leeren Magen

Pulver (Kapseln, Pillen oder Aufguß): 3–9 Gramm, in zwei oder drei Dosen auf leeren Magen

Tinktur: Lassen Sie 60–80 Gramm in 1 Liter Alkohol 1–3 Monate ziehen; nehmen Sie zweimal täglich 25–30 ml (1 Unze) auf leeren Magen; um die Wirkung zu verstärken, kann man 60–80 Gramm chinesische Yamswurzel hinzufügen.

*Kontraindikationen:* Hypertonie; TCM: leeres Yin mit loderndem Feuer (vgl. Bemerkungen bei 35, S. 129)

*Unverträglichkeiten:* keine

*Bemerkungen:* Die Blätter dieser Pflanze enthalten ein Glykosid und ein Alkaloid. Wissenschaftliche Untersuchungen haben gezeigt, daß Labortiere, denen ein Extrakt aus den Blättern oral verabreicht wird, wesentlich häufiger kopulieren, was der alten Legende von den Ziegen Glaubwürdigkeit verleiht. Intravenöse Injektionen mit dem Glykosid, das die Blätter enthalten, haben bei Hunden die Samenproduktion erhöht. Folglich stimuliert das Kraut direkt die Samenproduktion und den männlichen Sexualtrieb.

Eine weitere pharmakologische Aktivität besteht darin, daß die Kapillaren und andere Blutgefäße erweitert werden, was die Durchblutung der Geschlechtsorgane ebenso verbessert wie die Gehirndurchblutung, während gleichzeitig der Blutdruck sinkt. Das Kraut fördert deshalb die Durchblutung und verbessert die Gehirnfunktionen ebenso wie die sexuelle Vitalität, und es wird in der chinesischen Medizin oft eingesetzt, um Geistesabwesenheit, Gedächtnisstörungen und andere Symptome einer unzureichenden Durchblutung des Gehirns zu behandeln.

Man kann bei Rezepturen für sexuell tonisierende Tinkturen

die therapeutische Wirksamkeit erheblich steigern, die Aufnahme und Verteilung der Wirkstoffe im Körper verbessern und den Wirkungseintritt beschleunigen, indem man zunächst eine Tinktur aus den Blättern der Bischofsmütze herstellt, diese nach drei Monaten abgießt und sie als Basis für die Tinktur aus den anderen Kräutern benutzt. Um 6 Liter Alkohol auf diese Weise zu präparieren, benötigt man 200–250 Gramm Bischofsmützenkraut.

## 62. Herzblättrige Färberröte
*Rubia cordifolia*

茜草 *chien tsao (qian cao)*
*Andere Namen: di hsueh* (Bodenblut); *hung geh* (roter Wein); Mandjuchaka

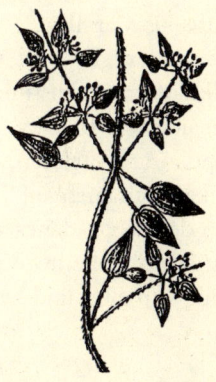

Diese mehrjährige Kriechpflanze wird bis zu 1 Meter lang und hat viereckige hohle Stengel, die mit kleinen Stacheln bedeckt sind, ovale Blätter, die in Fünferquirlen stehen, und kleine gelbliche Blüten. Die medizinisch verwendete Wurzel ist purpurrot oder orangebraun und wird in China, Japan und Indien zur Herstellung roter Farbe benutzt.
*Natürliches Vorkommen:* Die Pflanze wächst in China, Indien und Afrika, wird aber auch in Japan angebaut.
*Medizinisch verwendeter Teil:* Wurzel
*Eigenschaften:*
Energie: kalt

179

Geschmack: bitter

Organbezug: Leber, Herz

*Therapeutische Wirkungen:* Emmenagogum; Haemostatikum; wirkt kühlend; fördert die Durchblutung und reinigt das Blut; löst Blutgerinnsel auf und leitet Cholesterin aus; verhindert Tumorwachstum (TCM: beseitigt innere Hitze; kühlt das Blut)

*Indikationen:* Amenorrhöe und andere Menstruationsstörungen; Gebärmutterblutungen nach einer Geburt oder andere Formen innerer Blutungen; Blut- und Lebervergiftung; Gelbsucht; Hepatitis; Krebs; Tumoren; Nierensteine (TCM: heißes Blut und andere Symptome innerer Hitze)

*Dosierung:* Abkochung: 10–15 Gramm, in zwei Dosen auf leeren Magen. Um Blutgerinnsel aufzulösen, Cholesterin auszuleiten und zur allgemeinen Entgiftung des Bluts sollte die Dosis auf 20–25 Gramm erhöht werden.

*Kontraindikationen:* Anämie

*Unverträglichkeiten:* Eisen und andere Metallbestandteile und Geräte aus Metall

*Bemerkungen:* Dies ist eines der zuverlässigsten chinesischen Heilkräuter zur Umstimmung und Blutreinigung. Es kühlt, entgiftet und löst Blutstauungen, insbesondere in den weiblichen Fortpflanzungsorganen. Seine entstauenden Eigenschaften erstrecken sich auch auf Tumoren, Nierensteine und Blutgerinnsel in der Leber, die es alle aufzulösen und auszuscheiden hilft. Es ist eine exzellente Wahl bei allen Beschwerden, die zur Vergiftung von Blut und Leber führen oder davon verursacht werden.

## 63. Japanische Katzenminze
*Schizonepeta tenuifolia*

荆芥 *jing jie*

*Andere Namen:* Falsche chinesische Melisse; *Nepeta japonica*;
N. *tenuifolia*

Eine mehrjährige Pflanze mit hohem, aufrechtem Stamm, ovalen
Blättern, die in Dreiergruppen stehen, und kleinen Blüten, die sich
um eine Blütenähre gruppieren.
Dieses Kraut wird traditionell in
der Küche ebenso wie in der Medizin verwendet und gilt als Heilmittel bei Fieber und Menstruationsbeschwerden. Oft wird es als einfacher Aufguß getrunken.

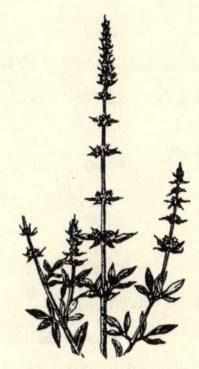

*Natürliches Vorkommen:* im westlichen China, an der chinesi-
schen Küste und in Japan
*Medizinisch verwendete Teile:* Stamm, Blätter, Blütenähren
*Eigenschaften:*
Energie: warm
Geschmack: scharf
Organbezug: Leber, Lunge
*Therapeutische Wirkungen:* Diaphoretikum; Antipyretikum;
Haemostatikum; Analgetikum (TCM: beseitigt innere Hitze;
vertreibt Wind-Kälte)
*Indikationen:* Fieber; Kopfschmerzen; Halsschmerzen; Abszesse
und Karbunkel; Menorrhagie; Gebärmutterblutungen nach ei-
ner Geburt; Gesichtslähmung, Verlust der Sprache und andere
Schlaganfallsymptome; Steifheit in Nacken und Wirbelsäule
(TCM: Symptome von Wind-Kälte)

*Dosierung:* Abkochung: 3–6 Gramm, in zwei Dosen auf leeren Magen
Pulver (Kapseln oder Aufguß): 2–4 Gramm, in zwei Dosen auf leeren Magen
*Kontraindikationen:* keine
*Unverträglichkeiten:* Meeresfrüchte einschließlich Schellfisch

## 64. Japanisches Geißblatt
*Lonicera japonica*

金银花 *jin yin hua*
*Andere Namen:* Heckenkirsche, *ren dung* (erträgt den Winter)

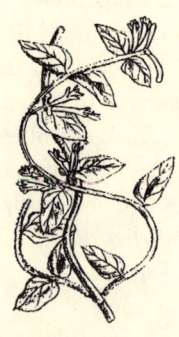

Dies ist ein Kletterstrauch, der 6–9 Meter hoch wird, mit dünnen, stacheligen Zweigen und Blüten, die zunächst weiß sind und dann gelb werden; daher der chinesische Name, der »Gold- und Silberblüte« bedeutet. Die Blüten, Stengel und Blätter werden medizinisch verwendet und enthalten jeweils Inositol, Saponin und Tannin. Eine langfristige Verwendung der Blüten soll die Vitalität steigern und das Leben verlängern.
*Natürliches Vorkommen:* Die Pflanze wächst in China, Japan, Korea und Taiwan.
*Medizinisch verwendete Teile:* Blüten, Stengel, Blätter
*Eigenschaften:*
Energie: kalt
Geschmack: süß
Organbezug: Lunge, Herz, Milz, Magen

*Therapeutische Wirkungen:* Antipyretikum; wirkt kühlend; Antiphlogistikum; Diuretikum; Antidot; reinigt das Blut (TCM: nährt das Blut, beseitigt innere Hitze)

*Indikationen:* Halsentzündung mit Schwellung; blutende Magen- und Darmgeschwüre; Blut im Sputum und im Stuhl; Infektionen und Vergiftungen; Abszesse, wunde und entzündete Haut und Allergien; Hämorrhoiden; Übergewicht (TCM: Beschwerden durch innere Hitze)

*Dosierung: innerlich* als Abkochung: 5–10 Gramm, in zwei Dosen auf leeren Magen

*äußerlich:* Ein Aufguß aus den frischen Blüten wird äußerlich für Abszesse, wunde Stellen und Entzündungen der Haut benutzt.

*Kontraindikationen:* keine

*Unverträglichkeiten:* keine

*Bemerkungen:* Auch dieses Kraut sollte nur so lange verwendet werden, bis die Symptome verschwinden. Wenn die Behandlung innerhalb von 7 Tagen keinen Erfolg zeigt, verwenden Sie ein anderes Kraut mit ähnlichen Eigenschaften.

## 65. Japanischer Liguster
*Ligustrum japonicum*

女貞子 *nu jen dze (nu jen zi)*

*Andere Namen:* Liebstöckel; *Ligustrum lucidum; dung ching* (Wintergrün); *la shu* (Wachsbaum)

Ein immergrüner Baum, der bis zu 5 Meter hoch wird, mit großen, ovalen Blättern von 10 cm Länge und 5 cm Breite. Er wird in China häufig für die Produktion von weißem Wachs angebaut, weil die Insekten, die das Wachs herstellen, ihn als Lebensraum bevorzugen. Die medizinisch verwendeten Beeren sind bitter und enthalten Syringin und Invertin.

*Natürliches Vorkommen:* Die Pflanze wird im südlichen China, in Korea und Japan angebaut.

*Medizinisch verwendeter Teil:* Beeren

*Eigenschaften:*

Energie: neutral

Geschmack: bitter, süß

Organbezug: Nieren, Milz

*Therapeutische Wirkungen:* nährendes Tonikum; Diuretikum; verhindert die Entstehung von Tumoren; stärkt die Immunität (TCM: nährt die Vitalität; tonisiert das Yin; beruhigt die fünf lebenswichtigen Yin-Organe)

*Indikationen:* Schlaflosigkeit; Appetitlosigkeit; Müdigkeit; geringe Libido; Immunschwäche (TCM: Mangel an Yin)

*Dosierung:* Abkochung: 5–10 Gramm, in zwei Dosen auf leeren Magen

*Kontraindikationen:* TCM: Leere in Milz und Magen; Kälte in Milz und Magen

*Unverträglichkeiten:* keine

*Bemerkungen:* Der Meister der Kräuterheilkunde während der Ming-Dynastie, Lee Shih-chen, schrieb: »Wenn jemand dieses Kraut 10 Monate lang verwendet, werden seine Muskeln fest werden und seine Haut stark und geschmeidig. Die Älteren werden feststellen, daß sie nachts nicht mehr so oft aufstehen müssen, um zur Toilette zu gehen, daß Rücken und Kreuz stärker werden und daß ihre Energie wächst.«

Neuere Laboruntersuchungen haben ergeben, daß nicht das Fruchtfleisch der Beeren von medizinischem Wert ist, sondern daß die Samen im Inneren des Fruchtfleischs die pharmakologisch aktiven Bestandteile enthalten.

Dies ist eines der Kräuter, die gegenwärtig in China wegen ihrer immunstimulierenden Wirkung intensiv wissenschaftlich untersucht werden. Es könnte sich dabei um ein potentielles Mittel zur Behandlung von Krebs, Aids und anderen Formen der Immunschwäche handeln, einschließlich der Schäden, die dem Immunsystem durch Chemotherapie und Bestrahlung zugefügt werden.

## 66. Hiobstränen
*Coix lacryma-jobi*

薏以仁 *yi yi ren*

*Andere Namen:* Coix chinensis; *pu ti dze* (Bodhi-Samen); Christus-Tränen; Marien-Tränen; Moses-Tränen

Dies ist ein einjähriges Gras, das 1–2 Meter hoch wird, mit einem sich verzweigenden Stiel und langen, schmalen Blättern, etwa 30 mal 3 cm, und mit rundlichen Samen von etwa 5 mm Länge und 4 mm Durchmesser. Die Samen erinnern an Perlgraupen, mit denen sie oft verwechselt werden, aber sie sind etwas größer und rauher. Die Pflanze kam vor ungefähr 2000 Jahren von Südostasien nach China, und sie ist seitdem zu einem der führenden nährenden Tonika der chinesischen Kräuterheilkunde geworden. Hiobstränen werden normalerweise als nahrhafter Porridge gegessen, manchmal in Kombination mit anderen Getreidekörnern und oft als Ergänzung zu anderen nährenden Kräutern. Die Samen enthalten 52 % Stärke, 7 % Fett und 17 % Eiweiß, einschließlich der Aminosäuren Leucin, Tyrosin, Lycin, Glutaminsäure, Arginin und Histidin.

*Natürliches Vorkommen:* Die Pflanze wird in Südostasien, Mittel- und Westchina, Indien, im tropischen Afrika und in Nordamerika angebaut.

*Medizinisch verwendeter Teil:* Samen

*Eigenschaften:*

Energie: leicht kalt

Geschmack: süß, einfach

Organbezug: Milz, Magen, Lunge, Leber, Dickdarm

*Therapeutische Wirkungen:* nährend; Diuretikum; löst Lungenstauungen; Antiphlogistikum; Antirheumatikum; entschleimend; kühlend (TCM: tonisiert die Yang-Energie; vertreibt Feuchtigkeit)

*Indikationen:* dunkler, spärlicher Urin; Schwellungen und Schmerzen in Gelenken und Sehnen; Rheumatismus; Lungeninfektionen; Husten mit blutigem Sputum; trockene, schuppige Haut; Hernien; Magengeschwüre (TCM: Symptome innerer Feuchtigkeit)

*Dosierung:* Porridge: Eine halbe Tasse (20–30 Gramm) Samen eine Stunde in Wasser einweichen, abgießen und dann in 1 Liter Wasser kochen, bis sie gar sind. Bei Bedarf können Sie zusätzliches Wasser nachgießen. Essen Sie den Porridge in ein oder zwei Portionen, entweder auf leeren Magen oder als Teil einer Mahlzeit ohne Fleisch und ohne Milchprodukte. Um den Nährwert zu erhöhen, können Sie 3–5 chinesische Jujuben hinzufügen.

Pulver (pur, Kapseln oder Paste): Rösten Sie die Samen, bis sie goldbraun sind, mahlen Sie sie dann zu Pulver, das Sie in einem luftdicht verschlossenen Gefäß aufbewahren; 6–12 Gramm, in zwei oder drei Dosen auf leeren Magen; für die Paste können Sie warmes Wasser oder Hühnerbrühe verwenden.

*Kontraindikationen:* keine

*Unverträglichkeiten:* keine

*Bemerkungen:* Um einen optimalen therapeutischen Nutzen zu erzielen, muß dieses Kraut mindestens 2 bis 3 Monate lang Bestandteil Ihres täglichen Speiseplans sein. Da es sich sehr gut zum Kochen eignet, ist das recht einfach. Den Porridge kann man zum Frühstück essen, je nach Bedarf gesüßt mit Honig und Trockenfrüchten, und die Samen können auch mit braunem Reis, wildem Reis, Buchweizen oder anderen Getreidekörnern gemischt als Mittagessen oder Abendessen serviert werden.

Zwischendurch, wenn Sie keine Zeit zum Kochen haben, nehmen Sie das Pulver löffelweise, in Kapseln oder als Paste.


## 67. Meerträubchen
*Ephedra sinica*

麻黄 *ma huang*
*Andere Namen:* Ephedra; *E. vulgaris*

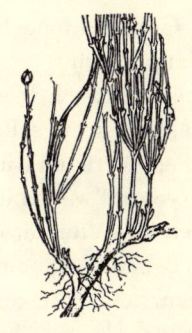

Dies ist ein niedriger Busch, etwa 30–50 cm hoch, mit aufrechten Zweigen, eingekerbt durch Knoten oder Gelenke. Die Blätter sind zu winzigen Schuppen reduziert, und die Pflanze trägt kleine gelbe Blüten und eßbare rote Beeren. Die Zweige werden medizinisch verwendet, je nach therapeutischem Zweck mit oder ohne die Knoten. Man geht davon aus, daß die Knoten und Wurzeln andere Wirkungen haben als die Zweige allein. Sie enthalten 1 % des Alkaloids Ephedrin, das die Bronchien erweitert, die Atmung stimuliert und auch das Herz und die Hirnrinde anregt. Viele Bestandteile von Amphetaminen basieren auf einem synthetischen Stoff nach dem Vorbild dieses Alkaloids.
*Natürliches Vorkommen:* Die Pflanze wächst im nördlichen China, in der Mongolei und auch in Europa.
*Medizinisch verwendeter Teil:* Zweige
*Eigenschaften:*
Energie: warm
Geschmack: scharf, leicht bitter
Organbezug: Lunge, Blase

187

*Therapeutische Wirkungen:* Diaphoretikum; erweitert die Bronchien; stimuliert die Atmung; Diuretikum; verringert den Appetit (TCM: vertreibt äußere Hitze)

*Indikationen:* Bronchitis und Asthma; Fieber mit Frostschauern; Heuschnupfen und Allergien; Taubheit in Haut und Muskeln; rote und geschwollene Augen; Ödeme; übermäßiger Appetit; Übergewicht (TCM: Symptome von Wind-Kälte und Wind-Feuchtigkeit)

*Dosierung:* Abkochung: 3–10 Gramm, in zwei Dosen auf leeren Magen. Bei Asthma, Bronchitis und Atemwegsinfekten fügen Sie 5 Gramm Mandeln, 4 Gramm Zimt und 2 Gramm Süßholzwurzel hinzu.

*Kontraindikationen:* Menschen, die unter chronischen profusen Schweißen leiden, sollten nur die Wurzeln verwenden, die als Antidiaphoretikum wirken und somit einen übermäßigen Flüssigkeitsverlust während der Behandlung verhindern; Menschen mit geringer Vitalität und schwacher Konstitution neigen bei einer Behandlung mit Ephedra zu nächtlichen Schweißausbrüchen, Schlaflosigkeit und Nervosität.

*Unverträglichkeiten:* Magnolie; Gips

*Bemerkungen:* Ephedra stimuliert nicht nur Atmung, Puls und Hirnfunktionen, sondern veranlaßt den Körper auch, Fett zu verbrennen, das die Kalorien liefert, die zur Unterstützung der angeregten Vitalfunktionen benötigt werden. Bekannt als Thermogenese, führt dieser Effekt zur Verbrennung von Fett, das bei Übergewichtigen im Körpergewebe gespeichert ist, ohne daß dabei die Vorräte an Fett in den lebenswichtigen Organen und im Gehirn angegriffen werden. Da das Kraut außerdem den Appetit reduziert, wenn es etwa eine Stunde vor den Mahlzeiten genommen wird, kann man es zur Behandlung von Übergewicht einsetzen. Zu diesem Zweck sollte es aber nur von Menschen benutzt werden, die ansonsten gesund sind und für die keine der oben erwähnten Kontraindikationen zutrifft.

## 68. Justicia gendarussa

秦艽 *chin jiao*

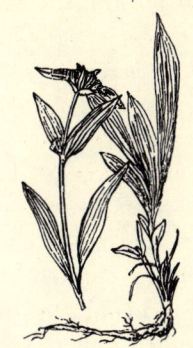

Dies ist eine niedrige Pflanze mit langen, gedrehten Wurzeln und großen Blättern, die an Salat erinnern. Die Blüten entwickeln sich in kleinen Gruppen aus einem zentralen Stengel. Die Pflanze wächst in den Gebirgstälern der südwestlichen Provinzen Chinas.

Die medizinisch verwendeten Wurzeln sind dunkelgelb, gedreht und etwa 20 cm lang. Sie enthalten das Alkaloid Justicin und ätherisches Öl.

*Medizinisch verwendeter Teil:* Wurzel

*Eigenschaften:*

Energie: neutral

Geschmack: bitter

Organbezug: Leber, Gallenblase, Magen

*Therapeutische Wirkungen:* Antipyretikum; Antiphlogistikum; Diuretikum, Antidot bei Alkoholvergiftung; Antirheumatikum; Sedativum (TCM: vertreibt kalte Feuchtigkeit)

*Indikationen:* Rheumatismus; Gelbsucht; Zahnschmerzen; Fieber; Durchfall (TCM: Symptome von kalter Feuchtigkeit und kaltem Wind)

*Kontraindikationen:* keine

*Unverträglichkeiten:* Milchprodukte

## 69. Kutzuwurzel
*Pueraria lobata*

葛根 *geh gen*
*Andere Namen: Pachyrhizus thunbergianus*

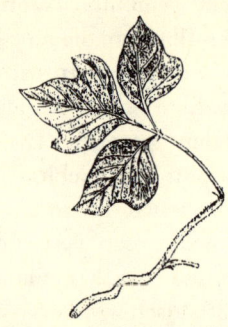

Dies ist eine holzige Kletterpflanze
mit haarigem Stamm, dreiteiligen
Blättern, die 12–20 cm lang sind,
und einem dichten Blütenstand
von 20–25 cm Länge mit kleinen,
purpurroten Blüten. Die sehr stär-
kehaltige Wurzel wird sowohl als
Nahrungsmittel wie auch in der
Medizin genutzt. Aus den Pflan-
zenfasern stellt man einen gelben Stoff her, der als *geh bu* bezeichnet und in China als Sommerstoff sehr geschätzt wird. Die
in der Wurzel enthaltene Stärke wird zu einem Küchengewürz
verarbeitet, das ähnliche Eigenschaften wie Pfeilwurz und
Maisstärke hat.

*Natürliches Vorkommen:* Die Pflanze wird vor allem in China
und Japan angebaut.

*Medizinisch verwendeter Teil:* Wurzel

*Eigenschaften:*
Energie: neutral
Geschmack: süß, bitter
Organbezug: Milz, Magen

*Therapeutische Wirkungen:* Antipyretikum; wirkt kühlend; Diuretikum; Nervinum; Antidot bei Medikamenten- und Alkoholvergiftung; verbessert den Muskeltonus (TCM: leitet innere
Hitze aus)

*Indikationen:* Fieber; Kopfschmerzen und Schmerzen in Nacken
und Schultern; Dysenterie; Hautrötungen; Krämpfe; Vergiftun-

gen durch Alkohol und Medikamente (TCM: Schädigungen durch Wind-Hitze)

*Dosierung:* Abkochung: 4–10 Gramm, in zwei Dosen auf leeren Magen

*Kontraindikationen:* keine

*Unverträglichkeiten:* keine

*Bemerkungen:* Eine einfache Abkochung aus Kutzuwurzel ist besonders wirksam, wenn es darum geht, Verspannungen zu lösen und Schmerzen in einer verspannten Hals- und Schultermuskulatur zu lindern, deren Ursache Wind-Hitze ist, wie etwa bei Sommererkältungen oder bei Beschwerden durch Klimaanlagen.

## 70. Windschutzwurzel
*Ledebouriella seseloides*

防風 *fang feng*
*Andere Namen: Siler divaricatum*

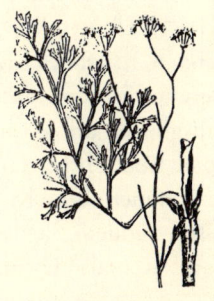

Eine mehrjährige Pflanze, die 30–40 cm groß wird, mit einem aufrechten Stamm und vielen kleinen Zweigen. Das Kraut sieht ähnlich aus wie Fenchel und wird oft zum Kochen benutzt. Die medizinisch verwendeten Wurzeln verzweigen sich unregelmäßig. Die Stücke sind etwa 15 cm lang, haben einen Durchmesser von 1–2 cm, sind gelblich-braun, und an den Wurzelstöcken findet man noch Teile des Stamms. Das Kraut wirkt besonders gut gegen alle Arten von Beschwerden, die durch Wind hervorgerufen werden, deshalb der chinesische Name, der »Schutz vor Wind« bedeutet.

*Natürliches Vorkommen:* Die Pflanze wird in Nordchina und in Japan angebaut.

*Medizinisch verwendeter Teil:* Wurzel

*Eigenschaften:*

Energie: warm

Geschmack: scharf, süß

Organbezug: Leber, Milz, Blase

*Therapeutische Wirkungen:* Antipyretikum; Analgetikum; Expektorans; Antitussivum; tonisiert auch die Atmungsorgane (TCM: vertreibt die 36 Varianten von Wind)

*Indikationen:* Kopfschmerzen und verschwommenes Sehen; Schmerzen in Schultern und Nacken; körperliche Schmerzen; blutunterlaufene Augen (TCM: alle Arten von Beschwerden durch Wind, insbesondere Symptome von Wind-Feuchtigkeit)

*Dosierung:* Abkochung: 8–15 Gramm, in zwei Dosen auf leeren Magen

*Kontraindikationen:* chronische profuse Schweiße

*Unverträglichkeiten:* Ingwer, Sturmhut

*Bemerkungen:* Dieses Kraut eignet sich gut zum Kochen, insbesondere für Eintöpfe aus Fleisch und Gemüse. Wenn alle Familienmitglieder an ähnlichen Wind-Krankheiten leiden, zum Beispiel Kopfschmerzen und Muskelschmerzen, dann können alle zusammen »ihre Kräutermedizin einnehmen und gleichzeitig essen«, indem Sie das Kraut bei der Zubereitung der Familienmahlzeiten als Gewürz verwenden.

## 71. Herzgespann
*Leonurus sibiricus*

益母草 *yi mu tsao (yi mu cao)*

*Anderer Name:* Sibirisches Mutterkraut

Einjährige Pflanze, die bis zu 1 Meter hoch wird, mit dreiteiligen Blättern und rot-weißen Blüten, die in Quirlen um die gelenkartigen Verbindungsstücke des Stammes angeordnet sind. Die Pflanze wächst in der Nähe des Meeresufers und am Rand von Seen und Sümpfen. Das frische Kraut riecht unangenehm, und deshalb wird es vor allem von armen Leuten gesammelt, getrocknet und verkauft. Es gilt als unschätzbares Heilmittel zur Behandlung von Menstruationsstörungen. Die Samen enthalten ätherisches Öl und das Alkaloid Leonurin.

*Natürliches Vorkommen:* Die Pflanze wächst weltweit, vor allem im nördlichen China, in der Mandschurei, in Sibirien, Indien und Südostasien, Afrika und Nordamerika.

*Medizinisch verwendete Teile:* Samen oder die ganze Pflanze ohne Wurzeln

*Eigenschaften:*

Energie: leicht kalt

Geschmack: bitter, scharf

Organbezug: Leber, Perikard

*Therapeutische Wirkungen:* Haemostatikum; Emmenagogum; Diuretikum; regt den Kreislauf an und löst Blutgerinnsel auf; klärt die Augen

*Indikationen:* Blutungen nach einer Geburt; Übelkeit während der Schwangerschaft; Dysmenorrhöe, unregelmäßige Menses, PMS und andere Menstruationsstörungen; weibliche Unfruchtbarkeit; schmerzhafte und geschwollene Brüste

*Dosierung:* Abkochung: 10–15 Gramm, in zwei Dosen auf leeren Magen

*Kontraindikationen:* Zur Behandlung von Übelkeit und schmerzenden Brüsten während der Schwangerschaft sollte das Kraut nur in geringen Mengen (5–10 Gramm pro Tag) unter Aufsicht eines TCM-kundigen Therapeuten verwendet werden.

*Unverträglichkeiten:* Eisen und andere Metallbestandteile und Gegenstände aus Metall

*Bemerkungen:* Herzgespann ist auch in der westlichen Kräutermedizin bekannt als ein zuverlässiges Mittel zur Behandlung von Störungen der weiblichen Fortpflanzungsorgane, speziell bei Beschwerden im Zusammenhang mit Menstruation, Schwangerschaft und Geburt. Daher stammt auch der volkstümliche Name »Mutterkraut«. Neuere wissenschaftliche Untersuchungen in Nordamerika haben viele Eigenschaften bestätigt, die die traditionelle Medizin diesem Kraut zuschreibt. Chinesische Frauen benutzen es häufig, um Blutstauungen zu behandeln und Blutgerinnsel nach der Geburt aufzulösen.

Die Pflanze wächst problemlos im heimischen Garten, so daß man sie selbst für den Hausgebrauch anbauen kann. Wenn Sie das frische Kraut benutzen, können Sie die ganze Pflanze oberhalb der Wurzel abschneiden und verwenden. Trocknen Sie das Kraut gut in der Sonne, und nehmen Sie täglich eine Abkochung von 15 Gramm.

## 72. Süßholz
*Glycyrrhiza uralensis*

甘草 *gan tsao (gan cao)*

*Andere Namen: mi tsao* (Honiggras); *Glycyrrhiza glabra; G. echinata*

Süßholz ist eine mehrjährige Pflanze mit aufrechtem Stamm, schmalen, ovalen Blättern und einem langen Blütenstand mit

Trauben von purpurroten Blüten.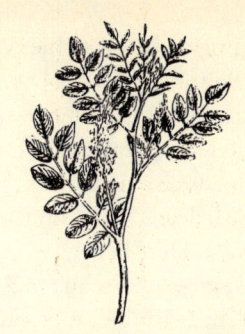
Es ist eines der am höchsten ge-
schätzten und am häufigsten verwendeten Mittel der chinesischen
Kräutermedizin; man findet es in
zahlreichen Rezepturen. Einige
chinesische Quellen bezeichnen es
respektvoll als *guo lao* (vereh-
rungswürdiger nationaler Schatz).

Es verbessert den Geschmack anderer Kräuter, harmonisiert
und verlängert ihre Wirkungen in den Rezepturen und ist von
Nutzen für alle lebenswichtigen Organe und ihre Meridiane.
Die medizinisch verwendete Wurzel hat eine gräulich-braune
oder dunkelbraune Außenseite; das Innere ist gelb. Die Wurzel
schmeckt viermal süßer als Zuckerrohr. Sie ist besonders süß
und wirkt besonders stark, wenn sie ausgegraben wird, bevor
die Pflanze Früchte trägt.

*Natürliches Vorkommen:* Die Pflanze wächst in großen Mengen
im nördlichen China, in der Mongolei, in Sibirien und in Zentralasien.

*Medizinisch verwendeter Teil:* Wurzel

*Eigenschaften:*

Energie: neutral

Geschmack: süß

Organbezug: alle zwölf Organe

*Therapeutische Wirkungen:* Expektorans; Demulzens für Lunge
und Bronchien; Emolliens für Magengeschwüre; Antidot; Tonikum; Antipyretikum; Laxans; Sedativum; Antitussivum;
senkt Cholesterin und Blutzucker; verhindert Tumorwachstum
(TCM: tonisiert die Milz- und Magen-Energie; unterdrückt das
Herz-Feuer; tonisiert den Dreifach-Erwärmer und die ererbte
Energie, vertreibt äußere Kälte)

*Indikationen:* Erkältungen, Fieber, Halsschmerzen; Stauungen

195

in Lunge und Bronchien, Magengeschwüre; Gastritis und Magenübersäuerung; Diabetes; Giftstoffe in Blut und Leber; Entzündungen der Gallenblase; Reizbarkeit; Alkohol- und Medikamentenvergiftung; Bauchschmerzen; Hepatitis und Zirrhose; feuchtes, juckendes Skrotum und andere Hautreizungen (TCM: leere Milz- und Magen-Energie; Mangel an Blut und Energie; Herz-Feuer)

*Dosierung:* Abkochung: 2–8 Gramm, in zwei Dosen auf leeren Magen; bei Erkältungen und anderen Beschwerden des Atemtraktes können Sie 2–5 Gramm Ingwer hinzufügen.

Aufguß: Gießen Sie 1 Liter kochendes Wasser über 8 bis 10 Gramm Süßholzwurzel in einer großen Teekanne; 20 Minuten ziehen lassen, dann abgießen; Sie können noch bis zu viermal neues kochendes Wasser über die Wurzeln gießen. Trinken Sie den Tee tassenweise über den Tag verteilt. Um die antidotierenden, entgiftenden und blutkühlenden Eigenschaften zu verstärken, können Sie 4–6 Gramm Chrysantheme hinzufügen.

Wurzelscheiben: Kauen Sie über den Tag verteilt 10–12 Scheiben getrocknete Süßholzwurzel, schlucken Sie den Saft und spucken Sie die Reste der Wurzel aus.

Hautwasser: Nehmen Sie eine Woche lang dreimal täglich die Abkochung als Hautwasser zur Behandlung eines feuchten, juckenden Skrotums oder bei anderen Hautreizungen; lassen Sie den Sud 5 Minuten auf das betroffene Hautgebiet einwirken, und spülen Sie dann mit klarem Wasser (ohne Seife) nach; die Abkochung kann auch benutzt werden, um Wunden oder Hautausschläge bei Hunden oder Katzen zu behandeln.

*Kontraindikationen:* keine

*Unverträglichkeiten: Polygala tenuifolia; Euphorbia sieboldiana; Euphorbia pekinensis; Daphne genkwa*

*Bemerkungen:* Süßholz gehört zu den ältesten Kräuterheilmitteln der Welt. Aufzeichnungen über seine Verwendung in der ayurvedischen Kräutermedizin Indiens reichen über 4000 Jahre zurück, und 1923 wurde eine große Menge dieses Krauts im Grab eines berühmten ägyptischen Pharaos entdeckt. Im Hinblick auf sein Potential als Antidot stellte Sun Ssu-mo, ein chinesischer Arzt der Tang-Dynastie, in seinem klassischen Gesundheitsbuch *Kostbare Rezepturen* fest: »Das Entgiftungspotential der Süßholzwurzel, wenn sie auf giftige Stoffe im Körper trifft, kann mit der Schmelzkraft von kochendem Wasser verglichen werden, das man über Schnee schüttet.«

Süßholz ist auch von der modernen Laborwissenschaft ausführlich untersucht worden, und dabei konnten viele medizinische Eigenschaften, die man dem Kraut traditionell zuschreibt, eindeutig bestätigt werden. Leider sind auch einige ungünstige Untersuchungsergebnisse veröffentlicht worden, die ausschließlich auf Studien mit Teilauszügen von Süßholzwurzel basieren, beispielsweise solche, aus denen man in Europa Lakritzbonbons herstellt (in Nordamerika enthalten sie sehr geringe Mengen echter Süßholzwurzel). Wie viele Heilkräuter verhält sich Süßholzwurzel völlig anders, wenn ihre einzelnen Inhaltsstoffe isoliert, raffiniert, konzentriert und dann getrennt von ihren natürlichen synergetischen Kofaktoren angewendet werden. Viele alltägliche Kräuter und Nahrungsmittel einschließlich so harmlos erscheinender Pflanzen wie Kopfsalat enthalten Bestandteile, die beim Menschen zu toxischen Reaktionen führen können, wenn sie chemisch isoliert und in hohen Dosen eingenommen werden, die weit über das natürliche Maß hinausgehen, das man in der Pflanze selbst findet. Die einzige moderne wissenschaftliche Forschung über traditionelle Heilkräuter, die zuverlässige Ergebnisse liefert, besteht folglich aus Untersuchungen der ganzen Pflanze, in der alle synergetischen Kofaktoren enthalten sind, sowohl die bekannten als auch die unbekannten, ohne deren Anwesenheit sich die aktiven Bestandteile einer Pflanze ganz anders verhalten und nicht die erwünschte therapeutische Wirkung zeigen.

Neuere Untersuchungen, die in den Green Medicine Research Laboratories in Long Island, New York, mit der ganzen Süßholzwurzel durchgeführt wurden, haben gezeigt, daß einige der aktiven Bestandteile der Pflanze eine Molekularstruktur haben, die den Hormonen der Nebennierenrinde sehr ähnlich ist. In der TCM bezeichnet man die Nebennierenrinde als Nierendrüse, und im esoterischen Tao-Yoga nennt man sie das Tor des Lebens. Die Ähnlichkeit auf der molekularen Ebene könnte eine Erklärung dafür sein, daß die Süßholzwurzel so viele lebenswichtige Funktionen reguliert und harmonisiert, denn die Hormone der Nebennierenrinde spielen eine zentrale Rolle bei der Regulierung des gesamten endokrinen Systems, das seinerseits über Myriaden von Vitalfunktionen im ganzen Körper herrscht. Diese hormonähnlichen Bestandteile der Süßholzwurzel könnten auch dafür verantwortlich sein, daß sie das Immunsystem als Ganzes stärkt.

Jüngste Untersuchungen in China und Japan haben ergeben, daß die Süßholzwurzel die Produktion von Interferon stimuliert, wobei der Wirkmechanismus bisher noch nicht bekannt ist. Die Untersuchungsergebnisse unterstreichen außerdem, wie wichtig es ist, daß die ganze Pflanze verwendet wird und nicht nur isolierte Bestandteile, deren biochemische Aktivität bekannt ist. Die Steigerung der Interferon-Produktion macht die Süßholzwurzel zu einem wirksamen Heilmittel bei der Behandlung von Hepatitis B und zu einem wirkungsvollen Antitumormittel.

## 73. Ligusticum wallichii

川芎 *chuan hsiung (chuan xiong)*
*Andere Namen: Conioselinum univittatum; hsiang guo* (duftende Frucht)

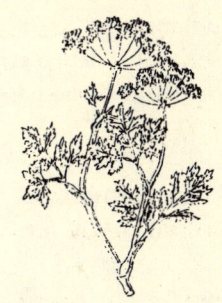

Eine doldentragende Pflanze, die ähnlich aussieht wie Engelwurz. Sie wird zur medizinischen Verwendung im südlichen und westlichen China angebaut, wo sie auch wild wächst, sowie in Japan. Die Blätter werden traditionell als Anthelmintikum gegen Darmparasiten und außerdem zur Herstellung kosmetischer Präparate benutzt. Der am häufigsten verwendete Teil ist jedoch die Wurzel, die bitter ist und stark duftet.

*Medizinisch verwendeter Teil:* Wurzel

*Eigenschaften:*

Energie: warm

Geschmack: scharf

Organbezug: Leber, Gallenblase, Perikard

*Therapeutische Wirkungen:* Emmenagogum; Tonikum; Analgetikum; Sedativum; verbessert die Durchblutung und reinigt das Blut; senkt den Blutdruck (TCM: tonisiert das Blut und die Essenz, reguliert die Energie)

*Indikationen:* Anämie; Blutvergiftung; alle Menstruationsstörungen; Bauchschmerzen nach einer Geburt (TCM: Symptome von Kälte und Leere; Beschwerden durch Wind-Feuchtigkeit)

*Dosierung:* Abkochung: 4–8 Gramm, in drei Dosen auf leeren Magen

*Kontraindikationen:* keine

*Unverträglichkeiten:* Talk, *Coptis teeta,* Tragant, *Cornus officinalis*

*Bemerkungen:* Die starken reinigenden und nährenden Wirkungen auf das Blut werden zur Zeit in China und Japan untersucht, im Hinblick auf einen möglichen Einsatz bei der Behandlung von Krebs, Aids und anderen ernsten Immunschwächen, bei denen starkes Blut und eine gute Durchblutung wichtig für die Genesung des Patienten sind.


## 74. Lotos-Samen
*Nelumbium nucifera*

蓮子 *lien dze (lien zi)*

*Andere Namen: Nelumbium nelumbo; N. speciosum*

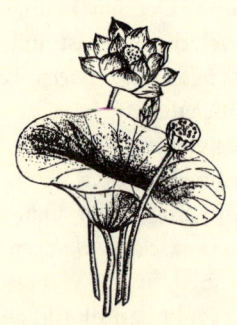

Diese mehrjährige Wasserpflanze gehört zu den beliebtesten Pflanzen in Asien. Sie wird schon lange als Nahrungsmittel und zur medizinischen Verwendung gezüchtet, man findet sie in Landschaftsgärten und in Tempelteichen als Symbol der Reinheit und der spirituellen Entwicklung. Sie hat eine dicke, eßbare Wurzel, die viel Stärke enthält, große runde Blätter mit einem Durchmesser von 30–50 cm und eine wunderschöne kronenblatttragende Blüte, die in verschiedenen Schattierungen von Pink und Weiß blüht. Die Samen werden gewöhnlich in trockenem, hartem Zustand verkauft, elfenbeinweiß mit schwarzer Samenschale, aber während der Saison kann man sie auf asiatischen Märkten auch frisch als kulinarische Delikatesse kaufen.

*Natürliches Vorkommen:* Lotos wird überall in den tropischen Regionen Asiens und Australiens angebaut.

*Medizinisch verwendeter Teil:* Samen

*Eigenschaften:*

Energie: neutral

Geschmack: süß

Organbezug: Milz, Nieren, Herz

*Therapeutische Wirkungen:* nährendes Tonikum; Aphrodisiakum; Haemostatikum; Nervinum (TCM: tonisiert die Herz- und Milz-Energie, nährt die Samen-Essenz)

*Indikationen:* Impotenz; nächtliche Samenergüsse; Menorrhagie; Leukorrhöe; Neurasthenie; Schlaflosigkeit; Geschlechtskrankheiten; Diarrhöe; Herzschwäche; Pankreatitis (TCM: Mangel an Herz- und Nieren-Energie)

*Dosierung:* Abkochung: 6–12 Gramm, in drei Dosen auf leeren Magen

Pulver (pur, Kapseln, Pillen oder Paste): 4–8 Gramm, in drei Dosen auf leeren Magen

*Kontraindikationen:* Verstopfung, Verdauungsstörungen und Blähungen

*Unverträglichkeiten:* keine

*Bemerkungen:* Die ganze Pflanze wird medizinisch verwendet. Die Staubgefäße wirken adstringierend und werden zur Behandlung von Spermatorrhöe und vorzeitiger Ejakulation verwendet. Die Blätter wirken antipyretisch und kühlend und werden gegen Symptome eingesetzt, deren Ursache Sommerhitze ist, wie beispielsweise Kopfschmerzen, Lungenstauungen, chronischer Durst und ein dunkler, spärlicher Urin. Der Stiel erleichtert Magenschmerzen, beruhigt den Fötus und kontrolliert Leukorrhöe, während die Wurzeln, die häufig als Nahrungsmittel verwendet werden, haemostatische und adstringierende Eigenschaften haben.

Aus Lotos-Samen kann man eine wohlschmeckende süße

Suppe kochen, die in Ostasien als Snack oder Nachtisch sehr beliebt ist. Weichen Sie einfach eine Tasse Lotos-Samen für einige Stunden in Wasser ein; dann abgießen und in frischem Wasser kochen und dabei etwas Honig, Rohzucker, Palmzucker oder einen anderen natürlichen Süßstoff hinzufügen.

## 75. Mastixstrauch
*Boswellia carterii*

乳香　*ru hsiang (ru xiang)*
*Andere Namen:* Olibanum; *Boswellia glabra; B. thurifera*

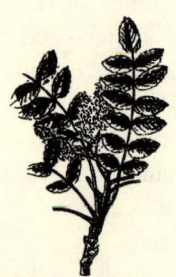

Dies ist ein Laubbaum, der in Indien und in der Mittelmeerregion wächst und seit langem als Quelle für aromatisches Harz zur Herstellung von Räucherwerk und Parfum genutzt wird. Das medizinisch verwendete Harz findet man als Absonderung unter der Rinde. Verkauft wird es in Form von undurchsichtigen, zerbrechlichen, blaßgelben Tropfen, bitter und aromatisch mit einem typisch harzigen Duft. Ayurvedische Heiler in Indien verwenden es vor allem äußerlich zur Behandlung von Karbunkeln und innerlich bei Gonorrhöe und Lungeninfektionen.

*Medizinisch verwendeter Teil:* festes Harz
*Eigenschaften:*
Energie: warm
Geschmack: scharf, bitter
Organbezug: Leber, Herz, Milz
*Therapeutische Wirkungen:* Analgetikum; Stimulans; Emmenagogum; fördert die Durchblutung; stimuliert das Muskel-

wachstum; Adstringens; (TCM: aktiviert das Blut und gleicht die Energien aus)

*Indikationen:* Dysmenorrhöe; Amenorrhöe; Schmerzen in Brust und Bauch, nächtliche Samenergüsse mit feuchten Träumen; Epilepsie; Durchblutungsstörungen; Blasen, Abszesse, Karbunkel (TCM: Stagnation von Blut und Energie)

*Dosierung: innerlich* als Abkochung: 3–9 Gramm, in zwei Dosen auf leeren Magen

*äußerlich:* Benutzen Sie den Sud als Hautwasser zur Behandlung von Blasen, Abszessen und Karbunkeln.

Mundwasser: Der Sud kann auch bei schlechtem Mundgeruch zum Gurgeln verwendet werden.

*Kontraindikationen:* keine

*Unverträglichkeiten:* keine

*Bemerkungen:* Ein chinesisches Kräuterbuch aus dem 18. Jahrhundert empfiehlt Männern, die unter nächtlichen Samenergüssen mit feuchten Träumen leiden, ein kleines Stück Harz zu lutschen, wenn sie zu Bett gehen.


## 76. Minze
*Mentha arvensis*

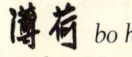 *bo he*

*Andere Namen:* Pfefferminze, Ackerminze

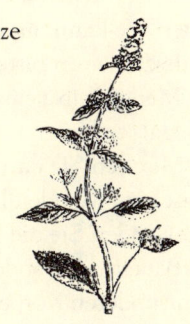

Eine mehrjährige Pflanze, die 10 bis 60 cm groß wird, mit aufrechten oder kriechenden Stengeln, einem Blütenstand, der dicht mit rosa Blütentrauben bepackt ist, ovalen Blättern mit gesägtem Rand und einem flaumigen Bärtchen. Die

Pflanze ist hocharomatisch und scharf, und sie wird in Asien und Europa seit langem als Küchengewürz und erfrischender Kräutertee verwendet. Die Blätter enthalten ätherische Öle, einschließlich Menthol, Menthon, Piperiton und Limonen.

*Natürliches Vorkommen:* Minze wächst wild, wird aber auch gezielt in China, Südostasien, Indien und Europa angebaut; in Nordamerika gibt es verwandte Arten.

*Medizinisch verwendete Teile:* Blätter, zarte Zweige

*Eigenschaften:*

Energie: kühl

Geschmack: scharf

Organbezug: Lunge, Leber

*Therapeutische Wirkungen:* Stomachikum; Karminativum; Diaphoretikum; Stimulans; Analgetikum; Nervinum; kühlend (TCM: beseitigt innere Hitze; vertreibt Wind-Hitze)

*Indikationen:* Kopfschmerzen, Husten und Halsschmerzen im Zusammenhang mit einer »Erkältung«; Laryngitis; Sinus-Kongestion; Ohrenschmerzen; Dysmenorrhöe; Verdauungsstörungen; Flatulenz (TCM: innere Hitze; Symptome von Wind-Hitze im Kopf und in den Atemwegen);

*Dosierung:* Abkochung: 2–4 Gramm, in einer Dosis auf leeren Magen

Pulver (Aufguß): 1 Gramm in heißem Wasser ziehen lassen, auf leeren Magen trinken (dies ist die beste Art, Minze einzunehmen; der Tee kann mit etwas Honig gesüßt werden)

Bei Halsschmerzen bitten Sie jemanden, Ihnen vorsichtig eine kleine Menge fein gemahlenes Pulver durch einen Strohhalm in den Hals zu blasen.

Salbe: Mischen Sie einige Gramm Minze-Pulver mit etwas gelber Vaseline, Mandelöl, Lanolin oder einer anderen Fettbasis und verwenden Sie die kühlende und lindernde Salbe an Kopf, Brust, Bauch oder anderen heißen, schmerzhaften, gestauten oder entzündeten Körperteilen.

*Kontraindikationen:* starke Frostschauer; nervöse Erschöpfung
*Unverträglichkeiten:* keine
*Bemerkungen:* Minze ist ein sehr mildes, ungiftiges Kraut und eignet sich deshalb gut zur Behandlung von Kindern, die leichtere Verdauungsstörungen haben oder sich wegen einer Grippe oder Erkältung nicht wohl fühlen. Die besänftigende Wirkung auf das Nervensystem kann hyperaktiven Kindern auch helfen, sich zu entspannen, aber dieser Effekt tritt erst ein, wenn die Kinder keine Softdrinks mehr bekommen, die viel Zucker und Koffein enthalten.

Bei einigen Arten von Minze, speziell Pfefferminze *(Mentha piperata)*, hat sich in wissenschaftlichen Untersuchungen gezeigt, daß sie eine große Zahl von Krankheitserregern an der Vermehrung hindern oder sie sogar abtöten. Dazu gehören das Influenza-A-Virus, Herpes simplex, das Mumps-Virus, Streptokokken, Staphylokokken und *Candida albicans.* Diese Eigenschaft sorgt dafür, daß diejenigen, die Minze ständig verwenden, von vielen alltäglichen Beschwerden verschont bleiben, die normalerweise auftreten, weil die entsprechenden Krankheitserreger überall in der Nahrung, im Wasser und in der Luft vorkommen oder beim Kontakt mit anderen Menschen übertragen werden.

## 77. Chinesische Goldwurz
*Coptis sinensis*

美蓮 *huang lien*
*Anderer Name: Coptis teeta*

Eine mehrjährige Pflanze mit langen, dreiteiligen Blättern, kleinen gelblich-weißen Blüten und einer rötlich-braunen Wurzel, die mit feinen Würzelchen bedeckt ist. Die Pflanze wird zur medizinischen Verwendung überall in China angebaut, aber auch in Teilen von Nordindien, wo sie in der ayurvedischen Medizin häufig genutzt wird. Das Innere der Wurzel ist gelblichorange, wobei das innere Mark etwas dunkler gefärbt ist. Die Wurzel enthält die Alkaloide Coptisin, Worenin und Berberin.

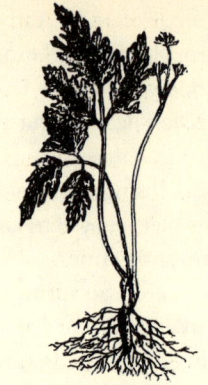

Im alten China gaben Hebammen den Neugeborenen eine Dosis dieses Krauts als generelles Antidot gegen alle Gifte, vor allem gegen Geschlechtskrankheiten oder andere Infektionen, die möglicherweise im Mutterleib hätten übertragen werden können.

*Medizinisch verwendeter Teil:* Wurzel

*Eigenschaften:*

Energie: kalt

Geschmack: bitter

Organbezug: Leber, Herz, Magen, Dickdarm

*Therapeutische Wirkungen:* Antipyretikum; kühlend, austrocknend; Stomachikum; Antidysenteriticum; Antidot gegen Medikamenten- und Alkoholvergiftung; Antidot gegen Toxine bei Säuglingen und Kindern (TCM: kühlt das Blut)

*Indikationen:* Schmerzen und Druck auf der Brust; Herzschmerzen; rote und geschwollene Augen; Medikamenten- und Alkoholvergiftung; Dysenterie und Diarrhöe; Abszesse; Nasenbluten; Hitzschlag; Gelbsucht; Hepatitis; Gastritis (TCM: Symptome von Herzfülle)

*Dosierung:* Pulver: Kapseln zu je 750 mg; zwei Kapseln morgens vor dem Frühstück, zwei Kapseln vor dem Zubettgehen

*Kontraindikationen:* TCM: Symptome von leerer Kälte

*Unverträglichkeiten:* Chrysantheme; Ginseng; Huflattich; *Achyranthes bidentata*; Schweinefleisch; *Dictamnus albus*

*Bemerkungen:* Dieses Kraut wird häufig verwendet, um Säuglinge und Kinder zu behandeln, die Fieber, Durchfall, Schwellungen, Schmerzen und andere Fülle-Hitze-Symptome haben, verursacht durch verseuchte Nahrungsmittel oder giftige Substanzen oder durch infektiöse Krankheitserreger.

## 78. Morindawurzel
*Morinda officinalis*

巴戟天 *ba ji tien*

*Anderer Name: Polygala reinii*

Dies ist ein immergrüner Strauch mit kleinen, stacheligen Blättern und einer süßen, medizinisch wärmenden Wurzel, die seit langem einen Ruf als stärkendes Sexualtonikum für Männer hat. Sie wird außerdem zur Stärkung der Willenskraft empfohlen. Mangelnde Willenskraft gilt oft als Zeichen eines Mangels an Nieren-Energie, die über die Willenskraft herrscht.

*Natürliches Vorkommen:* Das Kraut ist relativ teuer; die Pflanze wird in Nord- und Mittelchina und in Japan angebaut.

*Medizinisch verwendeter Teil:* Wurzel

*Eigenschaften:*

Energie: warm

Geschmack: süß, scharf

Organbezug: Nieren

*Therapeutische Wirkungen:* Tonikum; Adstringens; Aphrodisiakum; stärkt Knochen und Sehnen; erhöht die Willenskraft (TCM: tonisiert das Nieren-Yang; wärmend)

*Indikationen:* Impotenz; vorzeitiger Samenerguß; nächtliche Samenergüsse; übermäßige Urinmengen; Lumbago; Mangel an

Willenskraft; Kälte und Schmerzen im Unterbauch (TCM: Mangel an Nieren-Yang)

*Dosierung:* Abkochung: 5–9 Gramm, in zwei Dosen auf leeren Magen

Pulver (Kapseln oder Pillen): 3–6 Gramm, in zwei Dosen auf leeren Magen

Tinktur: 60–70 Gramm in 1 Liter Alkohol 2–3 Monate ziehen lassen; nehmen Sie 25–30 ml (1 Unze) zweimal täglich (nachmittags und bevor Sie zu Bett gehen) auf leeren Magen

*Kontraindikationen:* hoher Blutdruck; Verstopfung (TCM: leeres Yin mit loderndem Feuer (vgl. Bemerkungen bei 35, S. 129)

*Unverträglichkeiten: Salvia miltiorhiza*

*Bemerkungen:* Als Sexualtonikum für Männer wirkt das Kraut besser, wenn es zusammen mit anderen tonisierenden Kräutern in ausgewogenen Rezepturen verwendet wird, wie beispielsweise in den Zusammenstellungen aus Kapitel 4 »Geprüft und bewährt« (ab S. 256). Einzeln als Abkochung, Pulver oder Tinktur genommen ist es nützlich als Akutmittel zur Behandlung der oben erwähnten Indikationen, aber zur langfristigen Tonisierung und Stärkung des Organismus sind Kräutermischungen stets wirksamer. Um beispielsweise Impotenz, vorzeitige Ejakulation und andere Symptome sexueller Schwäche beim Mann zu behandeln, sollte die Morindawurzel mit der jeweils gleichen Menge Hartriegel, chinesischer Yamswurzel, chinesischem Bocksdorn und *Psoralea corylifolia* gemischt und als Abkochung oder in Form von Pillen oder Kapseln eingenommen werden: Abkochung: 5 Gramm von jedem Kraut, in zwei Dosen auf leeren Magen; Pillen oder Kapseln: 9 Gramm der angegebenen Kräutermischung, in drei Dosen auf leeren Magen.

## 79. Rosa multiflora

飽薔微报 *bao chiang wei*
*Andere Namen: Rosa indica; chiang mi* (Mauerrose)

Dies ist eine Kletterrose mit hakenförmigen Dornen, Büscheln von 5–9 ovalen Blättern und kleinen Blüten, etwa 2 cm im Durchmesser, mit zahlreichen weißen oder pinkfarbenen Blütenblättern. Die Samen, die entwässernd und abführend wirken, enthalten Multiflorin, Kaempferol, Rhamnose, Quercetin und 8 % Fett. Wenn man die jungen Sprossen von Rinde und Stacheln befreit, kann man sie essen.

*Natürliches Vorkommen:* Die Pflanze wächst wild in China, Japan und Korea, wird dort aber auch angebaut.

*Medizinisch verwendeter Teil:* Wurzel

*Eigenschaften:*

Energie: warm

Geschmack: süß

Organbezug: Nieren

*Therapeutische Wirkungen:* Adstringens, Karminativum; Emmenagogum

*Indikationen:* Spermatorrhöe und feuchte Träume; häufiger Harndrang mit großen Mengen Urin; Hernie; Dysmenorrhöe, Uterusprolaps

*Dosierung:* Abkochung: 9–18 Gramm, in zwei Dosen auf leeren Magen

*Kontraindikationen:* keine

*Unverträglichkeiten:* keine

## 80. Muskatnuß
*Myristica fragrans*

**肉豆蔻** *rou dou kou*

*Andere Namen:* M. *moschata; rou guo* (Fleischnuß)

Muskatnüsse kommen von einem tropischen Baum, der 10–15 Meter hoch wird und ovale, fleischige Früchte trägt, die scharfe, hocharomatische Samen enthalten, 30 mm lang und 24 mm breit, auf einer Seite tief eingefurcht. Die Samen enthalten Kamphen, Pinen, Dipenten, Linalol, Safrol, Eugenol, Isoeugenol, Borneol, Terpineol, Geraniol und Myristicin. Dieser letzte Bestandteil wirkt auf Menschen narkotisierend, wenn man ein oder zwei ganze Muskatnüsse ißt. Es treten Symptome von Betäubung, Delirium und Zuckungen auf, die 20 bis 24 Stunden anhalten. Das Kraut ist in China nicht heimisch und wird dort deshalb auch kaum als Gewürz benutzt.

*Natürliches Vorkommen:* Der Baum stammt ursprünglich von den Molukken, wird aber auch anderswo in Südostasien sowie in Indien angepflanzt.

*Medizinisch verwendeter Teil:* Samen

*Eigenschaften:*

Energie: warm

Geschmack: scharf

Organbezug: Magen, Milz, Dünndarm

*Therapeutische Wirkungen:* Stomachikum; Adstringens; Karminativum; Sedativum in kleinen Dosen; Stimulans in großen Dosen

*Indikationen:* Bauchschmerzen und aufgeblähter Bauch; Ansammlung von Darmgasen und Flatulenz; Übelkeit, besonders bei Kindern; Diarrhöe und Dysenterie; schlechte Nährstoffaufnahme im Dünndarm; Schlaflosigkeit; vorzeitige Ejakulation; Inkontinenz; Pankreatitis

*Dosierung:* Pulver (pur, Kapseln, Pillen oder Aufguß): 250–500 Milligramm, ein- oder zweimal täglich auf leeren Magen

Küchengewürz: Zum langfristigen Gebrauch als Verdauungshilfe sollten Sie frisch gemahlene Muskatnuß in der Küche und auf dem Eßtisch bereitstellen, zum Würzen von Speisen und Getränken.

*Kontraindikationen:* Schwangerschaft; bei Überdosierung kann Muskatnuß Stumpfheit und Erstarrung hervorrufen

*Unverträglichkeiten:* Eisen oder andere Metallbestandteile und Gegenstände aus Metall

*Bemerkungen:* Im alten Griechenland und Rom wurde die Muskatnuß als Hirnstimulans hoch geschätzt. Damals war sie sehr selten und teuer und deshalb nur den Reichen und dem Adel vorbehalten. Später wurde sie als verdauungsförderndes Mittel allgemein bekannt. In dieser Eigenschaft wirkt sie besonders gut, wenn das Pulver gleich mit den Nahrungsmitteln zusammen gekocht wird. Wenn man die Muskatnuß als verdauungsförderndes Küchengewürz verwendet, kann der Dünndarm die Nährstoffe deutlich besser aufnehmen.

## 81. Mittsommerpflanze
*Pinellia ternata*

半夏 *ban hsia (ban xia)*
*Anderer Name: P. tuberifera*

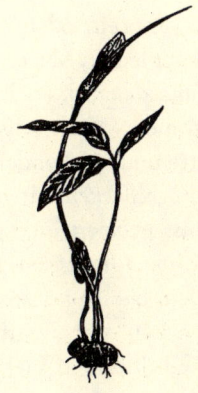

Dies ist ein knolliges, mehrjähriges Kraut mit hellgrünen, dreiteiligen Blättern und einem einzelnen Stiel, der 25–30 cm hoch wird. Die medizinisch verwendeten Wurzelknollen werden 7 Tage lang in

warmem Wasser eingeweicht, dann getrocknet und mit etwas Ingwersaft gemischt. Man verkauft sie in kugelförmigen Stücken, die 1–2 cm dick sind, an einer Seite abgeflacht, gelblich-weiß auf der Oberfläche und weiß, dicht und stärkehaltig im Inneren. Die Knollen enthalten ätherisches Öl, fettes Öl, Phytosterole und ein toxisches Alkaloid mit sedativen und antispasmodischen Eigenschaften ähnlich wie Coniin.

*Natürliches Vorkommen:* Die Pflanze wächst in Süd- und Mittelchina und in Japan.

*Medizinisch verwendeter Teil:* Wurzelknolle

*Eigenschaften:*

Energie: warm

Geschmack: scharf

Organbezug: Milz, Magen

*Therapeutische Wirkungen:* Antiemetikum; Expektorans; Antitussivum; Sedativum; austrocknend (TCM: vertreibt Feuchtigkeit)

*Indikationen:* Druck auf der Brust; Übelkeit und Erbrechen; chronischer Husten mit Schleim; Schwindel; Schlaflosigkeit; feuchte Träume; Leukorrhöe (TCM: feuchte Milz-Energie)

*Dosierung:* Abkochung: 5–12 Gramm, in zwei Dosen auf leeren Magen

Pulver (Kapseln oder Pillen): 4–8 Gramm, in zwei oder drei Dosen auf leeren Magen

*Kontraindikationen:* Schwangerschaft; Flüssigkeitsmangel mit Symptomen wie chronischem Durst, trockenem Husten, innerer Hitze und stockendem Blut

*Unverträglichkeiten:* Ingwer; Schildkrötenpanzer; Bärengalle; *Fraxinus pubinervus*; Lammfleisch; Meeresalgen; *Polygonum multiflorum*; *Gleditschia chinensis*

*Bemerkungen:* Das toxische Alkaloid in der frischen Wurzel wird im Lauf der Verarbeitung und Trocknung der Knolle für den medizinischen Gebrauch weitgehend neutralisiert. Etwas

Tee oder Apfelessig neutralisiert auch die wenigen toxischen Reste.

## 82. Wegerich
*Plantago asiatica*

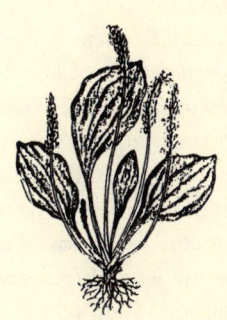

車前子 *che chien dze (che qian zi)*
*Anderer Name: Plantago major*

Ein mehrjähriges Kraut, das 10 bis 15 cm hoch wird. Die Pflanze hat breite, ovale, stark gerippte Blätter, die strahlenförmig von der Basis aus wachsen. Im Zentrum steht eine lange, aufrechte Blütenähre. Die Samen enthalten Schleimstoffe. Sie schmecken süß und wirken kühlend. Bei den nordamerikanischen Ureinwohnern und in der europäischen Kräuterheilkunde wird die ganze Pflanze verwendet, vor allem wegen ihrer diuretischen und adstringierenden Eigenschaften, aber in der TCM benutzt man vorwiegend die Samen.

*Natürliches Vorkommen:* Die Pflanze wächst weltweit wild an Straßenrändern, auf Feldern und in Hinterhöfen.

*Medizinisch verwendeter Teil:* Samen

*Eigenschaften:*

Energie: kalt

Geschmack: süß

Organbezug: Leber, Nieren, Lunge, Dünndarm

*Therapeutische Wirkungen:* Diuretikum; Antiphlogistikum; Expektorans; fördert die Samenproduktion; senkt den Blutdruck; verbessert die Sehfähigkeit; stimuliert die Wehentätigkeit (TCM: tonisiert das Nieren-Yin)

*Indikationen:* Schmerzen beim Wasserlassen und Blaseninfektionen; Entzündung der Prostata; männliche Unfruchtbarkeit; schmerzhafte und geschwollene Augen; verschwommenes Sehen oder Sehschwäche; Husten mit Schleim; Wehenschwäche (TCM: Mangel an Nieren-Yin; Symptome von Fülle und Hitze)

*Dosierung:* Abkochung: 5–8 Gramm, in zwei Dosen auf leeren Magen

*Kontraindikationen:* keine

*Unverträglichkeiten:* keine

*Bemerkungen:* Wegen seiner Fähigkeit, die männliche Samenproduktion zu steigern, findet man das Kraut in vielen Rezepturen für Tonika und Aphrodisiaka. Es scheint auch die weibliche Fruchtbarkeit zu verbessern und wird deshalb gerne verordnet, wenn kinderlose Paare sich Nachwuchs wünschen. Das Kraut eignet sich gut zum Kochen, besonders in Getreidegerichten und Eintöpfen, und man kann es auch in tonisierenden Kräutertinkturen verwenden; insofern läßt es sich leicht zum Langzeitgebrauch in den täglichen Speiseplan integrieren.


## 83. Kreuzblume
*Polygala tenuifolia*

遠志 *yuan jih (yuan zhi)*
*Anderer Name: Polygala sibirica*

Dies ist ein kleiner Strauch, der ungefähr 25 cm hoch wird, mit dünnen Zweigen und schmalen, stachelartigen Blättern, die etwa 3 cm lang und 2 mm dick sind, sowie kleinen, glockenförmigen, purpurroten Blüten an den Spitzen der Zweige. Die medizinisch verwendete Wurzel wird in verdrehten, knollenförmigen Stücken angeboten, die 5–6 cm lang und 7 mm breit sind.

Ihre Farbe ist bräunlich-gelb, und sie enthält die glykosidalen Saponine Senegin und Polygalsäure.

*Natürliches Vorkommen:* Die Pflanze wächst in Nordchina, in der Mongolei und in Sibirien.

*Medizinisch verwendeter Teil:* Oberhaut der Wurzel

*Eigenschaften:*

Energie: warm

Geschmack: bitter, scharf

Organbezug: Lunge, Nieren, Herz

*Therapeutische Wirkungen:* Tonikum; Analgetikum; Expektorans; Sedativum; verbessert Hören und Sehen; fördert das Muskelwachstum; stärkt Knochen und Sehnen; klärt den Geist (TCM: tonisiert die Herz- und Nieren-Energie; tonisiert die Yang-Energie; nährt den Samen)

*Indikationen:* Spermatorrhöe und feuchte Träume; Geistesabwesenheit und schlechtes Gedächtnis; schwache Knochen; trüber Urin; Schwindel und Ohnmacht; Husten mit starker Verschleimung; Schlaflosigkeit; Depression; geistige Verwirrung; Mangel an Willenskraft

*Dosierung:* Abkochung: 5–9 Gramm, in zwei Dosen auf leeren Magen

Pulver (pur, Kapseln oder Pillen): 3–6 Gramm, in zwei Dosen auf leeren Magen

Tinktur: 50–70 Gramm in 1 Liter Alkohol 2–3 Monate ziehen lassen; nehmen Sie 25–30 ml (1 Unze) zweimal täglich auf leeren Magen

*Kontraindikationen:* TCM: inneres Feuer in Nieren und/oder Herz; leeres Yin mit loderndem Feuer (vgl. Bemerkungen bei 35, S. 129)

*Unverträglichkeiten:* Nieswurz (Germer)

*Bemerkungen:* Dieses Kraut hat den Ruf, die Hirnfunktionen zu verbessern, beispielsweise Gedächtnis, Lernfähigkeit und klares Denken, und es soll die geistigen Kräfte wie den Willen und die

Einsicht stärken. Das ist wahrscheinlich eine Folge der stark tonisierenden Wirkung auf Nieren und Herz, deren Energien viele wichtige geistige Fähigkeiten regieren.

Weil das Kraut die Schleimabsonderung im Hals stark stimuliert, läßt es sich gut mit Süßholzwurzel zu einem spezifischen Expektorans kombinieren, mit dem man Raucherhusten und andere Bronchialstauungen behandeln kann.

## 84. Polygonatum cirrhifolium

黄精 *huang jing*

*Andere Namen: Polygonatum canaliculatum*; *P. chinense*; Hirschbambus; *shan sheng jiang* (Bergingwer)

Eine mehrjährige Pflanze, die 6–12 cm groß wird, mit einem dicken, verzweigten Wurzelstock, der an Ingwer erinnert, Blättern, die ähnlich wie Bambusblätter aussehen, und kleinen rundlichen Beeren. Das Kraut wächst in den Bergen von Nord- und Westchina und im Himalaya. Die ganze Pflanze wird in China traditionell als Nahrungsmittel verwendet, während die angenehm süß schmeckende Wurzel medizinisch genutzt wird. Man erhält sie in flachen Stücken, die 3–5 cm lang, gelb, etwas durchscheinend und biegsam sind.

*Medizinisch verwendeter Teil:* Wurzel

*Eigenschaften:*

Energie: neutral

Geschmack: süß

Organbezug: Nieren, Milz, Magen

*Therapeutische Wirkungen:* Tonikum; Demulzens; bildet Knochen und Sehnen; verzögert das Altern; fördert die Samenproduktion (TCM: tonisiert die Nieren- und Milzenergie)

*Indikationen:* Schwäche und Fehlernährung; Impotenz und

männliche Unfruchtbarkeit; Arthritis; vorzeitige Alterung; schwache Knochen und Bänder (TCM: Mangel an Nieren- und Milz-Energie)

*Dosierung:* Abkochung: 5–10 Gramm, in zwei Dosen auf leeren Magen

in der Küche: Die Wurzel gibt Eintöpfen und Suppen einen angenehm süßen Geschmack und kann zum langfristigen Gebrauch als verjüngendes Tonikum in den täglichen Speiseplan aufgenommen werden.

*Kontraindikationen:* keine

*Unverträglichkeiten:* keine

*Bemerkungen:* Dieses Kraut hat unter taoistischen Mönchen und Yogis im Himalaya einen bemerkenswerten Ruf als »Nahrung für die Unsterblichen«. Es wird in einem Text aus dem 3. Jahrhundert nach Christus erwähnt, in dem der Gelbe Kaiser (der legendäre Gründer Chinas) seinen Berater fragt, welche Pflanzen man essen solle, um Unsterblichkeit zu erlangen. Die Antwort lautete *huang jing* (goldene Essenz), so benannt, weil es heißt, das Kraut sei die Verkörperung des großen Yang-Prinzips der Sonne. In einem Text mit dem Titel *Unsterblichkeits-Rezepte* steht geschrieben: »Wenn jemand die goldene Essenz nur ein Jahr lang benutzt, wird der Alte wieder jung.« Ein berühmter mittelalterlicher japanischer Dichter schrieb in sein Tagebuch, daß dieses Kraut ihn befähigte, 5 Kinder mit 3 Frauen zu zeugen, als er zwischen 52 und 65 Jahre alt war.

Das Kraut ist sehr mild und sollte regelmäßig über eine lange Zeit eingenommen werden, damit es seine volle Wirkung entfalten kann.

## 85. Malayische Teefrucht
*Psoralea corylifolia*

補骨脂 *bu gu jih (bu gu zhi)*

Die einjährige Pflanze wird bis zu 90 cm hoch, mit rundlich ovalen Blättern, die auf beiden Seiten schwarze Flecken haben, schwarzen Drüsen und kurzen, schwarzen, ovalen Schoten, die die medizinisch verwendeten Samen enthalten. Diese sind oval, schwärzlich-gelb, 4 mm lang und 3 mm breit. Sie enthalten fettes Öl, ein Alkaloid und Psoralein.

*Natürliches Vorkommen:* Die Pflanze stammt ursprünglich aus Indien und dem Iran, wird aber auch in China angebaut.

*Medizinisch verwendeter Teil:* Samen

*Eigenschaften:*

Energie: warm

Geschmack: scharf, bitter

Organbezug: Nieren

*Therapeutische Wirkungen:* Aphrodisiakum; Tonikum; Stimulans; stärkt die Geschlechtsorgane; verhütet Fehlgeburten (TCM: tonisiert das Nieren-Yang; fördert die Yang-Energie)

*Indikationen:* Impotenz; Spermatorrhöe; Lumbago; schwache Knie; häufiges Urinieren; Leukorrhöe; Neigung zu Fehlgeburten (TCM: Mangel an Nieren-Yang)

*Dosierung:* Abkochung: 4–10 Gramm, in zwei Dosen auf leeren Magen

Pulver (Kapseln oder Pillen): 4–8 Gramm, in zwei Dosen auf leeren Magen

*Kontraindikationen:* Fieber; Verstopfung (TCM: Symptome von leerem Yin mit loderndem Feuer, vgl. Bemerkungen bei 35, S. 129)

*Unverträglichkeiten:* Süßholzwurzel

*Bemerkungen:* Obwohl dieses Kraut als Einzelmittel kontraindi-

ziert ist, wenn Männer Symptome von leerem Yin mit loderndem Feuer haben (d. h. sexuelle Schwäche, die durch auflo-
derndes sexuelles Verlangen verschlimmert wird), kann es in
Kombination mit anderen Kräutern in der folgenden Rezeptur
verwendet werden, um das lodernde Feuer zu sedieren, das
durch das leere Yin verursacht wird; die Mischung tonisiert und
wirkt ausgleichend auf die Yin- und Yang-Energie und stellt auf
diese Weise die sexuelle Potenz ebenso wie das sexuelle Gleichgewicht wieder her:

| | |
|---|---|
| Malayische Teefrucht | 6 Gramm |
| Chinesischer Bocksdorn | 6 Gramm |
| Braunwurz | 4 Gramm |
| *Schisandra chinensis* | 4 Gramm |
| Ginseng | 4 Gramm |

Abkochung: in zwei Dosen auf leeren Magen
Pulver (Pillen oder Kapseln): 9–12 Gramm der pulverisierten
Mischung, in drei Dosen auf leeren Magen

## 86. Himbeere
*Rubus coreanus*

覆盆子 *fu pen dze (fu pen zi)*
*Andere Namen: R. tokkura*; chinesische wilde Brombeere

Dies ist eine mehrjährige Pflanze aus der Familie der Rosenge-
wächse mit kleinen Stacheln, gesägten Blättern und kleinen
roten Beeren, die aus zahlreichen winzigen Steinfrüchten zu-
sammengesetzt sind. Die Chinesen essen die frischen Früchte
nur selten, obwohl sie gerne Marmelade und süße Konserven
daraus herstellen. Während die westliche und die ayurvedische
Kräutermedizin die Blätter nutzen, verwendet die chinesische
Medizin die unreifen Früchte.

*Natürliches Vorkommen:* Die Pflanze stammt ursprünglich aus Mittel- und Westchina und Europa, eine verwandte Art wächst in Nordamerika.

*Medizinisch verwendeter Teil:* unreife Früchte

*Eigenschaften:*

Energie: leicht warm

Geschmack: süß, sauer

Organbezug: Nieren, Leber

*Therapeutische Wirkungen:* Tonikum; Aphrodisiakum; Adstringens; fördert die Samenproduktion; verbessert die Sehfähigkeit (TCM: tonisiert die Nieren- und Leber-Energie; stimuliert die Yang-Energie; stärkt den Samen)

*Indikationen:* Impotenz; männliche und weibliche Unfruchtbarkeit; Spermatorrhöe; körperliche Erschöpfung; Inkontinenz einschließlich Bettnässen bei Kindern (TCM: Mangel an Nieren- und Leber-Energie)

*Dosierung:* Abkochung: 5–10 Gramm, in zwei Dosen auf leeren Magen

Tinktur: 50–60 Gramm in 1 Liter Alkohol ein bis zwei Monate ziehen lassen; kann auch zu anderen sexuell tonisierenden Rezepturen hinzugefügt werden; 25–30 ml (1 Unze) zweimal täglich auf leeren Magen

Pulver (Pillen): 3–6 Gramm, in zwei Dosen mit Wein auf leeren Magen; um die männlichen Geschlechtsorgane aufzubauen und zu stärken, wird eine langfristige Verwendung empfohlen

*Kontraindikationen:* keine

*Unverträglichkeiten:* keine

*Bemerkungen:* Als spezifisches Mittel zur Behandlung von Impotenz empfehlen chinesische Kräuterbücher, die unreifen Beeren in einer heißen Pfanne oder im heißen Ofen zu rösten, dann zu pulverisieren und 9 Gramm täglich in zwei Dosen auf leeren Magen mit etwas Alkohol einzunehmen. Man kann auch Gelatinekapseln verwenden.

Frische Himbeerblätter kann man mit etwas Wasser pürieren und den Saft als adstringierende Lösung zur Behandlung von tränenden Augen verwenden.

## 87. Braunwurz
*Rehmannia glutinosa*

乾地黄 *gan di huang*
*Anderer Name: Rehmannia chinensis*

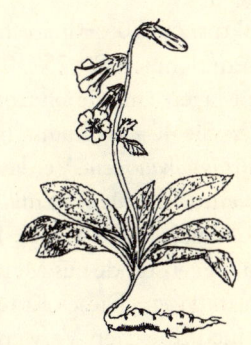

Diese mehrjährige Pflanze hat einen aufrechten Stiel, der 15 bis 20 cm hoch wird, und lange, ovale Blätter, die mit feinen Haaren bedeckt sind. Sie hat trompetenförmige Blüten, rötlich-orange mit purpurfarbenen Flecken und eine runde Kapselfrucht. Zur medizinischen Verwendung wird die Wurzel gewaschen und dann in der Sonne getrocknet. Sie wird in langen, fleischigen, bräunlich-gelben Brocken verkauft, die einen süßen, feuchten Geschmack haben. Die Wurzel enthält Glykoside, Saponine, Tannin und Harze. Die frische Wurzel hat ähnliche Eigenschaften wie die getrocknete, aber sie wirkt stärker.

*Natürliches Vorkommen:* Die Pflanze wächst im nördlichen China.

*Medizinisch verwendeter Teil:* Wurzel

*Eigenschaften:*

Energie: kalt

Geschmack: süß

Organbezug: Herz, Nieren, Leber, Dünndarm

*Therapeutische Wirkungen:* Haemostatikum; Antipyretikum; Tonikum; Diuretikum; kühlend; baut das Knochenmark auf; stärkt den Samen; fördert das Muskelwachstum; senkt den Blutzucker (TCM: tonisiert das Blut und die Herz-Energie; kühlt das Blut)

*Indikationen:* Blut im Sputum und im Urin; Nasenbluten; Gebärmutterblutungen; Fieber; beschädigte Sehnen und verstauchte Gelenke; Diabetes (TCM: leere Hitze im Blut; Beschwerden durch innere Hitze)

*Dosierung:* Abkochung: 5–8 Gramm, in zwei Dosen auf leeren Magen

Tinktur: 60–70 Gramm in 1 Liter Alkohol 2–3 Monate ziehen lassen; nehmen Sie 25–30 ml (1 Unze) zweimal täglich auf leeren Magen; um die bluttonisierende Eigenschaft zu verbessern, fügen Sie 40–50 Gramm Engelwurz hinzu

*Kontraindikationen:* Verdauungsschwäche

*Unverträglichkeiten: Fritillaria verticillata; Ulmus macrocarpa;* Knoblauch und Zwiebel; Eisen und andere Metallbestandteile und Gegenstände aus Metall

*Bemerkungen:* Dieses Kraut kann auf drei verschiedene Arten zur medizinischen Verwendung vorbereitet werden. Am stärksten wirkt die frische Wurzel, *sheng di huang,* die aus dem Boden ausgegraben und vor dem Gebrauch in trockenen Sand gelegt wird. Die nächste Stufe ist *gan di huang* oder getrocknete *Rehmannia.* Dazu wird die frische Wurzel aus dem Sand genommen, gut gewaschen und dann während der Winterzeit in der Sonne getrocknet. Dies ist die Vorbereitungsart, die wir hier beschrieben haben. Die dritte Stufe ist *shou di huang* (gekochte *Rehmannia*). Dazu wird die frische Wurzel gekocht, bis sie gar ist; dann läßt man sie trocknen, kocht sie wieder und trocknet sie wieder. Dieser Vorgang wird mehrmals wiederholt und verbessert die bluttonisierenden Eigenschaften des Krautes.

*Rehmannia* ist der wichtigste Bestandteil der berühmten tonisierenden Rezeptur *Sechs-Geschmacksrichtungen-Rehmannia-Toni-kum*. Dies ist eines der zeitlosen großen Heilmittel gegen Beschwerden und Befindlichkeitsstörungen, die durch einen Mangel an Nieren-Yin verursacht werden, wie beispielsweise Lumbago, schwache und schmerzende Knie, Impotenz, häufiges Urinieren, Unfruchtbarkeit und so weiter.

Gegen Nasenbluten empfehlen chinesische Kräuterbücher eine Abkochung aus 15 Gramm *Rehmannia* mit 15 Gramm kriechender Liriope *(mai men dung)*, in zwei Dosen auf leeren Magen.


## 88. Sandelholz
*Santalum album*

檀香 *tan hsiang (tan xiang)*
*Andere Namen: Santalum verum; jen tan* (echtes Sandelholz)


Das Holz dieses Baumes, der bis zu 10 Meter hoch wächst, wird seit langem in ganz Asien wegen seines hocharomatischen Duftes geschätzt und häufig benutzt, um Räucherwerk, Parfums, Duftöle und kostbare Ritualgegenstände herzustellen. Das Holz wird aber auch in der Medizin verwendet. Man verkauft es in kleinen, zerbrechlichen Stückchen von faseriger Struktur mit rauher, gefurchter Oberfläche. Die Farbe variiert von Hellgelb bis Rötlich-Braun. Es enthält ein ätherisches Öl, das zu 90 % aus Alpha-Santalol und Beta-Santalol besteht. Hohe Dosen dieses Öls können zur Irritation der Harnwege führen und wurden in Indien und China zur Behandlung von Gonorrhöe und anderen Geschlechtskrankheiten eingesetzt.

*Natürliches Vorkommen:* Der Baum stammt ursprünglich aus Indien, wächst aber auch im südlichen China.

*Medizinisch verwendeter Teil:* Holz

*Eigenschaften:*
Energie: warm
Geschmack: scharf, leicht süß
Organbezug: Milz, Lunge
*Therapeutische Wirkungen:* Stomachikum; Karminativum; Antiseptikum; Sedativum; appetitanregend (TCM: wirkt ausgleichend auf die Energie; harmonisiert die Milz- und Lungen-Energie)
*Indikationen:* Verdauungsschwäche; Appetitlosigkeit; Urethritis; Zystitis; Vaginitis; Geschlechtskrankheiten; Bronchitis; Hautwunden und Infektionen der Haut
*Dosierung: innerlich* als Pulver (Kapseln): 3–6 Gramm, in drei Dosen vor oder nach den Mahlzeiten
*äußerlich:* Das Pulver kann direkt auf chronische Wunden oder entzündete Hautpartien aufgestreut werden.
*Kontraindikationen:* keine
*Unverträglichkeiten:* keine
*Bemerkungen:* Wenn man Sandelholz kaufen will, muß man vorsichtig sein, denn vieles, was auf dem Markt angeboten wird, ist stark mit anderen Hölzern versetzt, die nur mit etwas Sandelholzöl getränkt worden sind, um ihnen das richtige Aroma zu geben.
Sowohl in Indien als auch in China ist Sandelholz traditionell ein bevorzugtes Räucherwerk zur Meditation, weil es heißt, daß sein Aroma den Geist klärt, die Emotionen harmonisiert und die vitale Energie im Elixier-Feld *(dan tien)* gleich unter dem Nabel »sammelt«. Räucherwerk aus Sandelholz im Haus zu verbrennen ist auch eine gute Möglichkeit, seine therapeutischen Vorzüge für die Gesundheit zu nutzen, obwohl es effektiver ist, das Pulver einzunehmen.

## 89. Schisandra chinensis

五味子 *wu wei dze (wu wei zi)*

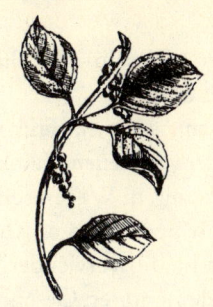

Dies ist eine holzige, aromatische Kletterpflanze mit ovalen, wechselständigen Blättern, die etwa 6 cm lang und 3 cm breit sind, und Früchten, die als Bündel von Beeren auf einer kurzen, herabhängenden Ähre wachsen. Die getrockneten Beeren sind schwärzlich mit einer durchsichtigen Membran über zwei nierenförmigen Samen. Die Samen enthalten ätherisches Öl, fettes Öl und viele Schleimstoffe. Die verschiedenen Teile der getrockneten Frucht sollen alle fünf Energien und ihre Geschmacksqualitäten enthalten, deshalb der chinesische Name, der »Samen mit fünf Geschmacksqualitäten« bedeutet.

*Natürliches Vorkommen:* Die Pflanze wächst im nördlichen China, in der Mandschurei und in Japan.

*Eigenschaften:*

Energie: warm

Geschmack: sauer, leicht bitter, salzig

Organbezug: Nieren, Lunge

*Therapeutische Wirkungen:* Tonikum; Verjüngungsmittel; Adstringens; Antitussivum; fördert die Samenproduktion; kontrolliert die Schweißabsonderung; wirkt gegen Durchfall; Demulzens (TCM: tonisiert die Nieren- und Lungen-Energie)

*Indikationen:* Spermatorrhöe und feuchte Träume; häufiger Harndrang mit großen Mengen Urin; männliche und weibliche Unfruchtbarkeit; profuse Schweiße und Nachtschweiß; chronischer Durst; Schlaflosigkeit; Kopfschmerzen; Schwindel; Neuralgie; chronischer Husten; Asthma (TCM: leere Lungen-Energie; Mangel an Nieren-Energie)

225

*Dosierung:* Abkochung: 2–6 Gramm, in zwei Dosen auf leeren Magen

Pulver (Kapseln oder Pillen): 2–4 Gramm, in zwei Dosen auf leeren Magen

*Kontraindikationen:* Frühstadium einer Erkältung mit Husten

*Unverträglichkeiten:* keine

*Bemerkungen:* Wegen seiner ausgewogenen Energien und seines breiten Spektrums an therapeutischen Wirkungen wird dieses Kraut häufig verwendet. Laut TCM soll es, wie erwähnt, alle fünf elementaren Geschmacksrichtungen und Energien enthalten. Ein gutes Beispiel für diese Ausgewogenheit sind die kombinierten Eigenschaften als Adstringens und Demulzens, die die Flüssigkeitsbalance im menschlichen Organismus wiederherstellen: Wenn ein Überschuß an Körperflüssigkeiten besteht, wirken die adstringierenden Eigenschaften austrocknend; wenn Flüssigkeitsmangel herrscht, wirkt das Kraut als Demulzens und sorgt für mehr Feuchtigkeit.

*Schisandra* ist in chinesischen Haushalten seit jeher als allgemeines Sexualtonikum und als ausgewogenes Mittel zur Verjüngung der Energie für Männer und Frauen beliebt. Es eignet sich gut als Bestandteil von Rezepturen für Tonika zur Verlängerung des Lebens.

## 90. Asparagus lucidus

天門冬 *tien men dung*

*Andere Namen: Asparagus falcatus; wan sui teng* (Langlebigkeitswein); chinesischer Spargel

Dies ist ein kriechendes Unterholz mit zahlreichen zylindrischen Zweigen und dünnen Zweiglein mit stacheligen Blättern. Die medizinisch verwendete Wurzel wird in 7–8 cm langen

Stücken angeboten, fleischig und durchscheinend, gelblich oder rötlich. Sie enthält Asparagin, Stärke, Zucker und Schleimstoffe. In China wird die Wurzel manchmal in Zucker und Honig als Süßigkeit konserviert.

*Natürliches Vorkommen:* Die Pflanze wächst im südlichen China und in Japan.

*Medizinisch verwendeter Teil:* Wurzel

*Eigenschaften:*

Energie: sehr kalt

Geschmack: süß, bitter

Organbezug: Lunge, Nieren

*Therapeutische Wirkungen:* nährendes Tonikum; Demulzens; Diuretikum; Expektorans; lindert Durst; gibt der Haut und dem Gewebe Feuchtigkeit (TCM: tonisiert das Lungen- und Nieren-Yin)

*Indikationen:* körperliche Erschöpfung; Rekonvaleszenz nach einer Krankheit oder Operation; chronischer Durst; Husten mit dickem Schleim; Impotenz; trockene Haut (TCM: Mangel an Lungen- und Nieren-Yin)

*Dosierung:* Abkochung: 3–6 Gramm, in zwei Dosen auf leeren Magen

*Kontraindikationen:* Verdauungsschwäche; chronischer Durchfall (TCM: kalte Magen-Energie)

*Unverträglichkeiten:* Karpfen

*Bemerkungen:* Dieses Kraut, das mit dem in der westlichen Küche bekannten Spargel verwandt ist, wird seit langer Zeit in der chinesischen Medizin verwendet. Aufzeichnungen darüber findet man schon in den frühesten Kräuterbüchern. Es wirkt sanft und langsam, ist aber sehr effektiv als nährendes Tonikum, wenn es über einen längeren Zeitraum regelmäßig eingenommen wird. In dem taoistischen Klassiker *Den unbehauenen Block umarmen* schrieb der berühmte Kräuter-Alchemist Ko Hung über einen Mann namens Tu Tze-wei, »der, nachdem er dieses Kraut viele Jahre eingenommen hatte, in der Lage war, sexuelle Beziehungen zu 80 Ehefrauen und Konkubinen zu unterhalten, täglich 50 [chinesische] Meilen zu Fuß zu gehen, und der das fortgeschrittene Alter von 145 Jahren erreichte«.

Die moderne Forschung hat gezeigt, daß das Kraut die Entwicklung von Krebs einschränken kann, daß es anregend auf das Herz wirkt und auch antibakterielle Aktivitäten entfaltet.

## 91. Sennesstrauch
*Cassia tora*

决明子 *jue ming dze (jue ming zi)*
*Andere Namen: Cassia mimosoides; C. sophora*

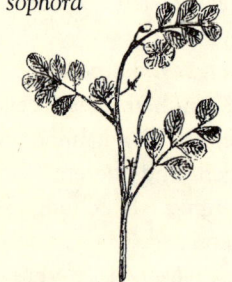

Dieser einjährige Strauch wird 30–90 cm hoch und hat 8–12 cm lange Blätter, die aus 6 ovalen Blättchen von 3–5 cm Länge bestehen, mit gelben Blüten, die aus den Blattachsen wachsen. Diese Pflanze produziert eine gerade Schote von 12–14 cm Länge und 4 mm Breite, die ungefähr 25 rundliche braune Samen enthält. Sie sind an einem Ende spitz, glatt und glänzend, 5 mm mal 2 mm groß. Die Samen enthalten Emodin, ein Glykosid, und einen Phytosterol-Bestandteil.

*Natürliches Vorkommen:* Die Pflanze wächst im südlichen China, in Südostasien, Indien und Japan.

*Medizinisch verwendeter Teil:* Samen

*Eigenschaften:*

Energie: kalt

Geschmack: bitter, süß, leicht salzig

Organbezug: Leber, Gallenblase

*Therapeutische Wirkungen:* Antipyretikum; Laxans; verbessert die Sehfähigkeit; senkt den Blutdruck (TCM: vertreibt heißen Wind; kühlt die Leber-Energie)

*Indikationen:* verschwommenes Sehen, Hitze, Schmerzen, Schwellung, Rötung und andere Augenprobleme, die durch Leberentzündung verursacht werden; chronische Verstopfung

*Dosierung:* Abkochung: 5–8 Gramm, in zwei Dosen auf leeren Magen

Pulver (Pillen oder Paste): 3–6 Gramm, in zwei Dosen auf leeren Magen

*Kontraindikationen:* keine

*Unverträglichkeiten:* Hanfsamen

*Bemerkungen:* Chinesische Kräuterbücher schlagen vor, aus dem Pulver und starkem Tee eine Paste zu machen, die man als Heilmittel für die oben erwähnten Augenprobleme auf die vitalen »Sonnen«-Punkte *(tai yang)* der Schläfen verreibt. Die Paste sollte dort für mehrere Stunden oder über Nacht bleiben und erneuert werden, wenn sie trocknet.

## 92. Salomonssiegel
*Polygonatum officinale*

玉竹 *yu ju*

*Anderer Name: Polygonatum vulgare*

Dies ist eine mehrjährige Pflanze mit einem aufrechten, winkligen Stamm, 25–50 cm hoch, wechselständigen ovalen Blättern, aromatischen weißen Blüten, die traubenförmig auf kurzen Stielchen wachsen, und runden Beeren. Die Blätter, die ebenso eßbar sind wie die Wurzel, erinnern an Bambusblätter, deshalb der chinesische Name »Jade-Bambus«. Die medizinisch verwendete Wurzel wird in brüchigen, verdrehten Stücken von ungefähr 15 cm angeboten. Sie sind gelb oder hellbraun und halb transparent; wenn man sie in Wasser legt, quellen sie auf das Vierfache ihrer Größe auf und bekommen wieder ihre ursprüngliche fleischige Form. Die Wurzeln enthalten die Glykoside Convallarin und Convallamarin; letzteres wirkt appetitanregend, verbessert die Peristaltik, verlangsamt den Herzschlag und vertieft die Atmung.

*Natürliches Vorkommen:* Die Pflanze wächst im nordwestlichen China, in Zentralasien und in Europa.

*Medizinisch verwendeter Teil:* Wurzel

*Eigenschaften:*

Energie: neutral

Geschmack: süß

Organbezug: Nieren, Milz

*Therapeutische Wirkungen:* nährendes Tonikum; Demulzens; Sedativum; kühlend; Digestivum; appetitanregend; Aphrodisiakum; heilt Knochenbrüche (TCM: nährt das Yin; tonisiert die Energie)

*Indikationen:* Impotenz; Spermatorrhöe; häufiges Wasserlassen (bei Männern); Appetitlosigkeit; Verdauungsschwäche; Müdigkeit durch Fehlernährung; Knochenbrüche; Magen- und Zwölffingerdarmgeschwüre; Hypoglykämie (TCM: leere Milz- und Magen-Energie)

*Dosierung:* Abkochung: 6–10 Gramm, in zwei Dosen auf leeren Magen

*Kontraindikationen:* Magengeschwüre; schwere Verstopfung

*Unverträglichkeiten:* keine

*Bemerkungen:* Dieses Kraut wird in der ayurvedischen Medizin häufig verwendet, vor allem um die sexuelle Potenz wiederherzustellen und die Fruchtbarkeit zu fördern, außerdem als nährendes Tonikum bei Fehlernährung, Anämie, chronischen auszehrenden Krankheiten und anderen Zuständen, die durch schweren Energiemangel gekennzeichnet sind.

In der russischen Volksmedizin wird der Saft der frischen Wurzel seit langem verwendet, um Sommersprossen und andere Farbveränderungen der Haut zu behandeln. Ein gereinigter Extrakt oder eine Tinktur aus der getrockneten Wurzel wirkt in solchen Fällen sogar noch besser. Neuere klinische Untersuchungen, die von der Russischen Akademie der Wissenschaften durchgeführt wurden, haben außerdem gezeigt, daß eine Abkochung der getrockneten Wurzel ein gutes Mittel zur Behandlung von Magen- und Zwölffingerdarmgeschwüren ist.

## 93. Szechuan-Pfeffer
*Zanthoxylum piperitum*

川椒 *chuan jiao*
*Anderer Name: nan jiao* (südlicher Pfeffer)

Ein kleiner Laubbaum, der 1,5 bis 2 Meter hoch wird, mit dunkelbrauner dorniger Rinde und harten glänzenden Blättern. Er wird vor allem in der Provinz Szechuan gezüchtet, weil seine scharf schmeckenden Früchte dort als Küchengewürz beliebt sind. Sie wachsen als Bündel von Fruchtblättern im Winkel zwischen den Zweigen und Blättern, haben eine purpurähnliche Farbe und zwei Klappen, die jeweils einen schwarzen, glänzenden Samen enthalten, der *jiao mu* (Pfefferauge) genannt wird. Die Fruchtblätter und Samen enthalten 2–4 % ätherisches Öl, das aus Phellandren, Limonen, Citronellol, Geraniol und Sanshol besteht. Speisen, die mit gemahlenem, geröstetem Szechuan-Pfeffer gewürzt sind, nennt man *ma-la* (betäubend-scharf).
*Natürliches Vorkommen:* Die Pflanze wird im westlichen China und in Japan angebaut.
*Medizinisch verwendeter Teil:* Früchte, Fruchtblätter, Samen

*Eigenschaften:*

Energie: heiß

Geschmack: scharf, bitter

Organbezug: Nieren, Milz

*Therapeutische Wirkungen:* Stomachikum; Diuretikum; Stimulans; Karminativum; wärmend (TCM: vertreibt Feuchtigkeit; zerstreut Kälte)

*Indikationen:* Spermatorrhöe und feuchte Träume; Nahrungsstau im Verdauungstrakt; häufiges Wasserlassen; Blaseninfektion

*Dosierung:* Abkochung: 2–5 Gramm, in zwei Dosen vor oder nach einer Mahlzeit

als Küchengewürz: vorsichtig alle Zweige entfernen, dann die Fruchtblätter und Samen in einer trockenen Pfanne oder im Ofen rösten, bis sie anfangen zu duften; anschließend im Mörser oder in einer elektrischen Kaffeemühle mit etwas Meersalz mahlen und beim Kochen oder am Tisch als Gewürz verwenden.

*Kontraindikationen:* Schwangerschaft (TCM: leeres Yin mit loderndem Feuer, vgl. Bemerkungen bei 35, S. 129)

*Unverträglichkeiten:* Huflattich; *Siler divaricatum*; Sturmhut; Hanfsamen; Eiswasser

*Bemerkungen:* Weil man davon ausgeht, daß die Fruchtblätter in hohen Dosen oder bei längerem Gebrauch das Erbgut verändern können, wird schwangeren Frauen geraten, sie zu meiden. Wenn man Szechuan-Pfeffer als Diuretikum verwendet, kann man die Fruchtblätter wegwerfen, weil die meisten diuretischen Eigenschaften in den Samen enthalten sind. Bei Verwendung als Speisegewürz spielen die Fruchtblätter jedoch eine wichtige Rolle, weil sie die meisten Aromastoffe enthalten. Die in diesem Fall verzehrten Mengen sind so gering, daß es nicht zu irgendwelchen unerwünschten Nebenwirkungen kommt.

## 94. Karde
*Dipsacus asper*

**續繼** *hsu duan (xu duan)*
*Andere Namen:* japanische Sorgloswurzel; *Dipsacus japonicus*; *jie gu* (bessert Knochen aus)

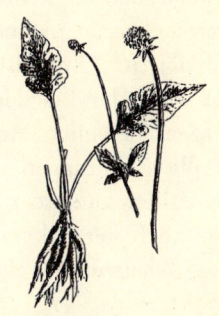

Dies ist eine mehrjährige Pflanze mit spatenförmigen Blättern auf langen Stengeln und einer Blütenähre, die aus der Mitte emporwächst. Die medizinisch verwendeten Wurzeln sind sehr hart, dunkelbraun und runzelig mit einem bräunlich-weißen Inneren. Sie enthalten ätherisches Öl und das Alkaloid Lamin. Man sagt, daß das Kraut die Heilung von Knochenbrüchen fördert, daher der Spitzname.

*Natürliches Vorkommen:* Die Pflanze wächst in Zentralchina und in Japan.

*Medizinisch verwendeter Teil:* Wurzel

*Eigenschaften:*

Energie: leicht warm

Geschmack: bitter, scharf

Organbezug: Nieren, Leber

*Therapeutische Wirkungen:* Tonikum; Haemostatikum; Analgetikum; fördert das Muskelwachstum; fördert die Heilung von Knochenbrüchen (TCM: tonisiert die Leber- und Nieren-Energie; nährt Sehnen und Knochen)

*Indikationen:* Dysmenorrhöe; Menorrhagie; Gebärmutterblutungen während der Schwangerschaft und nach einer Geburt; Brusttumoren; Spermatorrhöe; häufiges Wasserlassen; kalte Hände und Füße; Knochenbrüche; Verletzungen von Sehnen und Bändern; Lumbago (TCM: Mangel an Leber- und Nieren-Energie)

*Dosierung:* Abkochung: 6–12 Gramm, in zwei Dosen auf leeren Magen

Pulver (pur oder Kapseln): 4–8 Gramm, in zwei oder drei Dosen auf leeren Magen

*Kontraindikationen:* keine

*Unverträglichkeiten:* keine

*Bemerkungen:* Chinesische Kräuterbücher empfehlen dieses Kraut besonders als Heilmittel für Menstruationsstörungen, außerdem bei allen Arten von Gebärmutterblutungen, einschließlich Blutungen während der Schwangerschaft. In solchen Fällen kann der haemostatische und bluttonisierende Effekt noch verstärkt werden, indem man eine gleich große Menge *Rehmannia* hinzufügt.


## 95. Speichelkraut
*Atractylodes chinensis*

蒼术 *tsang shu (cang zhu)*
*Andere Namen: Atractylodes lancea; A. lyrata; A. ovata; shan jing dze* (Bergessenz)

Eine mehrjährige Pflanze mit einem aufrechten Stiel, die 30 bis 60 cm hoch wird, mit wechselständigen, stengelständigen Blättern mit 3–5 Lappen und doldenförmigen Blütenköpfen. Das Kraut ist seit langem ein wichtiger Bestandteil in einigen der bekanntesten chinesischen Elixiere zur Ver-

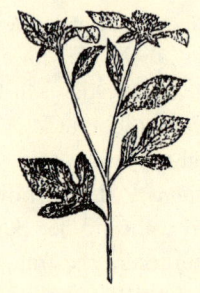

längerung des Lebens. Die medizinisch verwendete Wurzel wird in rötlich-braunen, gefurchten, fingerförmigen Stücken angeboten, die 7 cm lang und 2 cm dick sind. Sie enthalten ätherisches Öl mit Atractylon und Atractylol.

*Natürliches Vorkommen:* Die Pflanze wächst im nördlichen China, in der Mandschurei, in Korea und in Japan.

*Medizinisch verwendeter Teil:* Wurzel

*Eigenschaften:*

Energie: warm

Geschmack: bitter

Organbezug: Milz, Magen

*Therapeutische Wirkungen:* Stomachikum; Antiemetikum; Antidiarrhetikum; austrocknend (TCM: vertreibt alle Arten von Feuchtigkeit)

*Indikationen:* Diarrhöe und Dysenterie; Erbrechen und Übelkeit; Schmerzen und Druck auf Brust und Bauch; Gastroenteritis; Leukorrhöe; Schmerzen und Schwellungen in Muskeln und Gelenken; Blähungen; profuse Schweiße (TCM: feuchte Milz- und Magen-Energie; Beschwerden durch Feuchtigkeit)

*Dosierung:* Abkochung: 5–10 Gramm, in zwei Dosen auf leeren Magen

Pulver (Kapseln, Pillen oder Paste): 4–8 Gramm, in zwei oder drei Dosen auf leeren Magen

*Kontraindikationen:* Dehydration

*Unverträglichkeiten:* keine

## 96. Lebensbaum
*Thuja orientalis*

柏子仁 *bo dze ren (bo zi ren)*
*Andere Namen: Biota orientalis; B. chinensis*

Diese Pflanze ist ein pyramidenförmiger Nadelbaum mit kleinen, schuppigen Blättern, die an die Zweige gedrückt sind. Das Holz wird oft zur Herstellung von traditionellen chinesischen Möbeln benutzt, während der Baum selbst von chinesischen und japanischen Landschaftsgärtnern häufig in alle möglichen exotischen Formen zurechtgeschnitten und gestutzt wird. Die Früchte sind sehr nahrhaft, ihre Kerne werden medizinisch verwendet und haben einen angenehm süßen Geschmack. Die Blätter, die ebenfalls in der Medizin genutzt werden, wirken adstringierend und antipyretisch mit einer bitter-süßen Geschmacksrichtung.

*Natürliches Vorkommen:* China, Japan und Indien
*Medizinisch verwendeter Teil:* Samen
*Eigenschaften:*
Energie: neutral
Geschmack: süß, scharf
Organbezug: Herz, Milz, Leber
*Therapeutische Wirkungen:* nährendes Tonikum; Sedativum, Emolliens für den Dickdarm; fördert die Samenproduktion (TCM: tonisiert die Herz-Energie; unterstützt die Milz; nährt die Leber)
*Indikationen:* Schlaflosigkeit; Neurasthenie; Herzklopfen; Spermatorrhöe; profuse Schweiße; Verstopfungen; körperliche Schwäche und Fehlernährung; männliche Unfruchtbarkeit
*Dosierung:* Abkochung: 5–10 Gramm, in zwei Dosen auf leeren Magen
*Kontraindikationen:* Achten Sie darauf, keine ranzigen Samen

zu kaufen; wenn die Samen einen öligen Film auf der Oberfläche haben und/oder ranzig riechen, sollten Sie sie weder kaufen noch verwenden, denn ihre Heilwirkung und ihr Nährwert sind dann zerstört, und sie können zu Verdauungsproblemen führen.

*Unverträglichkeiten:* Chrysantheme

*Bemerkungen:* In dem 2000 Jahre alten Werk *Shen Nung's Kräuter-Klassiker* heißt es: »Thuja-Samen vertreiben rheumatische Feuchtigkeit und beruhigen die fünf lebenswichtigen Yin-Organe. Längerer Gebrauch verbessert den Teint, schärft das Gehör und klärt die Augen. Er verhütet körperliche Müdigkeit und verlängert das Leben.«

Neuere chinesische Kräuterbücher schlagen vor, die frischen Blätter 7 Tage in einer 60prozentigen Alkohollösung ziehen zu lassen und den Extrakt zur Verbesserung des Haarwuchses auf kahle Stellen der Kopfhaut zu reiben.

## 97. Echter Safran
*Crocus sativus*

藏红花 *dzang hung hua* (tibetischer Safran)
*Anderer Name: fan hung hua* (ausländischer Safran)

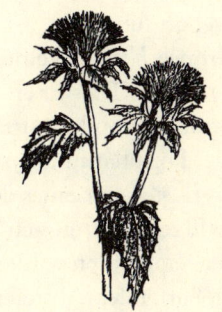

Dieses Kraut kam zusammen mit Saflor und anderen ausländischen Kräutern vor vielen Jahrhunderten aus Persien und Indien nach China, deshalb die Namen »ausländischer« oder »tibetischer Safran«. Letzterer ist eine relativ seltene und teure Art, die in Tibet wächst und in der chinesischen

Medizin bevorzugt wird. Dieses Kraut wird oft mit Saflor verwechselt, was billiger ist und manchmal als Ersatz benutzt werden kann. Die Blüten werden medizinisch verwendet, vor allem die Narben, die man auch benutzt, um die berühmten Safranreisgerichte in Indien und im Mittleren Osten zu würzen und zu färben.

*Natürliches Vorkommen:* Die Pflanze wird im Mittleren Osten, in Indien und Tibet angebaut.

*Medizinisch verwendeter Teil:* Blüten

*Eigenschaften:*

Energie: leicht kühl

Geschmack: scharf, bitter, süß

Organbezug: Leber, Herz

*Therapeutische Wirkungen:* Emmenagogum; Umstimmungsmittel; Stimulans; Aphrodisiakum; Antispasmodikum; fördert die Durchblutung

*Indikationen:* alle Menstruationsstörungen; Menopause; Fehlgeburt oder Abtreibung; Kreislaufstörungen; Hypertonie; schneller Puls; Herzklopfen; Anämie; Muskelspasmen

*Dosierung:* Aufguß: 2 Gramm, in zwei Dosen zu je 1 Gramm, morgens und abends auf leeren Magen; lassen Sie Safran in heißem Wasser in einer abgedeckten Tasse oder Teekanne ziehen; nicht kochen

*Kontraindikationen:* Schwangerschaft (das Kraut kann zu einer Fehlgeburt führen)

*Unverträglichkeiten:* keine

*Bemerkungen:* Dies ist eines der wirkungsvollsten Heilmittel zur Behandlung von Menstruationsstörungen und anderen Störungen des Fortpflanzungssystems, einschließlich Frigidität und Libidoverlust. Es ist eines der wenigen Kräuter, deren aphrodisierende Eigenschaften sich überwiegend auf Frauen beziehen. Besonders empfohlen wird es als blutstärkendes Mittel nach einer Fehlgeburt oder Abtreibung, und auf ähnliche Weise wurde es auch im alten Ägypten und Indien benutzt. Weil es von großem Nutzen für den Blutkreislauf ist, empfehlen chinesische Kräuterbücher es auch zur Behandlung von Depressionen und Stimmungsschwankungen, die durch gestautes Blut und einen schwachen Kreislauf verursacht werden.

## 98. Japanische Kratzdistel
*Cirsium japonicum*

大蓟花 *da ji hua*

*Andere Namen:* Cnicus spicatus; C. japonicus; ma ji (Pferdedistel)

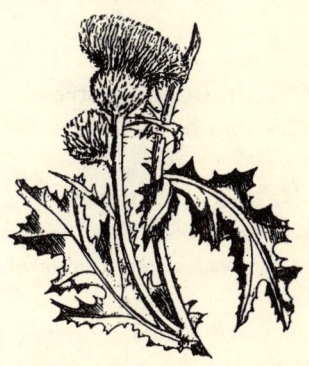

Diese mehrjährige Pflanze wird 40–50 cm hoch und hat lange, stachelige, grundständige Blätter, die 20 bis 40 cm lang werden, sowie zahlreiche rote oder weiße Blüten, die aus stacheligen Blütenköpfen wachsen. Die ganze Pflanze wird medizinisch verwendet und enthält ätherisches Öl, ein Glykosid und einen Bitterstoff.

*Natürliches Vorkommen:* in vielen Regionen Chinas, ebenso in Japan und Vietnam

*Medizinisch verwendeter Teil:* ganze Pflanze

*Eigenschaften:*

Energie: kalt

Geschmack: süß

Organbezug: Leber, Milz

*Therapeutische Wirkungen:* Haemostatikum; beruhigt den Fötus; kühlt das Blut; senkt den Blutdruck

*Indikationen:* Blut im Sputum, im Erbrochenen oder Urin; Nasenbluten; Tuberkulose; innere Blutungen; Kolitis; Menorrhagie; hoher Blutdruck; Verbrennungen; morgendliche Übelkeit; Verstauchungen

*Dosierung: innerlich* als Abkochung: 5–10 Gramm, in zwei Dosen auf leeren Magen

*äußerlich* als Hautwasser bei Verbrennungen

*Kontraindikationen:* Dieses Kraut sollte nur so lange verwendet werden, bis die Symptome verschwinden. Keine Langzeitanwendung. Wenn nach ein bis zwei Wochen keine Wirkung eintritt, nehmen Sie ein anderes Kraut oder eine andere Rezeptur.

*Unverträglichkeiten:* keine

## 99. Strauchpfingstrose
*Paeonia moutan*

牡丹皮 *mu dan pi*

*Andere Namen: Paeonia suffruticosa*; *hua wang* (König der Blumen); *bai liang jin* (hundert Unzen Gold)

Dies ist ein mehrjähriger Strauch mit vielen Zweigen, etwa 1 Meter hoch, mit langen, gestielten Blättern und großen, üppigen Blüten, die 10–30 cm im Durchmesser werden. Er wird seit jeher in China kultiviert und ist berühmt für seine Schönheit, was auch in den Spitznamen deutlich wird, die

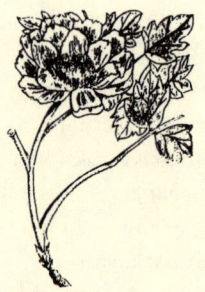

ihm die Chinesen gegeben haben. Die Haut der Wurzel wird medizinisch verwendet. Sie wird in zylindrischen Röllchen von

10–12 cm Länge angeboten, die außen braun sind und innen purpurähnlich, mit einem bittersüßen Geschmack. Sie enthält das Keton Paeonol, ein Glykosid und Benzoesäure.

*Natürliches Vorkommen:* Die Pflanze wird überall in China kultiviert.

*Medizinisch verwendeter Teil:* Haut der Wurzel

*Eigenschaften:*

Energie: leicht kalt

Geschmack: süß, scharf, bitter

Organbezug: Leber, Nieren, Herz

*Therapeutische Wirkungen:* Antipyretikum; Emmenagogum; Diuretikum; Antiseptikum; kühlend; Antispasmodikum; fördert die Durchblutung und verhindert Blutgerinnsel (TCM: kühlt das Blut)

*Indikationen:* Fieber, Kopfschmerzen; Amenorrhöe; Dysmenorrhöe; Nasenbluten und Blut im Sputum; Darminfektionen; septische Wunden; Muskelspasmen; Heuschnupfen (TCM: Symptome von innerer Hitze)

*Dosierung:* Abkochung: 5–10 Gramm, in zwei Dosen auf leeren Magen

*Kontraindikationen:* keine

*Unverträglichkeiten: Fritillaria verticillata; Cuscuta japonica; Rheum officinale;* Knoblauch


## 100. Erd-Burzeldorn
*Tribulus terrestris*

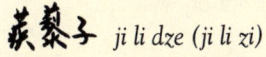 *ji li dze (ji li zi)*

Dieses einjährige Kraut wird 10–50 cm hoch mit gegenüberliegenden Blättern, die aus 5–8 Paaren elliptischer Blättchen bestehen, 1 cm lang und 6 mm breit, mit schmalen, gelben Blüten

auf kurzen Stielchen und harten, stacheligen Kapseln mit 3 Hüllen, in denen sich die Samen befinden. Die Früchte enthalten Linolsäure, ätherisches Öl, Tannin, Phyllo-erythrin, ein Glykosid, Phloba-phene und Peroxidase.

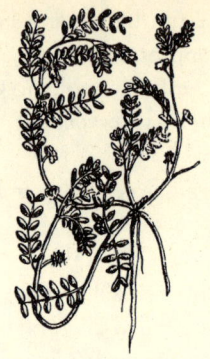

*Natürliches Vorkommen:* China und Japan

*Medizinisch verwendeter Teil:* Frucht

*Eigenschaften:*

Energie: warm

Geschmack: bitter

Organbezug: Leber, Nieren

*Therapeutische Wirkungen:* nährendes Tonikum; Laktagogum; Diuretikum; umstimmend; fördert die Samenproduktion; reinigt das Blut; stärkt Knochen und Sehnen; verbessert die Sehfähigkeit; erleichtert die Geburt (TCM: tonisiert die Leber-Energie; vertreibt Leber-Wind; tonisiert das Nieren-Yang)

*Indikationen:* Spermatorrhöe; vorzeitige Ejakulation; Impotenz; männliche Unfruchtbarkeit; häufiges Wasserlassen mit großen Mengen Urin; Lumbago; Tinnitus; ungenügende Laktation; verschwommenes Sehen; Anämie; Fehlernährung; Wehenprobleme (TCM: Mangel an Nieren-Yang; Mangel an Leber-Energie)

*Dosierung:* Abkochung: 5–10 Gramm, in drei Dosen auf leeren Magen; die Fruchtkapsel ist hart und stachelig und muß deshalb vor dem Kochen im Mörser aufgebrochen werden.

*Kontraindikationen:* keine

*Unverträglichkeiten:* keine

*Bemerkungen:* Chinesische Kräuterbücher empfehlen dieses Kraut besonders, um das Blut zu reinigen und die Leber zu tonisieren, zu deren Aufgaben es gehört, das Blut zu filtern und zu erneuern. Das Kraut wird manchmal auch verwendet, um die Wehentätigkeit bei einer schwierigen Geburt zu unterstützen.

## 101. Dreiblättrige Zitrone
*Poncirus trifoliata*

枳實,枳壳 *jih shih (zhi shi)*
*Andere Namen:* Citrus trifoliata; Aegle sepiaria; jih ke (Zitronenschale)

Dieser Laubbaum wird bis zu 6 Meter hoch, mit wechselständigen dreiteiligen Blättern, wobei das mittlere Blättchen größer ist als die anderen, und 5 cm großen weißen Blüten. Die Frucht ist eine sehr saure, nicht eßbare Beere, gelblich-grün, 2–3 cm im Durchmesser und mit feinem Flaum bedeckt. Die unreifen Früchte wer-

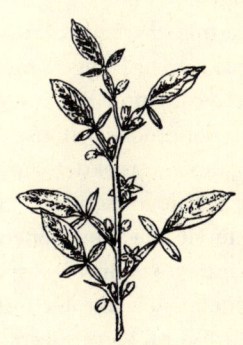

den medizinisch verwendet. Dazu halbiert man sie und läßt sie dann trocknen. Auf der Schnittseite sind sie flach, auf der anderen Seite rund, wobei die Schale ungefähr halb so dick ist wie die Frucht. Bitter und hocharomatisch, enthalten sie ein ätherisches Öl, das aus Limonen, Linalol, Linalylsäure und Methyl-Anthranilat besteht.
*Natürliches Vorkommen:* China und Japan
*Medizinisch verwendeter Teil:* unreife Frucht
*Eigenschaften:*
Energie: leicht kalt
Geschmack: bitter
Organbezug: Milz, Magen

*Therapeutische Wirkungen:* Stomachikum; Diuretikum; Antidiarrhetikum; Karminativum; Expektorans (TCM: tonisiert die Nieren-Energie; vertreibt Symptome von Wind-Feuchtigkeit)

*Indikationen:* unverdaute Nahrung im Darmtrakt; Verdauungsstörungen; Druck auf Brust und Solarplexus; schmerzhafter Blähbauch; Diarrhöe; Hämorrhoiden; Entzündung der Gallenblase

*Dosierung:* Abkochung: 4–8 Gramm, in drei Dosen auf leeren Magen

*Kontraindikationen:* schwache körperliche Konstitution und Mangel an Vitalität

*Unverträglichkeiten:* keine

*Bemerkungen:* Einige Kräuterbücher unterscheiden zwischen *jih shi* (Kerne) und *jih ke* (Schale oder Rinde), während andere diese Ausdrücke synonym benutzen. Wir beziehen uns hier auf die ganze, getrocknete, unreife Frucht, die Kerne, Fruchtfleisch und Schale einschließt. Sie hilft gegen Verdauungsschwäche, indem sie die Funktionen von Milz und Magen stark anregt. Unverdaute Nahrung, speziell verfaulende tierische Proteine sammeln sich im Darmtrakt, wenn Magen und Bauchspeicheldrüse nicht genügend Verdauungsenzyme für die Proteinverdauung im Magen und im Zwölffingerdarm abgeben. Da die Bauchspeicheldrüse von der Milz-Energie beherrscht wird, erhöht dieses Kraut die Sekretion von Pankreas-Enzymen, indem es die Milz stimuliert.

Neuere Forschungsergebnisse haben auch gezeigt, daß dieses Kraut bei aufgeblähtem Bauch sowie Analprolaps und Uterusprolaps wirksam ist.

## 102. Virginischer Aron
*Porio cocos*

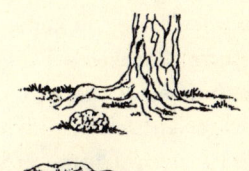

茯苓 *fu ling*

*Andere Namen:* Kiefernschwamm; *Pachyma cocos*

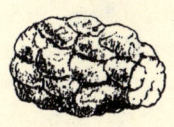

Dies ist ein Pilz, der unter der Erde auf den Wurzeln verschiedener Nadelbäume wächst, wie beispielsweise *Pinus sinensis*, *P. longifolis* und *Cunninghamia*. Die Chinesen verwenden ihn als Nahrungsmittel und als Medizin. Er wird in Form großer Knollen angeboten, mit einer runzeligen, rötlich-braunen Haut und einem harten, stärkehaltigen Inneren, dessen Farbe von Reinweiß bis Zartbraun variiert.

Wissenschaftliche Untersuchungen haben ergeben, daß diese Knollen eigentlich Teil des holzartigen Gewebes der Nadelbaumwurzeln selbst sind, die sich durch die Anwesenheit eines bestimmten Pilzes verändert haben.

*Natürliches Vorkommen:* weltweit, überall dort, wo die von dem Pilz bevorzugten Nadelbäume wachsen

*Medizinisch verwendeter Teil:* knollenartiger Pilzkörper

*Eigenschaften:*

Energie: neutral

Geschmack: süß

Organbezug: Herz, Nieren, Lunge, Milz, Magen

*Therapeutische Wirkungen:* Sedativum; Stomachikum; Diuretikum; Nervinum; lindert Durst; beruhigt den Fötus (TCM: tonisiert die Milz- und Nieren-Energie; sediert die Herz-Energie und beruhigt den Geist)

*Indikationen:* Hypertonie; Herzklopfen; spärlicher Urin; Verdauungsstörungen und Appetitlosigkeit; Schlaflosigkeit; Aszites (Bauchwassersucht); Spermatorrhöe

*Dosierung:* Abkochung: 8–15 Gramm, in zwei Dosen auf leeren Magen

Pulver (pur, Kapseln, Pillen): 5–10 Gramm, in zwei Dosen auf leeren Magen

*Kontraindikationen:* keine

*Unverträglichkeiten:* Essig und alle damit zubereiteten Nahrungsmittel; *Ampelopsis serjanaefolia*; *Sanguisorba officinalis*; *Justicia gendarussa*; Schildkrötenpanzer; Bärengalle

*Bemerkungen:* Dies ist eines der besten und zuverlässigsten Yin-Tonika und Diuretika der chinesischen Kräuterheilkunde. Es stärkt Blase und Nieren, verbessert den Flüssigkeits-Stoffwechsel und die Sekretion und reguliert das Flüssigkeits-Gleichgewicht im ganzen Organismus. Nach der chinesischen Medizin wird das Nervensystem weitgehend von der Wasserenergie der Nieren beherrscht, und tatsächlich haben moderne Untersuchungen gezeigt, daß dieses Nieren-Tonikum auch hervorragende Eigenschaften als Nervenmittel hat. Außerdem konnte ein Bestandteil isoliert werden, der krebsverhütend wirkt und der zur Zeit intensiv als Antikrebsmittel untersucht wird.

Die kleineren und jüngeren Exemplare dieses Krauts, die als *fu shen* bezeichnet werden, sollen hervorragende sedierende Eigenschaften haben, besonders in bezug auf das Herz und das Nervensystem. Das Kraut kann unbesorgt auch Kindern verordnet werden, und so kann man damit Hypertonie und andere nervöse Störungen während der Kindheit behandeln. Virginischer Aron und Süßholzwurzel sind die beiden am häufigsten benutzten Heilkräuter der chinesischen Medizin zur Behandlung von schwachen und nervösen Kindern.

## 103. Hängender Goldflieder
*Forsythia suspensa*

連翹 *lien chiao (lian qiao)*
*Andere Namen:* Goldglöckchen; *Syringa suspensa*

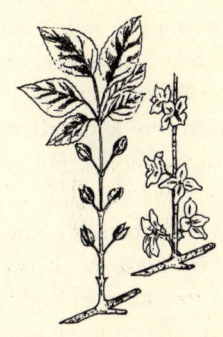

Dies ist ein Strauch, der bis zu 3 Meter hoch wird, mit zylindrischen Zweigen und hohlen Stengeln, goldgelben Blüten, die in achselständigen Gruppen von 1 bis 3 wachsen, und Früchten in Gestalt von eiförmigen Kapseln mit Klappen, die braune Samen enthalten. Die Klappen werden medizinisch verwendet. Man kauft sie als kleine, bootförmige Körper von 1–2 cm Länge mit einer längs verlaufenden Unterteilung. Das Kraut enthält Saponine und das Glykosid Phillyrin, das antipyretische Eigenschaften hat. Goldflieder ist ein Hauptbestandteil der berühmten chinesischen Patent-Rezeptur gegen Erkältungen, *Yin Chiao Pien* (Lonicera-Forsythia-Tabletten).

*Natürliches Vorkommen:* Die Pflanze wächst im nördlichen China und in Japan.

*Medizinisch verwendeter Teil:* Frucht

*Eigenschaften:*

Energie: leicht kalt

Geschmack: bitter

Organbezug: Herz, Gallenblase

*Therapeutische Wirkungen:* Antipyretikum; Antiphlogistikum; Antidot; Diuretikum; Analgetikum (TCM: tonisiert die Herz-Energie; beseitigt innere Hitze)

*Indikationen:* Fieber; Allergien; Erkältungen mit Fieber und starkem Husten; Abszesse und eiternde Hautwunden infolge allergischer Reaktionen und innerer Toxine; Durst; Hitzeausschlag; Schwellung und Entzündung der Lymphdrüsen; Brusttumoren (TCM: Beschwerden durch innere und äußere Hitze)

*Dosierung:* Abkochung: 3–5 Gramm, in einer Dosis auf leeren Magen; 7–14 Tage lang einmal täglich oder bis die Symptome verschwinden; wenn in dieser Zeit keine Besserung eintritt, versuchen Sie ein anderes Kraut oder eine andere Rezeptur; *Lonicera japonica* (japanisches Geißblatt) hat ähnliche Eigenschaften und kann alternativ verwendet werden, aber auch in Kombination mit *Forsythia*, wenn es allein nicht zum Erfolg führt.

*Kontraindikationen:* keine

*Unverträglichkeiten:* keine

## 104. Weiße chinesische Pfingstrose
*Paeonia lactiflora*

白芍 *bai shao*

*Andere Namen: Paeonia albiflora; P. officinalis; shao yao* (Kelle-Medizin); Chinesische Pfingstrose

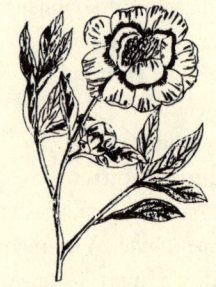

Dies ist eine mehrjährige Pflanze mit einem einfachen, aufrechten Stamm, 60–90 cm hoch, wechselständigen, zusammengesetzten Blättern und großen, einzeln stehenden Blüten, weiß oder pink, die aus langen, kräftigen Stielen wachsen. Die medizinisch verwendete Wurzel wird in harten, schweren Stücken angeboten, 20 cm lang und 12 mm dick, einer rötlich-braunen Oberfläche und einem rosig-weißen, halbtransparenten Inneren. Sie wird vor allem zur Behandlung von Beschwerden im Zusammenhang mit Menstruation, Schwangerschaft und Geburt eingesetzt.

*Natürliches Vorkommen:* Die Pflanze wird viel in China und Japan angebaut, aber sie wächst auch in der Mandschurei und in Sibirien.

*Medizinisch verwendeter Teil:* Wurzel

*Eigenschaften:*

Energie: leicht kalt

Geschmack: bitter, sauer

Organbezug: Leber

*Therapeutische Wirkungen:* Antipyretikum; Emmenagogum; Haemostatikum; Antiseptikum (TCM: tonisiert das Blut und die Leber-Energie)

*Indikationen:* alle Arten von Menstruationsstörungen; Schmerzen im Unterbauch durch Darminfektionen; Hitze-Ausschlag; Durchblutungsstörungen; Entzündung der Gallenblase (TCM: Mangel an Blut und Leber-Energie)

*Dosierung:* Abkochung: 5–10 Gramm, in drei Dosen auf leeren Magen

*Kontraindikationen:* Frauen sollten dieses Kraut nicht einzeln während der Schwangerschaft oder in den ersten zwei Monaten nach der Geburt nehmen, aber es kann durchaus als Teil von Rezepturen aus mehreren Kräutern verwendet werden.

*Unverträglichkeiten: Dendrobium nobile; Cirsium japonicum; Veratrum;* Schildkrötenpanzer

*Bemerkungen:* In chinesischen Kräuterbüchern heißt es, die weißblühende Pflanze habe stärkere bluttonisierende Eigenschaften, während die rotblühende Art mehr haemostatisch und durchblutungsfördernd wirke. Bei Leberentzündung (Leber-Feuer) ist die Wurzel der rotblühenden Pflanze indiziert. Die Dosierung ist für beide Arten die gleiche.

## 105. Wilde chinesische Jujube
*Ziziphus jujuba*

**酸枣仁** *suan dzao ren (suan zao ren)*

*Andere Namen:* Chinesische Dattel; *Rhamnus soporifer; shan dzao* (Bergjujube)

Dieser belaubte Strauch wird 10 Meter hoch und ist die Wildform von *Ziziphus vulgaris* (siehe 22). Im Unterschied zur gezüchteten Art hat er Dornen. Die Frucht ist eine fleischige, längliche Steinfrucht, ungefähr 2 cm lang, sehr sauer, mit einem rundlichen Stein, der medizinisch verwendet wird. Die Früchte und die Fruchtschalen werden getrocknet, zerstampft und getrennt verkauft als *dzao rou* (Jujubenfleisch) beziehungsweise *dzao pi* (Jujubenschale). Sie wirken als Tonikum und Stomachikum.

*Natürliches Vorkommen:* China, Indien, Malaysia, Afghanistan und Japan

*Medizinisch verwendeter Teil:* Samen (Kerne des Steins)

*Eigenschaften:*

Energie: neutral

Geschmack: süß, sauer

Organbezug: Herz, Leber, Milz, Gallenblase

*Therapeutische Wirkungen:* Sedativum; nährendes Tonikum; Nervinum; stärkt Knochen und Sehnen; verringert die Schweißabsonderung (TCM: tonisiert die Leber-, Gallenblasen- und Herz-Energie)

*Indikationen:* Schlaflosigkeit; Neurasthenie; Herzklopfen; Hypertonie; profuse Schweiße; chronischer Durst; Fehlernährung (TCM: Mangel an Leber- und Gallenblasen-Energie)

*Dosierung:* Abkochung: 6–12 Gramm, in zwei Dosen auf leeren Magen

*Kontraindikationen:* keine

*Unverträglichkeiten:* Cocculus japonicus; Kräuter aus der Familie der Menispermaceae

*Bemerkungen:* Dies ist eines der beliebtesten Kräuter zur Behandlung von Schlaflosigkeit, Hypertonie und anderen nervösen Störungen. Es ist ungiftig und nahrhaft, kann über lange Zeit verwendet werden und soll bei regelmäßigem Gebrauch den Teint aufhellen.

## 106. Wildes chinesisches Veilchen
*Viola yesoensis*

紫花地丁 *dze hua di ding (zi hua di ding)*
*Andere Namen: Viola patrinii; Fumaria officinalis*

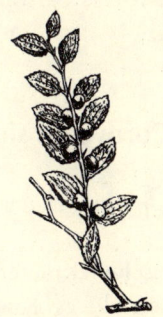

Mehrjährige Pflanze mit schmalen, länglichen Blättern und einzeln stehenden violetten Blüten, die aus den Blattwinkeln wachsen. Die Frucht ist eine längliche dreizellige Kapsel mit Samen. Die ganze Pflanze wird medizinisch verwendet. Die Blüten enthalten gesättigte und ungesättigte Säuren, und der Rest der Pflanze ist sehr schleimig und wirkt erweichend.

*Natürliches Vorkommen:* China, Japan, Südostasien und Indien
*Medizinisch verwendeter Teil:* ganze Pflanze
*Eigenschaften:*
Energie: kalt
Geschmack: bitter, scharf
Organbezug: Herz, Leber
*Therapeutische Wirkungen:* Antidot; Antiphlogistikum; Antipyretikum

251

*Indikationen:* Abszesse, Blasen; Karbunkel; alle Infektionen und Verletzungen der Haut; Schlangenbisse

*Dosierung: innerlich* als Abkochung: 5–10 Gramm, in zwei Dosen auf leeren Magen

*äußerlich* als Pulver: die frische Wurzel kann als Breiumschlag auf Abszesse und andere Hautwunden gelegt werden.

Saft aus der ganzen frischen Pflanze kann als Antidot auf Schlangenbisse aufgetragen werden.

*Kontraindikationen:* keine

*Unverträglichkeiten:* Eisen und alles, was Eisenbestandteile enthält

*Bemerkungen:* Dieses Kraut wird ausschließlich zur Behandlung der oben genannten Hautbeschwerden verordnet, sowohl innerlich als Abkochung wie auch äußerlich als Hautwasser oder Breiumschlag. Es sollte nicht für andere Zwecke verwendet werden.

## 107. Cordyceps sinensis

冬虫夏草 *dung chiung-hsia tsao (dong chiung-xia cao)*

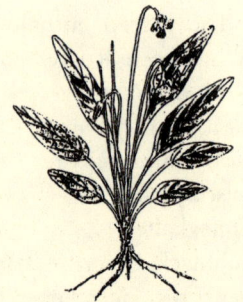

Chinesische Kräuterbücher beschreiben dieses Kraut als parasitären Pilz, den man auf der Puppe einer speziellen Raupenart im südwestlichen Tibet und in den äußersten westlichen Regionen von Szechuan findet. Wahrscheinlich bewegt sich die Puppe, und deshalb heißt es, der Pilz sei im Winter ein Insekt und im Sommer eine Pflanze. Frühe Beobachter nannten ihn deshalb Winterwurm-Sommergras. Das

Kraut wird als Sexualelixier für Männer gepriesen und erscheint oft in Rezepturen für Kräutertinkturen. Es kostet ungefähr soviel wie guter Ginseng, und wie viele tonisierende Kräuter kann es gekocht und zusammen mit tonisierenden Nahrungsmitteln gegessen werden. Traditionelle Quellen schlagen vor, einen mit diesem Kraut gefüllten Erpel zu schmoren.

*Medizinisch verwendeter Teil:* Pilzkörper

*Eigenschaften:*

Energie: warm

Geschmack: süß

Organbezug: Nieren, Lunge

*Therapeutische Wirkungen:* Tonikum; Restorativum; Antitussivum; Expektorans; Stimulans; stärkt die Immunität; verhindert vorzeitige Alterung (TCM: tonisiert das Nieren-Yang; tonisiert die Lungen-Energie)

*Indikationen:* Impotenz, Spermatorrhöe; Lumbago, profuse Schweiße und Nachtschweiß; Rekonvaleszenz nach Operationen oder langer Krankheit; körperliche und nervliche Erschöpfung; Müdigkeit; Anämie; Immunschwäche (TCM: Mangel an Nieren-Yang; Mangel an Energie)

*Dosierung:* Abkochung: 5–9 Gramm, in drei Dosen auf leeren Magen

Pulver (Paste): 3–6 Gramm, in drei Dosen auf leeren Magen

Tinktur: 40–60 Gramm in 1 Liter Alkohol 1–3 Monate ziehen lassen; nehmen Sie zweimal täglich 25–30 ml (1 Unze) auf leeren Magen; kann auch Rezepturen für männliche Tonika hinzugefügt werden

In der Küche: Bei Impotenz, Spermatorrhöe und Anämie schmoren Sie 15–30 Gramm des Krautes mit einer frischen Ente oder einem Hühnchen 2–3 Stunden mit einigen Tassen Reiswein oder Sherry sowie einigen Schalotten und Ingwer; um die tonisierende Wirkung zu erhöhen, fügen Sie 5–10 Gramm Ginseng hinzu.

*Kontraindikationen:* Frühstadium von Erkältungen, Grippe oder anderen Infektionskrankheiten

*Unverträglichkeiten:* keine

*Bemerkungen:* Der große Kräuterheilkundige der Ming-Dynastie, Lee Shih-chen, stellte dieses Kraut gleichwertig neben Ginseng als allgemein belebendes Tonikum für alle vitalen Energie-Systeme des Körpers.

Besonders wirksam ist es zur Wiederherstellung der Vitalität nach langer Krankheit, einer Operation, einer Geburt oder anderen Bedingungen, die zu Energieverlusten und körperlicher Erschöpfung führen. Es hat sich außerdem gezeigt, daß es das Knochenmark stimuliert und auf diese Weise die Immunreaktion verbessert.

In den meisten chinesischen Kräuterbüchern heißt es, der weitaus beste Weg, um den vollen medizinischen Nutzen aus diesem Kraut zu ziehen, sei, es mit Huhn oder Ente, besser noch mit einem Erpel zu kochen. Patentierte Kräuterzubereitungen von *Cordyceps* in Hühner- oder Entenbrühe werden inzwischen überall angeboten, und dies ist ein bequemer und effektiver Weg, das Kraut regelmäßig als tägliches Gesundheitstonikum einzunehmen.

## 108. Alant
*Inula britannica*

旋覆花 *hsuan fu hua (xuan fu hua)*

*Andere Namen: Inula chinensis; jin chien hua* (Goldmünzenblume)

Ein mehrjähriges Kraut mit einem einfachen, aufrechten Stamm, 30–80 cm hoch, und schmalen, lanzettenförmigen Blättern, 4–5 cm lang und 4–8 mm breit. Die einzeln stehenden gelben Blüten erinnern etwas an Gänseblümchen. Sie enthalten Inulin und Flavone.

*Natürliches Vorkommen:* Nordchina, Japan, Mandschurei, Sibirien und einige Teile von Europa

*Medizinisch verwendeter Teil:* Blüte

*Eigenschaften:*

Energie: leicht warm

Geschmack: salzig, bitter, scharf

Organbezug: Lunge, Milz, Magen, Dickdarm

*Therapeutische Wirkungen:* Stomachikum; Expektorans; Antitussivum; Antiemetikum; Analgetikum; Karminativum

*Indikationen:* Übelkeit und Erbrechen; Husten mit starkem Schleim; Flüssigkeitsstau und Aufblähung im Dickdarm; Kopfschmerzen; Blähungen (TCM: Symptome von innerer Feuchtigkeit)

*Dosierung:* Abkochung: 3–6 Gramm, in zwei Dosen auf leeren Magen; es empfiehlt sich, die Pflanze in einem Baumwollbeutel zu kochen, damit keine störenden Fasern in die Flüssigkeit gelangen können

*Kontraindikationen:* Verdauungsstörungen durch leere Dickdarm-Energie

*Unverträglichkeiten:* keine

*Bemerkungen:* Bei traumatischen Verletzungen von Bändern und Sehnen empfehlen chinesische Kräuterbücher, die Wurzel zu pulverisieren und mit etwas Wasser zu mischen, um den Saft zu extrahieren, den man 15 Tage lang dreimal täglich auf das verletzte Gebiet auftragen soll.

# 4  Geprüft und bewährt

## Heilkräuter-Rezepturen

Unter den Kräuter-Rezepturen, die wir Ihnen im folgenden vorstellen, gibt es einige Klassiker, die direkt aus traditionellen chinesischen Kräuterbüchern stammen, während andere Variationen klassischer Verschreibungen sind, die von zeitgenössischen Praktikern an die besonderen Anforderungen der Gegenwart angepaßt wurden. Bei einigen handelt es sich auch um traditionelle Rezepturen, die wir selbst auf der Basis unserer eigenen Erfahrungen angepaßt haben.

Die Rezepturen zur inneren Heilung sind nach den folgenden funktionalen Kategorien geordnet: Atemsystem; Verdauungssystem; Nervensystem; ableitende Harnwege; Stoffwechsel; Herz-Kreislauf-System; weibliche Fortpflanzungsorgane; männliche Fortpflanzungsorgane. Die Tonika für den ganzen Körper, die im wesentlichen der Prävention dienen, werden separat aufgeführt, ebenso die Rezepturen für Kräuterwasser, Kräutersalben, Kräuterbreiumschläge, Kräuterporridges und Kräuterkissen.

Wir haben kein spezielles Kapitel für das Immunsystem aufgenommen, weil viele Rezepturen aus unterschiedlichen Kategorien auch das Immunsystem stärken, ebenso wie die tonisierenden Rezepturen. Leser/innen mit verschiedenen Formen von Immunschwäche sollten alle Rezepturen in diesem Kapitel durchsehen und notieren, welche immunstimulierende Eigenschaften haben, um anschließend diejenige auszuwählen, die ihren spezifischen Symptomen am besten entspricht.

Jede Rezeptur hat einen deutschen und einen chinesischen Namen. Wir geben eine kurze Einführung im Hinblick auf die Ursprünge und die Entwicklung der Rezeptur, ihre speziellen Eigenschaften und Anwendungsgebiete sowie interessante Zusatzinformationen. Anschließend führen wir die spezifischen Symptome (Indikationen) auf, bei denen die Rezeptur am besten wirkt, gefolgt von einer Liste der Bestandteile und Mengenverhältnisse für eine Tagesdosis, zusammen mit Richtlinien für die Zubereitung und die Dosierung. Unter der Überschrift ›Bemerkungen‹ finden Sie zusätzliche Informationen über Kontraindikationen und Unverträglichkeiten, Ernährungsempfehlungen, gleichwertige patentierte Zubereitungen, die man ersatzweise nehmen kann, sowie andere nützliche Vorschläge.

Traditionell werden die meisten chinesischen Rezepturen nach der Methode der vier verantwortlichen Rollen entwickelt, entsprechend der Funktion, die jeder Bestandteil in der Rezeptur übernimmt. Die vier Rollen sind: der König, der Minister, der Assistent und der Diener. Der König ist das führende aktive Kraut in der Rezeptur, ausgewählt nach seinem bekannten therapeutischen Nutzen bei bestimmten Beschwerden. Dieses Kraut ist immer der wirksamste Bestandteil der Rezeptur, und gelegentlich teilen sich auch zwei Kräuter diese Rolle.

Die Aufgabe des Ministers besteht darin, den König zu unterstützen. Er besitzt ähnliche Eigenschaften, ergänzt den therapeutischen Nutzen und erweitert das Wirkungsfeld der Rezeptur. Der Assistent wird gewöhnlich hinzugefügt, um mögliche Nebenwirkungen aufzufangen, die vom König oder dem Minister ausgehen könnten, und um eventuell vorhandene giftige Bestandteile dieser Kräuter zu neutralisieren. In komplexen Rezepturen gibt es normalerweise mehrere Assistenten, um sicherzustellen, daß nur die erwünschten therapeutischen Eigenschaften des Königs und des Ministers aktiviert werden, während die unerwünschten Nebenwirkungen unterdrückt werden.

Die Aufgabe des Dieners besteht darin, die Wirkungen aller anderen Bestandteile zu harmonisieren und die Aufnahme in den Blutstrom, die Organe und die entsprechenden Energie-Meridiane zu fördern. Manchmal werden auch Diener eingesetzt, die für eine schnelle Symptomlinderung von Schmerzen und Befindlichkeitsstörungen sorgen sollen, während der König und der Minister daran arbeiten, die Ursache des Problems zu beseitigen. Einer der zuverlässigsten und wirksamsten Diener der ganzen chinesischen Kräuterheilkunde ist die Süßholzwurzel, die ihren Weg in alle zwölf Meridiane findet, die Wirkungen aller anderen Kräuter der Rezeptur harmonisiert und verlängert, ihre Aufnahme verbessert, den Stoffwechsel ausgleicht und den Geschmack jeder Rezeptur erheblich verbessert. Als große Entgifterin trägt sie auch dazu bei, daß eventuell vorhandene Toxine, die den therapeutischen Nutzen der Rezeptur sonst schmälern könnten, aus dem Körper ausgeleitet werden.

Mit unserer Auswahl der geprüften und bewährten Rezepturen aus der großen Sammlung von Heilmitteln, die man in traditionellen chinesischen Kräuterbüchern findet, haben wir versucht, uns auf die häufigsten Gesundheitsprobleme zu beziehen, von denen Männer und Frauen weltweit heutzutage betroffen sind. Grundlage dieser Rezepturen sind viele Jahrhunderte kontinuierlicher klinischer Erfahrung, und sie haben sich in der alltäglichen Praxis bewährt, in der Vergangenheit ebenso wie heute. Um ihren therapeutischen Nutzen zu erfahren, muß man sich jedoch sorgfältig an die dazugehörigen Ernährungsrichtlinien und Vorschriften halten. Bei den angegebenen Beschwerden kann man die Rezepturen gefahrlos zu Hause verwenden, besonders im frühen Stadium, wenn »ein Stich zur rechten Zeit neun weitere vermeiden hilft« und Kräuterkuren am besten wirken. Jede ernsthafte Erkrankung oder starke akute Beschwerden sollten jedoch immer unter der Aufsicht eines qualifizierten Arztes oder Heilpraktikers behandelt werden.

## Kräuter-Rezepturen

*Atemsystem*

Diese Kategorie erfaßt Heilmittel für Beschwerden im oberen und unteren Atmungstrakt. Dazu gehören Lungen, Bronchien, Hals, Mandeln, Nase, Nasennebenhöhlen und Eustachische Röhren. In der traditionellen chinesischen Medizin gehören Ohrenbeschwerden wie beispielsweise Infektionen und Augenprobleme wie Glaukom und Katarakt in den Bereich des oberen Atmungstraktes, weil sie am Kopf in großer Nähe der Atemorgane lokalisiert sind.

## 1. Pueraria-Abkochung
*(bei Erkältungen und grippalen Infekten, A)*

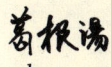

*geh gen tang*

Diese Rezeptur stammt aus dem berühmten medizinischen Text *Shang Han Lun (Abhandlung über Fieber und Erkältungen)*. Verfaßt wurde er im 3. Jahrhundert vor Christus von dem berühmten Arzt Dr. Chang Chung-ching, der darin 113 Rezepturen auf der Basis von 100 Kräutern präsentierte. Seine Rezepturen sind so zuverlässig, daß man sie heute noch in genau der ursprünglichen Zusammensetzung verwendet. Diese spezielle Verschreibung wird bei infektiösen Erkältungen und grippalen Infekten eingesetzt, wenn die Patienten eine starke oder durchschnittliche Konstitution haben. Sie eignet sich nicht für schwache, instabile oder ältere Patienten. Wenn sie bei den folgenden Indikationen eingesetzt wird, lindert die Rezeptur Symptome von überschüssiger Hitze und körperlichen Schmerzen innerhalb einer Stunde nach der Einnahme.

*Indikationen:* infektiöse Erkältungen und grippale Infekte mit Symptomen wie Kopfschmerzen, Muskelschmerzen in den Schultern und Oberarmen, Nervosität, Fieber und körperlicher Hitze *ohne* Schweiß, intensiver Abneigung gegen Kälte, Steifheit im Nacken und in der oberen Wirbelsäule

*Bestandteile:*

| | |
|---|---|
| Kutzuwurzel (*Pueraria*) | 4 Gramm |
| Meerträubchen | 3 Gramm |
| Zimt | 2 Gramm |
| Süßholzwurzel | 2 Gramm |
| Weiße chinesische Pfingstrose | 2 Gramm |
| Chinesische Jujube | 3 Gramm |
| frische Ingwerwurzel | 3 Gramm |

*Zubereitung und Dosierung:* Abkochung: zwei Dosen auf leeren Magen

Pulver (Aufguß): 3 Gramm in heißem Wasser, zwei- oder dreimal täglich auf leeren Magen

*Bemerkungen:* Wenn Sie diese Rezeptur bei Erkältungen und grippalen Infekten verwenden, vermeiden Sie fettige und fritierte Nahrungsmittel, scharfe Gewürze wie Chili und schwarzen Pfeffer, Meeresfrüchte sowie harte und trockene Nahrungsmittel wie Toast, Nüsse und trockenes Getreide. Statt dessen sollten Sie Porridges, Haferschleim und heiße Suppen essen und frischen Fruchtsaft trinken.

Zu den gleichwertigen patentierten Rezepturen gehören *Yin Chiao Chieh Tu pien* (Lonicera- und Forsythia-Tabletten) und *Ling Yang Shang Feng Ling* (Antilopen-Horn-Wind-Beschwerde-Heilmittel), die in den meisten chinesischen Kräuterapotheken vorrätig sind oder bei Firmen bestellt werden können, die chinesische Patent-Rezepturen vertreiben.

## 2. Ephedra-Abkochung
*(bei Erkältungen und grippalen Infekten, B)*

麻黄湯

*ma huang tang*

Diese klassische Rezeptur stammt aus Dr. Chang Chung-chings *Abhandlung über Fieber und Erkältungen*, die eine vorrangige Quelle für Heilmittel bei dieser Art von Beschwerden bleibt. Diese Verschreibung sollte für Erkältungen und grippale Infekte vom »heißen« Typ benutzt werden: Der Patient fühlt sich am Anfang körperlich kalt, eine Empfindung, die trotz warmer Kleidung und Decken eine Weile anhält. Später jedoch entwickelt sich daraus ein Gefühl von anhaltender starker Hitze, begleitet von Kopfschmerzen und einem »überflutenden« Puls, den man an den Hand- und Fußgelenken, in den Armbeugen und im Nacken sehen und fühlen kann.

*Indikationen:* infektiöse Erkältungen und grippale Infekte mit Symptomen wie hohes Fieber *ohne* Schweiß, Kopfschmerzen, extremer Durst und Schmerzen in der Taille, in den Knien und anderen größeren Gelenken

*Bestandteile:*  Meerträubchen *(Ephedra)*  5 Gramm

Bittermandel  5 Gramm

Zimt  4 Gramm

Süßholzwurzel  1,5 Gramm

*Zubereitung und Dosierung:* Abkochung: zwei Dosen auf leeren Magen

*Bemerkungen:* Sie sollten sich an dieselben Ernährungsrichtlinien halten wie bei der Pueraria-Abkochung. Nach jeder Dosis sollte man sich still hinlegen und schwitzen. Kurz danach muß der Patient große Mengen Wasser lassen, und damit wird das Fieber schnell sinken, und die starke Hitze wird aus dem Körper vertrieben.

Unter den Patent-Rezepturen ist der einzig wirksame Ersatz *Yin Chiao Chieh Tu Pien* (Lonicera- und Forsythia-Tabletten).

## 3. Abkochung mit Ephedra, Asarum und Aconitum
*(bei Erkältungen und grippalen Infekten, C)*

術黃附子細辛湯

*ma huang, fu dze, hsi hsin tang*

Wie die meisten chinesischen Heilmittel gegen Erkältungen und grippale Infekte stammt auch diese Rezeptur aus dem klassischen Text von Dr. Chang Chung-ching: *Abhandlung über Fieber und Erkältungen.* Sie wurde speziell für Erkältungen und grippale Infekte vom »kalten« Typ entwickelt: Der Patient fühlt sich sehr kalt, und die Hautfarbe wird sehr blaß. Obwohl der/die Kranke Fieber hat, bleibt die Gesichtsfarbe blaß und wird nicht rot, auch dann nicht, wenn man sich sehr warm anzieht und in dicke Decken wickelt. Diese Rezeptur eignet sich besonders für Patienten mit schwacher Konstitution sowie für ältere Menschen und Leute mit instabiler Gesundheit.

*Indikationen:* infektiöse Erkältungen und grippale Infekte, Fieber mit andauerndem Kältegefühl, mit oder ohne Schweiß; Husten und Halsschmerzen, schwacher Puls, Kopfschmerzen, Muskelschmerzen

*Bestandteile:* Meerträubchen *(Ephedra)*    4 Gramm
Haselwurz    3 Gramm
*Aconitum fischeri*    0,5 Gramm

*Zubereitung und Dosierung:* Abkochung: in zwei Dosen auf leeren Magen

*Bemerkungen:* Folgen Sie denselben Ernährungsrichtlinien wie in Rezeptur 1. Der Patient sollte sich warm anziehen, Wind meiden und sich viel Ruhe gönnen. Wenn die vorhandene Energie dazu ausreicht, sind Innere-Energie-Meditationen und Atemübungen jedoch erlaubt.

Der patentierte Kräuter-Hustensirup *Chuan Bei Pi Pa Lu* (Fritillaria- und Eriobotrya-Sirup) kann zusammen mit dieser Rezeptur verwendet werden, um Husten und Halsschmerzen zu lindern, obwohl er bei den anderen Symptomen keine Wirkung zeigt. Der Sirup sollte mit 2 bis 3 Stunden Abstand von der Abkochung auf leeren Magen genommen werden. Man kann ihn auch während der Nacht nehmen, um anhaltenden Husten zu lindern.

## 4. Isatis-Abkochung *(bei Tonsillitis)*

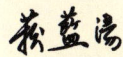

*sung lan tang*

Dieses Mittel wurde von Kräuterforschern am Medizinischen Institut Jiang Su in China aus traditionellen Rezepturen weiterentwickelt. Es ist ein Medikament zur Behandlung von Tonsillitis und anderen Halsinfektionen im Zusammenhang mit infektiösen Erkältungen und Fieber. Während klassische Rezepturen bei diesem Zustand mindestens 10 bis 15 Tage brauchen, um zu wirken, führt diese Rezeptur nach 4 bis 5 Tagen zum Erfolg. Sie wurde speziell gegen die hochvirulenten Krankheitserreger entwickelt, mit denen wir es heutzutage bei Infektionen der Atemwege zu tun haben. Diese Erreger müssen schnell und effektiv behandelt werden, damit weitere Komplikationen vermieden werden.

*Indikationen:* Tonsillitis und andere Infektionen der oberen Atemwege sowie Entzündungen im Zusammenhang mit infektiösen Erkältungen und den damit verbundenen Symptomen

von Fieber, Halsschmerzen, Schwellungen im Hals, Schluckbe-
schwerden, Mundtrockenheit und chronischem Durst

*Bestandteile:*   Dunkelpurpurrote Brustwurz   6 Gramm
                  *Isatis tinctoria*           9 Gramm
                  Löwenzahn                    9 Gramm

*Zubereitung und Dosierung:* Abkochung: zwei Dosen, vorzugsweise auf leeren Magen oder, wenn dadurch Magenbeschwerden entstehen, nach den Mahlzeiten

*Bemerkungen:* Folgen Sie denselben Ernährungsrichtlinien, die
auch für Erkältungen und grippale Infekte gelten. Der Patient
sollte sich viel Ruhe gönnen, sich warm halten und den Hals
vor Wind schützen. Übungen zum inneren Energiekreislauf
und rhythmisches, tiefes Atmen fördern die Heilung und beschleunigen die Genesung.


## 5. Kleiner-Grüner-Drachen-Abkochung
*(bei Asthma)*

小青龍湯

*hsiao ching lung tang*


Die ursprüngliche Rezeptur für dieses Heilmittel stammt aus der
medizinischen Abhandlung *Wichtige Verschreibungen der goldenen Truhe* von Dr. Chang Chung-ching aus dem dritten Jahrhundert vor Christus, aber einige Bestandteile und Mengenverhältnisse sind an die heutige Zeit angepaßt worden, basierend
auf klinischen Erfahrungen und wissenschaftlichen Untersuchungen in China. Diese Verschreibung wurde von einem Ab-
solventen des chinesischen Shantou University Medical College vorgelegt, der heute in Chiang Mai, Thailand, praktiziert.
Entwickelt wurde die Rezeptur zur Behandlung von chronischem Asthma und damit zusammenhängenden Atemproble-

men, verursacht durch allergische Reaktionen, Empfindlichkeit gegenüber Luftverschmutzung, Staub, Pollen und Klimaanlagen sowie aufgrund von psychosomatischen Reaktionen beispielsweise auf Streß. Dies ist ein komplexes Beschwerdebild, das mindestens zwei Wochen, manchmal sogar bis zu sechs Monate lang mit Kräutern behandelt werden muß. Die Medikamente, die von der modernen westlichen Medizin dagegen üblicherweise verschrieben werden, bringen nur eine vorübergehende symptomatische Linderung und haben oft unangenehme Nebenwirkungen.

Diese Rezeptur ist sicher und wirkt bei Kindern genauso wie bei Erwachsenen.

*Indikationen:* Asthma und damit zusammenhängende Symptome wie chronischer Husten und extreme Kurzatmigkeit, profuser, wäßriger Schleim, Niesen und laufende Nase, tränende Augen, pfeifende Atmung und Gluckern im Bauch

| *Bestandteile:* | Meerträubchen | 10 Gramm |
| | Malayische Teefrucht | 10 Gramm |
| | Süßholzwurzel | 6 Gramm |
| | Haselwurz | 6 Gramm |
| | Zimt | 10 Gramm |
| | Mandel | 10 Gramm |
| | Mittsommerpflanze | 10 Gramm |
| | Weiße chinesische Pfingstrose | 10 Gramm |
| | *Schisandra chinensis* | 6 Gramm |
| | Bischofsmütze | 10 Gramm |
| | Ballonblume | 10 Gramm |
| | Erdwurm* | 10 Gramm |

---

\* Dieses tierische Produkt (*Perichaeta communissima*) wirkt antipyretisch und erweitert die Bronchien, aber strenge Vegetarier können es ersatzlos aus der Rezeptur streichen, weil sie andere Kräuter mit ähnlichen Eigenschaften enthält.

*Zubereitung und Dosierung:* Abkochung: zwei Dosen auf leeren Magen

*Bemerkungen:* Im Lauf der Therapie sollten die Patienten sich an eine leichte, überwiegend vegetarische Diät halten und scharfe, salzige und süße Nahrungsmittel meiden. Frisches Gemüse und Obst, Suppen und Salate sind die beste Wahl. Verzichten Sie auf große Mahlzeiten, besonders abends, und versuchen Sie Situationen zu vermeiden, die Streß und Ärger auslösen, weil sich der Gesundheitszustand dadurch stark verschlechtert. Meditationen und tiefes Atmen helfen, die Symptome zu kontrollieren und das Problem ursächlich zu behandeln.

Das Buch *Grand Compilation of Practical Chinese Health Preservation Theories and Prescriptions* (Hsueh Lin Publications, Shanghai, 1990) empfiehlt die patentierte Zubereitung *Jin Kui Shen Chi Wan* (Goldenes-Buch-Tee) in Verbindung mit dieser Rezeptur, um die Wirkung zu verstärken und eine zusätzliche symptomatische Linderung zu erreichen.

## 6. Große-Bupleurum-(Hasenohr)-Abkochung
*(bei Mittelohrentzündungen)*

大柴胡湯
da chai hu tang

Dies ist eine der führenden klassischen Rezepturen zur Behandlung von Infektionen und Entzündungen der Leber und der Gallenblase, hohem Blutdruck und anderen Zuständen, bei denen innere Hitze eine Rolle spielt. Sie wird auch bei chronischen Infektionen und Entzündungen des Mittelohrs verschrieben, die durch ständige Erkältungen oder Nebenhöhlenentzündungen, abrupte Luftveränderungen wie beim Fliegen oder

Tauchen und unerwünschte Medikamentenwirkungen verursacht werden können. Wenn dieser Zustand nicht korrigiert wird, kann er zu chronischem Tinnitus (Ohrgeräuschen) und zur Taubheit führen.

*Indikationen:* Ohrinfektionen und damit verbundene Symptome wie Kopfschmerzen, Benommenheit, Schmerzen, Ohrgeräusche und Absonderung von Wasser oder Eiter

| *Bestandteile:* | Hasenohr *(Bupleurum)* | 6 Gramm |
| | Mittsommerpflanze | 3 Gramm |
| | *Scutellaria macrantha* | 3 Gramm |
| | Weiße chinesische Pfingstrose | 3 Gramm |
| | Chinesische Jujube | 3 Gramm |
| | Dreiblättrige Zitrone | 2 Gramm |
| | Ingwer (frisch) | 4 Gramm |
| | Rhabarber | 1 Gramm |

*Zubereitung und Dosierung:* Abkochung: zwei Dosen auf leeren Magen

*Bemerkungen:* Menschen mit chronischen Ohrinfektionen sollten möglichst nicht schwimmen und dafür sorgen, daß beim Duschen oder Baden kein Wasser ins Ohr kommt. Wenn Juckreiz oder unangenehme Empfindungen auftreten, stecken Sie nicht den Finger oder andere Gegenstände ins Ohr. Nehmen Sie statt dessen Daumen und Zeigefinger, um die Ohrläppchen zu massieren und daran zu ziehen, was für das innere Ohr etwas Erleichterung bringt. Vermeiden Sie auch Alkohol, Kaffee und Tabak, weil sie Ohrenentzündungen verschlimmern können.

Diese Rezeptur kann auch für andere Beschwerden verwendet werden, die aufgrund von innerer Hitze auftreten, speziell Entzündungen der Leber und der Gallenblase, sowie für Entzugssymptome bei Alkohol- und Drogenmißbrauch.

Diese Kategorie umfaßt Beschwerden des Magens, der Milz, der Leber, der Gallenblase und der Därme, wie beispielsweise Geschwüre, Verstopfung, Durchfall, Zirrhose und andere Probleme, die mit dem Verdauungssystem und seinen verschiedenen Organen zu tun haben.

## 7. Ginseng-Abkochung
*(bei Gastroptose bzw. Magensenkung)*

人参湯

*ren sheng tang*

Dies ist eine klassische Rezeptur, die man in vielen traditionellen chinesischen Kräuterbüchern findet, und sie wird immer noch in ihrer ursprünglichen Form verwendet. Gastroptose ist eine anormale Absenkung des Magens in den Unterbauch, charakterisiert durch eine lockere, schlaffe Magenwand, die nicht mit normaler Peristaltik reagiert, wenn Nahrung in den Magen gelangt. So bleibt die unverdaute Nahrung im Magen liegen, und das führt zu Fäulnis, Gärung, Gasbildung, Aufstoßen, Übelkeit, Blähungen und anderen Verdauungsstörungen. Ginseng wird hier als Stimulans für die Verdauung eingesetzt. Er wärmt den Magen, aktiviert die Zellen der Magenwand, erhöht die Sekretion von Magensaft und stellt die normale Verdauungsfunktion des Magens wieder her.

*Indikationen:* Gastroptose mit Symptomen eines aufgeblähten oberen Magens, Sodbrennen, tiefem Aufstoßen, Magenschmerzen, Übelkeit, Appetitlosigkeit, Verdauungsschwäche, Rückfluß von Speisen in die Mundhöhle und Verstopfung

| *Bestandteile:* | Ginseng | 3 Gramm |
| | Süßholzwurzel | 3 Gramm |
| | *Atractylis ovata* | 3 Gramm |
| | Ingwer (getrocknet) | 3 Gramm |

*Zubereitung und Dosierung:* Abkochung: zwei Dosen auf leeren Magen

*Bemerkungen:* Bei Gastroptose sollte man scharfe und saure Speisen ebenso meiden wie harte, trockene und sehr fettige Nahrungsmittel. Rohkost sollte ebenfalls vom Speiseplan gestrichen werden, bis eine Besserung eingetreten ist. Statt dessen sind Porridges und Haferschleim aus Vollkorn die richtige Diät. Chinesische Kräuterbücher empfehlen besonders, 30 Gramm Tragant in 2 Liter Wasser eine Stunde zu kochen, dann die Kräuter zu entfernen und mit dem Kräutersud einen Porridge aus braunem Reis zu kochen.

Auf Kaffee und Tee sollten Sie mindestens eine Stunde vor und nach der Einnahme dieser und jeder anderen Ginseng-Rezeptur verzichten.

Auf Reisen oder bei der Arbeit können Sie ersatzweise die Patent-Rezeptur *Shiang Sha Yang Wei Wan* (Saussurea-und-Amomum-Pillen zur Erziehung des Magens) verwenden.

Chinesische Therapeuten schlagen außerdem vor, morgens gleich nach dem Aufstehen und abends, bevor man zu Bett geht, mehrmals hintereinander aufzustehen und sich wieder zu setzen, weil das hilft, die Magenwände zu festigen und die normale Form des Magens wiederherzustellen. Schwache und ältere Patienten, die zu solchen körperlichen Übungen nicht fähig sind, können sich statt dessen ein kleines, festes Kissen unter das Kreuz legen und liegend tief in den Bauch atmen.

## 8. Darmbefeuchtungs-Abkochung
*(bei Verstopfung, A)*

潤腸湯

*run chang tang*

Dies ist eine klassische Rezeptur zur Behandlung von Verstopfung, die der Kräuterheilkundige Lee Tung-yuan im Jahr 1249 in seiner medizinischen *Abhandlung über Milz und Magen* veröffentlicht hat. Sie wurde entwickelt, um Verstopfungen zu behandeln, die mit trockenen Därmen, Mangel an Blut und Mangel an Körperflüssigkeiten zusammenhängen, Bedingungen, wie man sie oft bei älteren Menschen und Wöchnerinnen findet. Die Rezeptur lindert die Beschwerden, indem sie die Därme befeuchtet und die Blockaden im Darmtrakt auflöst.

*Indikationen:* chronische Verstopfung durch trockene Därme und damit zusammenhängende Symptome wie trockene Haut und spröde Nägel, trockener Mund, trockene Zunge und chronischer Durst

| *Bestandteile:* | | |
|---|---|---|
| Hanfsamen (geröstet) | 5 Gramm |
| Pfirsichkerne | 5 Gramm |
| Dunkelpurpurrote Brustwurz | 3 Gramm |
| Chinesische Engelwurz | 3 Gramm |
| Rhabarber | 3 Gramm |

*Zubereitung und Dosierung:* Abkochung: drei Dosen auf leeren Magen

*Bemerkungen:* Diese Rezeptur ist bei schwangeren Frauen kontraindiziert, weil sie im Unterleib purgierend wirkt.

Chinesische Kräuterbücher empfehlen, bei dieser Art von Verstopfung morgens als erstes auf leeren Magen ein Glas warmes, leicht gesalzenes Wasser zu trinken. Außerdem sollte man scharf gewürzte Speisen, rotes Fleisch, starke emotionale Erregung und alle chemischen Abführmittel meiden, weil sie den Zustand nur verschlimmern und verlängern.

In China wird eine Patentrezeptur hergestellt, die als bequemer Ersatz für die Abkochung benutzt werden kann: *Run Chang Wan* (Darmbefeuchtungspillen).

Beachten Sie, daß die Hanfsamen in dieser Rezeptur geröstet worden sind und nicht mehr auskeimen; deshalb fallen sie nicht unter die Drogenbestimmungen.


## 9. Rhabarber-und-Süßholzwurzel-Abkochung
*(bei Verstopfung, B)*

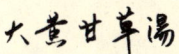

*da huang gan tsao tang*

Dies ist eine traditionelle chinesische Rezeptur zur Behandlung von Verstopfung ohne erkennbare Ursache und ohne irgendwelche anderen Symptome. Solche Fälle treten bei schwacher ebenso wie bei starker Konstitution auf, bei jüngeren ebenso wie bei älteren Menschen. Mit dieser Rezeptur kann man Verstopfung behandeln, wenn andere Mittel nicht helfen.

*Indikationen:* chronische Verstopfung; in Fällen schwerster Darmverstopfung kann es zu Übelkeit und Erbrechen gleich nach dem Essen kommen

*Bestandteile:* Rhabarber     4 Gramm
                Süßholzwurzel  1 Gramm

*Zubereitung und Dosierung:* Abkochung: in zwei Dosen auf leeren Magen

*Bemerkungen:* Obwohl diese Rezeptur nicht so stark purgierend wirkt wie die vorherige, sollten schwangere Frauen ihren Arzt oder Heilpraktiker konsultieren, bevor sie dieses oder ein anderes Mittel gegen Verstopfung einnehmen.

Wer unter chronischer Verstopfung leidet, sollte sich angewöhnen, viel Wasser zu trinken und Nahrungsmittel zu essen, die viel Flüssigkeit und Ballaststoffe enthalten, wie beispielsweise frisches Obst, Gemüse und Vollkorn-Porridges. Es hilft auch, zu regelmäßigen Zeiten auf der Toilette zu sitzen (oder besser zu hocken), auch wenn man keinen Stuhldrang verspürt, damit sich der Darm allmählich an eine regelmäßige Entleerung gewöhnt.

## 10. Stärkende Engelwurz-Abkochung
*(bei Hämorrhoiden)*

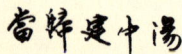

*dang gui jian jung tang*

Dieses traditionelle chinesische Heilmittel für Hämorrhoiden stammt aus einer Sammlung klassischer Kräuterrezepturen unter dem Titel *Orthodoxe Anwendungen chinesischer Kräutermedizin*, die 1980 in Taiwan veröffentlicht wurde. Die Rezeptur wird sowohl bei inneren als auch bei äußeren Hämorrhoiden verwendet: Erstere führen zu analen Blutungen, verursachen aber gewöhnlich keine Schmerzen, während letztere mit erheblichen Schmerzen verbunden sein können, in der Regel aber nicht bluten. Hämorrhoiden treten auf, wenn das Netz der kleinen Kapillargefäße, die den Schließmuskel am After versorgen, durch Blutgerinnsel verstopft wird, so daß sie knotige Klumpen bilden, die den Darmausgang blockieren. Chronische Verstopfung, längere Zeiten des Sitzens oder Stehens, Schwangerschaften und Schwierigkeiten bei der Stuhlentleerung tragen oft dazu bei, daß sich Hämorrhoiden entwickeln.
*Indikationen:* innere und äußere Hämorrhoiden und damit verbundene Symptome wie akute Schmerzen während und nach

der Darmentleerung, rektale Blutungen und Schmerzen, die zur Taille, zu den Hüften und in den Unterbauch ausstrahlen.

| Bestandteile: | | |
|---|---|---|
| Chinesische Engelwurz | 4 Gramm | |
| Zimt | 4 Gramm | |
| Ingwer (frisch) | 4 Gramm | |
| Chinesische Jujube | 4 Gramm | |
| Weiße chinesische Pfingstrose | 5 Gramm | |
| Süßholzwurzel | 2 Gramm | |

*Zubereitung und Dosierung:* Abkochung: drei Dosen auf leeren Magen

*Bemerkungen:* Wer unter Hämorrhoiden leidet, sollte auf Alkohol, Chili, schwarzen Pfeffer, Senf und andere scharfe Nahrungsmittel und Gewürze verzichten. Vermeiden Sie während des Stuhlgangs starken Druck bei der Darmentleerung, und sitzen Sie nicht zu lange auf der Toilette. Die westliche Sitte, Bücher zu lesen, während man auf der Toilette sitzt und auf die Darmentleerung wartet, verschlimmert die Hämorrhoiden ebenso wie langes Sitzen überhaupt, beispielsweise im Büro oder vor dem Fernseher. Schwangere, die besonders gefährdet sind, Hämorrhoiden zu entwickeln, sollten einen Arzt oder Heilpraktiker konsultieren, bevor sie dieses oder irgend ein anderes Mittel gegen Hämorrhoiden nehmen. Meiden Sie die handelsüblichen Zäpfchen, die in westlichen Apotheken verkauft werden: Sie bringen nur vorübergehende Linderung und führen häufig zu Verstopfung, was den Zustand noch weiter verschlimmert.

Eine wirksame therapeutische Übung ist der Analsphinkter-Verschluß *(mula banda)*, der im indischen Pranayama und in chinesischen Qi-Gong-Atemübungen angewendet wird. Machen Sie diese Übung behutsam mehrmals täglich 5 Minuten lang, entweder stehend, sitzend oder liegend.

Die Rote-Wolke-Salbe (s. S. 332) kann ergänzend äußerlich aufgetragen werden. Als Ersatz für diese Rezeptur kann die patentierte chinesische Kräutermischung *Jih Wan* (Hämorrhoidenpillen) verwendet werden.

## 11. Bupleurum-und-Artemisia-Abkochung
*(bei Hepatitis, Gelbsucht)*

柴胡茵蔯湯

*tsai hu yin chen tang*

Die chinesische Kräutermedizin ist bekannt für die Wirksamkeit ihrer Heilmittel bei der Behandlung von Leberbeschwerden, die infolge unserer heutigen Umweltvergiftung immer häufiger auftreten. Da Toxine inzwischen sehr viel mehr als früher die Leber belasten, mußten die klassischen Leberrezepturen an die modernen Verhältnisse angepaßt werden, und viele chinesische Ärzte haben ihren Ruf dadurch erworben, daß sie eigene, »geheime« Rezepturen zur Behandlung von Hepatitis, Gelbsucht, Zirrhose, Krebs und anderen schweren Leberkrankheiten entwickelt haben.

Diese Rezeptur basiert auf einer klassischen Verschreibung gegen Hepatitis unter dem Namen Kleine-Bupleurum-Abkochung *(hsiao chai hu tang)*. Angepaßt wurde sie von Dr. Yeh Feng, einem chinesischen Arzt aus Shanghai, der gegenwärtig in Bangkok praktiziert, wo er die Mischung der Ehefrau des Autors verschrieb, als sie an einer hartnäckigen Leberinfektion mit Gelbsucht litt, die sie sich auf einer Reise durch Indien zugezogen hatte. Das Mittel heilte sie in nur sieben Wochen.

Die Rezeptur wurde zur Behandlung von schweren Leberinfektionen wie Hepatitis A oder B im Frühstadium entwickelt. Eine rechtzeitige Diagnose und Behandlung ist wichtig, damit kein dauerhafter Leberschaden wie Zirrhose oder Krebs entsteht. In

274

schweren Fällen dauert die Heilung bis zu sechs Monaten, aber bei einem milderen Verlauf und früher Diagnose können auch zwei bis drei Monate ausreichen. Während der Behandlung sollten die Patienten jeden Monat durch einen Bluttest ihre Leberfunktion prüfen lassen, um den Behandlungserfolg zu kontrollieren.

*Indikationen:* Infektionen und Entzündungen der Leber, einschließlich Hepatitis A und B und Gelbsucht, mit Begleitsymptomen wie chronische Müdigkeit, Appetitlosigkeit, Blähungen, gelbe Augen und Handflächen, Übelkeit, Schlaflosigkeit, Verstopfung und/oder Durchfall, Brustvergrößerung bei Männern und schmerzhafte Schwellung der Leber

| *Bestandteile:* | Weiße chinesische Pfingstrose | 24 Gramm |
|---|---|---|
| | *Artemisia capillaris* | 18 Gramm |
| | Speichelkraut | 18 Gramm |
| | Chinesische Engelwurz | 15 Gramm |
| | *Scutellaria macrantha* | 15 Gramm |
| | Virginischer Aron | 15 Gramm |
| | Hasenohr (*Bupleurum*) | 15 Gramm |
| | *Peucedanum decursivum* | 15 Gramm |
| | *Panax quinquefolia* | |
| | (amerik. Ginseng) | 5 Gramm |
| | Süßholzwurzel | 6 Gramm |

*Zubereitung und Dosierung:* Abkochung: zwei oder drei Dosen auf leeren Magen

*Bemerkungen:* Dies ist ein kräftiger Trank mit stark purgierenden Eigenschaften, der oft zu heftigem Durchfall führt. Der Stuhlgang wird im allgemeinen sehr flüssig sein und gelblich-orangefarbene Galle enthalten, die aus Leber und Gallenblase ausgeleitet wird. Am besten legt man sich nach jeder Dosis hin, um auszuruhen. Während der Therapie sollte man Aufregungen und körperliche Anstrengungen meiden. Wichtig ist auch, daß man Ärger, Trauer, Ängstlichkeit, Streß und andere extreme Emotionen meidet, weil sie den Zustand der Leber erheblich verschlechtern.

Ebenso wichtig ist die Diät: Meiden Sie industriell verarbeitete Nahrungsmittel, starke Gewürze, raffinierten Zucker und Stärke sowie fritierte Speisen. Frischer Fisch und Meeresfrüchte sind als Proteinquellen erlaubt, aber verzichten Sie auf Rindfleisch und Schweinefleisch. Achten Sie besonders darauf, daß alles, was Sie zu sich nehmen, frei ist von toxischen Zusätzen wie Pestiziden und Konservierungsmitteln. Verzichten Sie auf Alkohol, Koffein, Tabak und andere Genußmittel, weil sie alle die Leber belasten. Als Nahrungsergänzung sollten 50 bis 100 mg Vitamin-B-Komplex, 800–1200 internationale Einheiten Vitamin E, 5–10 Gramm Vitamin C und 25 000 internationale Einheiten Beta-Carotin eingenommen werden. Weizen- und Gerstensaft, Spirulina und blau-grüne Algen eignen sich ebenfalls hervorragend als Nahrungsergänzung bei Leberproblemen.

## 12. Große Bupleurum-Artemisia-Abkochung
*(bei Alkohol- und Medikamentenvergiftung der Leber)*

大柴胡茵蔯湯

*da tsai hu yin chen tang*

Dies ist eine besondere Variante der klassischen *Bupleurum*-Leber-Rezeptur, speziell entwickelt für die Behandlung schwerer Lebervergiftungen durch Alkohol, Drogen und Medikamente, die ein weitverbreitetes Problem in unserer heutigen Welt darstellen. Dabei spielen Genußgifte wie Opiate und Amphetamine ebenso eine Rolle wie üblicherweise von Ärzten verschriebene Medikamente, beispielsweise Barbiturate und Antidepressiva, die häufig insbesondere im Zusammenhang mit Alkoholmißbrauch Schaden anrichten.

Diese Rezeptur entgiftet nicht nur die Leber, sondern ist auch ein Mittel zur Behandlung der schweren Verstopfung, die oft als Begleitsymptom auftritt, und sie lindert die chronische Stauung im Solarplexus und in den Bauchorganen.

*Indikationen:* Lebervergiftung und »Feuer« (Entzündung) durch Mißbrauch von Alkohol, Drogen oder Medikamenten mit Begleitsymptomen wie akute Verstopfung, Blutandrang im Oberbauch, Spannungsgefühl im Brustkorb, Verlust von Muskel- und Hauttonus und Nervosität

| *Bestandteile:* | | |
|---|---|---|
| | Hasenohr *(Bupleurum)* | 6 Gramm |
| | Mittsommerpflanze | 4 Gramm |
| | Ingwer (frisch) | 4 Gramm |
| | *Scutellaria macrantha* | 3 Gramm |
| | Weiße chinesische Pfingstrose | 3 Gramm |
| | Chinesische Jujube | 3 Gramm |
| | Dreiblättrige Zitrone | 2 Gramm |
| | Rhabarber | 2 Gramm |
| | *Artemisia capillaris* | 4 Gramm |
| | *Gardenia florida* | 3 Gramm |

*Zubereitung und Dosierung:* Abkochung: drei Dosen auf leeren Magen

*Bemerkungen:* Hier gelten dieselben Richtlinien für Diät und Lebensweise wie unter Rezeptur 11 beschrieben. Denken Sie daran, daß die Medikamente, mit denen die westliche Medizin Leberentzündungen behandelt, in der klinischen Praxis nicht besonders wirksam sind, während die traditionellen chinesischen Kräutermittel, wenn sie korrekt eingenommen werden, normalerweise zu guten Ergebnissen führen, sofern nicht schon vor Beginn der Behandlung ein dauerhafter Organschaden entstanden ist.

Regelmäßige Übungen in »sanften« chinesischen Techniken

wie Qi Gong, Tai Ch'i Chuan und den sechs Heilklängen sowie die meditative Energiearbeit des Stillen Qi Gong unterstützen die Kräutertherapie und beschleunigen die Genesung.

## 13. Chinesische-Goldwurz-Abkochung
## zur Beseitigung toxischer Hitze *(bei Gastritis)*

黄蓮解毒湯

*huang lien jie du tang*

Dies ist eine klassische chinesische Mischung zur symptomatischen Linderung und Heilung von chronischer Gastritis. Sie
stammt aus einer Sammlung traditioneller Kräutermittel, die
von Dr. Chen Tsun-ren zusammengestellt und in Hongkong
veröffentlicht wurde. Zu den Krankheitssymptomen gehören
nicht nur akute Magenschmerzen gleich nach dem Essen, sondern auch spontane Magenschmerzen, die jederzeit auftreten
können und oft durch Streß, Ärger oder andere heftige Gefühle
ausgelöst werden.

*Indikationen:* akute und chronische Gastritis und damit zusammenhängende Symptome wie stechende Schmerzen und Aufblähung nach dem Essen, tiefes, starkes Aufstoßen, Übelkeit,
spontane Magenschmerzen und Magendrücken, übermäßige
Magensäure, Sodbrennen und Schlaflosigkeit

| *Bestandteile:* | | |
|---|---|---|
| | Chinesische Goldwurz | 2 Gramm |
| | *Scutellaria macrantha* | 5 Gramm |
| | *Phellodendron amurense* | 2 Gramm |
| | *Gardenia florida* | 2 Gramm |

*Zubereitung und Dosierung:* Abkochung: zwei Dosen auf leeren
Magen

*Bemerkungen:* Bei chronischer und akuter Gastritis sollte man
sofort auf die folgenden Speisen und Getränke verzichten: Al-

kohol, Kaffee, Tee, süße Limonaden, scharfe Gewürze, geräucherte, gepökelte oder anderweitig konservierte Nahrungsmittel, saure Speisen, eisgekühlte Speisen und Getränke. Viele der üblichen westlichen Medikamente wie Aspirin, Antibiotika und Schwefelverbindungen verschlimmern die Gastritis und sollten gemieden werden. Bei den Mahlzeiten ist es wichtig, auf die richtige Zusammensetzung der Speisen (Trophologie) zu achten und jeden Bissen gut zu kauen. Enzyme als Nahrungsergänzung können hilfreich sein.

Zusätzlich zur Kräutertherapie, Akupunktur und Akupressur sind Meditation und andere Entspannungstechniken zur Streßbewältigung nützlich.

Zu den Patentrezepturen, die ersatzweise verwendet werden können, gehören *Wei Yao* (Gastropathie-Kapseln) und *Wei Te Ling* (Spezial-Magen-Heilmittel).

## 14. Gelächter-Abkochung
*(bei peptischem Magengeschwür)*

失笑湯
*shih hsiao tang*

Die Originalrezeptur für diese Mischung stammt aus einem Kräuterbuch der Ming-Dynastie unter dem Titel *Harmonische Medizinische Verordnungen*. Die hier beschriebene Version wurde von einem chinesischen Arzt angepaßt und weitergegeben, der gegenwärtig in der Chi-An-Apotheke in Chiang Mai, Thailand, praktiziert. Sie wurde als spezifisches Heilmittel zur Behandlung von Magengeschwüren entwickelt, die sich noch in einem Stadium befinden, in dem sie kein Bluterbrechen verursachen. Die Rezeptur wirkt recht gut, wenn man sie einsetzt, bevor die Geschwüre ein fortgeschrittenes Stadium erreichen.

*Indikationen:* peptische Magengeschwüre und damit zusammen-hängende Symptome wie akute Schmerzen im Oberbauch, brennende Schmerzen, tiefes Aufstoßen, aufgeblähter Leib und ein Geschmack von Magensäure im Mund, gewöhnlich inner-halb von einer Stunde nach dem Essen

| *Bestandteile:* | Breitblättriger Rohrkolben | 10 Gramm |
|---|---|---|
| | Mastixstrauch | 12 Gramm |
| | *Balsamodendron myrrha* | 12 Gramm |
| | *Salvia miltiorhiza* | 12 Gramm |
| | Chinesische Engelwurz | 15 Gramm |
| | *Corydalis ambigua* | 10 Gramm |
| | Gynura pinnatifida | 6 Gramm |

*Zubereitung und Dosierung:* Abkochung: in zwei Dosen auf lee-ren Magen

Pulver (Aufguß): 4 Gramm in heißem Wasser dreimal täglich auf leeren Magen

*Bemerkungen:* Wer unter Magengeschwüren leidet, sollte auf die folgenden Speisen und Getränke verzichten: scharfe Ge-würze, saure Speisen, fritierte und andere fettige Nahrungsmit-tel, Nudeln und andere Nahrungsmittel aus weißem Auszugs-mehl, kalte und rohe Speisen, Milchprodukte, Kaffee und Alkohol. Die beste Ernährung bei Magengeschwüren besteht aus Suppen (besonders Miso), gekochten Gerichten, Kräuter-Porridges und gedämpftem Gemüse. Man sollte außerdem häu-figer kleine Mahlzeiten zu sich nehmen.

Eine gute Patentrezeptur, die ersatzweise verwendet werden kann, ist *Wei Te Ling* (Spezial-Magen-Heilmittel).

*Nervensystem*

Diese Kategorie enthält Rezepturen zur Behandlung verschiedener Beschwerden des Zentralnervensystems, speziell des Gehirns, einschließlich verschiedener Arten von Kopfschmerzen, der Alzheimer-Krankheit und Neuralgien.

## 15. Euodia-Abkochung *(bei Kopfschmerzen, A)*

吴茱萸汤

*wu ju yu tang*

Dies ist eine bekannte klassische Rezeptur zur Behandlung gewöhnlicher Spannungskopfschmerzen. Sie wird in zahlreichen chinesischen Kräuterbüchern erwähnt. Dort heißt es, daß solche Kopfschmerzen mit Anämie verbunden sind und oft durch Klaustrophobie ausgelöst werden, speziell wenn man sich in einer großen Menschenmenge befindet. Sie können als Begleitsymptome anderer chronischer Gesundheitsprobleme auftreten, wie beispielsweise hoher Blutdruck und Menstruationsstörungen. In den meisten Fällen ist die eigentliche Ursache der Kopfschmerzen jedoch schwer auszumachen, und viele Menschen, die unter gewöhnlichen Spannungskopfschmerzen leiden, sind ansonsten völlig gesund. In den chinesischen Kräuterbüchern wird diese Rezeptur nicht nur zur kurzfristigen symptomatischen Linderung empfohlen, sondern auch als langfristige Therapie, wobei es bis zur Heilung in hartnäckigen Fällen allerdings 3 bis 6 Monate dauern kann.

*Indikationen:* Kopfschmerzen mit Begleitsymptomen wie kalten Händen und Füßen, Appetitlosigkeit, Übelkeit, Verspannungen in Nacken und Schultern und/oder Migräne

| Bestandteile: | Euodia rutaecarpa | 3 Gramm |
| | Ginseng | 2 Gramm |
| | Chinesische Jujube | 4 Gramm |
| | Ingwer (frisch) | 4 Gramm |

*Zubereitung und Dosierung:* Abkochung: zwei Dosen (morgens und abends) auf leeren Magen

*Bemerkungen:* Chinesische Ärzte warnen davor, westliche allopathische Medikamente gegen Kopfschmerzen zu nehmen, weil viele von ihnen Koffein und gefäßverengende Substanzen enthalten, was die Schmerzen nur kurzfristig lindert, aber nicht die Ursache beseitigt. Die regelmäßige Einnahme solcher Mittel kann zu Schäden an den Nerven und den Kapillaren im Gehirn führen. Wer häufig unter Spannungskopfschmerzen und Migräne leidet, sollte Koffein, Alkohol und besonders Tabak meiden und auf fritierte und andere fettige Speisen verzichten.

Eine der besten Patentrezepturen zur Behandlung von Kopfschmerzen ist *Shiao Yao Wan* (Bupleurum-Beruhigungspillen), die auch bei Benommenheit, Sehstörungen, schmerzenden Augen, Heuschnupfen und Nahrungsmittelallergien verwendet werden kann.


## 16. Zimt-und-Ginseng-Abkochung
*(bei Kopfschmerzen, B)*

桂枝人參湯
*gui jir ren sheng tang*


Dies ist eine andere beliebte klassische Rezeptur, die man bei Spannungskopfschmerzen und Migräne einsetzen kann. Wenn Rezeptur 15 nach ein bis zwei Wochen regelmäßiger Einnahme nicht geholfen hat, versuchen Sie es mit dieser Mischung.

*Indikationen:* Kopfschmerzen und Migräne mit Begleitsymptomen wie Übelkeit, Stauungsgefühlen in Brust und/oder Solarplexus und profusen Schweißen

*Bestandteile:* Zimt 4 Gramm

Süßholzwurzel 3 Gramm

*Atractylis ovata* 3 Gramm

Ginseng 2 Gramm

Ingwer (getrocknet) 1 Gramm

*Zubereitung und Dosierung:* Abkochung: zwei Dosen (morgens und abends) auf leeren Magen

*Bemerkungen:* Klinische Erfahrungen in China haben gezeigt, daß diese Rezeptur in ungefähr 50 % aller Fälle von chronischen Spannungskopfschmerzen wirkt. Für Ernährungsrichtlinien und Hinweise zur Lebensführung siehe Rezeptur 15.

## 17. Abkochung zur Wiederherstellung der Milz
*(bei seniler Demenz bzw. Alzheimer-Krankheit)*

歸脾湯

*gui pi tang*

Die ursprüngliche Version dieser Rezeptur stammt aus dem dreizehnten Jahrhundert. Sie steht in einem Kräuterbuch unter dem Titel *Verschreibungen für das Leben* von Yan Yung-huo. Die Rezeptur wurde im 16. Jahrhundert von dem Kräuterheilkundigen Hsueh Chi verbessert, und in dieser Fassung wird sie auch heute noch von den Ärzten verordnet.

In der chinesischen Medizin gilt die senile Demenz oft als Manifestation einer funktionellen Disharmonie zwischen der Milz, die über die Gedanken herrscht, und dem Herzen, das die Wohnung des Geistes ist und die Emotionen kontrolliert. Die daraus entstehende psychische Verwirrung und der emotionale Aufruhr schwächen den Verstand und führen zu den allgemein bekannten mentalen und emotionalen Störungen und den Verhaltensmustern, die mit seniler Demenz verbunden sind. Diese Rezeptur wurde entwickelt, um die Milz-Energie zu stärken und zu stabilisieren, Herz und Blut zu tonisieren und die funktionelle Harmonie zwischen diesen lebenswichtigen Organen wiederherzustellen. Auf diese Weise sollen die psychischen und emotionalen Veränderungen korrigiert werden, die durch die Funktionsstörung der Energien verursacht wurden. Die Mischung ist besonders wirksam, wenn es darum geht, das Gedächtnis zu stärken, Sorgen und Ängste zu vertreiben und das grundsätzliche Gefühl von Harmonie mit der Umwelt und dem gesamten Kosmos wiederherzustellen.

*Indikationen:* senile Demenz mit Symptomen wie Geistesabwesenheit, Reizbarkeit, Verwirrung, Selbstablehnung, Unsicherheit, Müdigkeit, Schlaflosigkeit und Verlust der Körperkontrolle

| *Bestandteile:* | Tragant | 3 Gramm |
|---|---|---|
| | Ginseng | 3 Gramm |
| | Speichelkraut | 3 Gramm |
| | Virginischer Aron | 3 Gramm |
| | Wilde chinesische Jujube | 3 Gramm |
| | *Euphoria longana* | 3 Gramm |
| | Chinesische Engelwurz | 2 Gramm |
| | Kreuzblumenwurzel | 2 Gramm |
| | Chinesische Jujube | 2 Gramm |
| | Süßholzwurzel | 1 Gramm |
| | Echte Kostwurzel | 1 Gramm |
| | Ingwer (frisch) | 1,5 Gramm |

*Zubereitung und Dosierung:* Abkochung: zwei Dosen auf leeren Magen

*Bemerkungen:* Chinesische Ärzte empfehlen zusätzlich zur Kräutertherapie eine sehr nahrhafte Diät, angemessene körperliche Übungen und eine angenehme, streßfreie Umgebung für

Patienten mit seniler Demenz. Auch wenn fortgeschrittene Stadien oft nicht mehr heilbar sind, kann die richtige Therapie mit Sicherheit den weiteren Verfall verlangsamen. Heute wird eine Vielzahl von westlichen, »nootropen« Medikamenten eingesetzt, oft mit beachtlichem Erfolg, vor allem, wenn die Behandlung im Frühstadium der Krankheit beginnt. Solche Mittel können zusammen mit dieser oder anderen Kräuterrezepturen eingenommen werden.

Patienten, die keine Abkochung nehmen wollen, können ersatzweise ein Patentmittel verwenden, das *Gui Pi Wan* (Pillen zur Wiederherstellung der Milz, auch als Angelicae-Longana-Tee bezeichnet) genannt wird. Zur symptomatischen Linderung von Angst, Schlaflosigkeit und Herzklopfen kann man auch die Patentrezeptur *Ju Sha An Shen Wan* (Zinnober-Beruhigungspillen) eingesetzt werden. Da sie geringe Mengen von Quecksilber enthält, sollte sie nicht länger als zwei Wochen ohne Unterbrechung eingenommen werden.

Diese beiden Rezepturen werden zur Behandlung verschiedener Arten von Entzündungen der Harnblase und der ableitenden Harnwege eingesetzt, einschließlich solcher, die durch externe Pathogene oder durch starke innere Feuchtigkeit und/oder Kälte verursacht werden.

## 18. Fünf-Urintropfen-Abkochung
*(bei Blaseninfektionen, A)*

三 淋 湯

*wu lin tang*

Diese traditionelle chinesische Rezeptur zur Behandlung von Blaseninfektionen taucht in unterschiedlicher Form in mehreren chinesischen Kräuterbüchern auf. Wir haben die folgende Fassung in einem Handbuch der chinesischen Medizin gefunden, das unter dem Titel *Therapien für Myriaden Beschwerden mit Akupunktur, chinesischen Kräutern und westlicher Medizin* in Taiwan erschienen ist. Diese Rezeptur ist geeignet für Blaseninfektionen aufgrund externer Krankheitserreger (einschließlich Ansteckung durch sexuelle Kontakte), innerer Toxine, Komplikationen aufgrund von Nierenproblemen sowie aufgrund von innerer Kälte oder innerer Feuchtigkeit.

*Indikationen:* Blaseninfektionen (Zystitis) und damit zusammenhängende Symptome wie Hitzewellen, Abneigung gegen Kälte, Kopfschmerzen, Übelkeit, Schmerzen im Bereich der Blase und der ableitenden Harnwege, häufiges schmerzhaftes Wasserlassen, dunkelgelber Urin und/oder Blutungen aus der Blase

| Bestandteile: | Virginischer Aron | 9 Gramm |
| | Chinesische Engelwurz | 6 Gramm |
| | Weiße chinesische Pfingstrose | 6 Gramm |
| | *Gardenia florida* | 6 Gramm |
| | Süßholzwurzel | 4 Gramm |

*Zubereitung und Dosierung:* Abkochung: zwei Dosen auf leeren Magen

*Bemerkungen:* Es ist wichtig, scharf gewürzte Speisen und anregende Getränke wie Kaffee, Tee und Alkohol zu meiden. Statt dessen sollte man frische, ungewürzte Nahrungsmittel zu sich nehmen, vorzugsweise in Form von Suppen, Eintöpfen und Porridges. Verzichten Sie auf extrem heiße oder kalte Duschen oder Bäder, und gönnen Sie sich viel Ruhe.

Ersatzweise können Sie die chinesische Patentrezeptur *Shih Lin Tung* (Zehn-Urintropfen-Regulator) verwenden.

## 19. Pulver aus acht Kräutern
*(bei Blaseninfektionen, B)*

八正散
*ba jeng san*

Basierend auf einer klassischen Rezeptur aus dem *Kompendium harmonischer Heilmittel* wurde diese angepaßte Version von einem Kräuterheilkundigen der Chi-An-Apotheke in Chiang Mai, Thailand, veröffentlicht. Sie kann ebenfalls bei den zuvor beschriebenen Arten von Blasenentzündungen und Infektionen der ableitenden Harnwege eingesetzt werden und wirkt besonders gut in Fällen innerer Hitze und innerer Feuchtigkeit.

*Indikationen:* wie zuvor beschrieben

| Bestandteile: | Wegerich | 10 | Gramm |
| | Chinesische Osterluzei | 5 | Gramm |

| Rhabarber | 6 | Gramm |
|---|---|---|
| *Gardenia florida* | 6 | Gramm |
| Magnesiumsilikat | 12 | Gramm |
| Süßholzwurzel | 3 | Gramm |
| *Dianthus sinensis* | 10 | Gramm |
| *Polygonum aviculare* | 10 | Gramm |
| *Juncus communis* | 1,5 | Gramm |

*Zubereitung und Dosierung:* Pulver (Gelatine-Kapseln Größe 00): drei Kapseln zweimal täglich auf leeren Magen
Abkochung: zwei Dosen auf leeren Magen
*Bemerkungen:* Diät und Lebensführung wie oben beschrieben.


## Stoffwechsel

Wir haben diese Kategorie aufgenommen, um drei weitverbreitete Stoffwechselprobleme abzudecken: Diabetes, Übergewicht und Gicht. Diese Probleme werden durch ernsthafte Störungen im Zucker-, Fett- und Eiweißstoffwechsel verursacht. Betroffen sind vor allen Dingen Leber und Blut, und zwar in der Regel durch übermäßigen Konsum von industriell verarbeiteten Nahrungsmitteln wie raffinierten Zucker, Stärke und chemisch behandelten Proteinen.


## 20. Bambusblätter-und-Gips-Abkochung
### (bei Diabetes)

竹葉石膏湯

*ju yeh shih gao tang*

Dies ist eine häufig erwähnte Rezeptur zur Behandlung von Diabetes, die in vielen chinesischen Kräuterbüchern aufgeführt wird, auch in den *Therapien für Myriaden Beschwerden mit Aku-punktur, chinesischen Kräutern und westlicher Medizin*, erschienen in Taiwan. Diabetes ist eine Stoffwechselkrankheit, die vorzugsweise durch übermäßigen Konsum von raffiniertem Zucker (Saccharose) verursacht wird, was zu einer chronischen Erschöpfung der insulinproduzierenden Zellen in der Bauchspeicheldrüse führt. Erbliche Belastungen, ungesunde Lebensführung beispielsweise aufgrund von Alkoholismus, Toxine und Pathogene sowie Übergewicht können als Kofaktoren eine Rolle spielen.

*Indikationen:* Diabetes und damit zusammenhängende Frühsymptome wie übermäßige Urinmengen (bis zu 7–8 Liter pro Tag), klarer, wäßriger Urin, starker Durst mit entsprechenden Trinkmengen, starker Appetit mit entsprechender Nahrungsaufnahme bei gleichzeitigem kontinuierlichem Gewichtsverlust, extreme Müdigkeit, nervöse Empfindsamkeit, Kopfschmerzen, Schlaflosigkeit, Juckreiz und Hautreizungen; bei weiterem Fortschreiten der Krankheit kommt es außerdem zu Symptomen wie Libidoverlust, Glaukom, Neuralgien, irregulären Schlafmustern, steifen Knien, Schmerzen beim Wasserlassen (Männer) sowie vaginalem Juckreiz (Frauen)

| *Bestandteile:* | Bambusblätter | 9 Gramm |
| | Gips | 15 Gramm |
| | Mittsommerpflanze | 6 Gramm |
| | *Adenophora tetraphylla* | 15 Gramm |
| | Kriechende Liriope | 15 Gramm |
| | Knotenständelkraut | 9 Gramm |
| | Braunwurz | 12 Gramm |
| | Süßholzwurzel | 3 Gramm |
| | Brauner Reis | 15 Gramm |

*Zubereitung und Dosierung:* Abkochung: zwei Dosen auf leeren Magen

*Bemerkungen:* Diese Abkochung muß unbedingt warm getrunken werden, nicht zu kühl, aber auch nicht zu heiß. In den chinesischen Kräuterbüchern heißt es, daß die Blutzuckerwerte sich nach zwei Monaten täglicher Einnahme normalisiert haben. Wenn die Therapie erfolgreich war, sollte der Patient unbedingt diese Rezeptur in jedem Winter einen Monat lang nehmen, um Rückfälle zu vermeiden und die Wurzel des Übels zu beseitigen.

Diabetiker müssen auf jede Art von Zucker verzichten, auf raffinierten ebenso wie auf natürlichen, und sie sollten sich an alle Ernährungsrichtlinien ihres Arztes oder Heilpraktikers halten. Außerdem müssen sie sich vor übermäßigen körperlichen Aktivitäten und vor sexuellen Exzessen hüten.

## 21. Gynura-Abkochung *(bei Übergewicht, A)*

三七湯
*san chi tang*

Diese Rezeptur wurde von Dr. Wang Sheng-zhong entwickelt und veröffentlicht. Sie basiert auf seinen Untersuchungen am Medical College der Shantou-Universität in China und auf seinen klinischen Erfahrungen. Nach seinen Aussagen hat sich die Mischung bei fast allen Fällen von chronischem Übergewicht, die er behandelt hat, als wirksam erwiesen.

*Indikationen:* Übergewicht

| *Bestandteile:* | Gynura pinnatifida | 3 Gramm |
| | Malayische Teefrucht | 12 Gramm |
| | Sennesblätter | 10 Gramm |
| | Rhabarber | 10 Gramm |

*Zubereitung und Dosierung:* Abkochung: zwei Dosen auf leeren Magen

*Bemerkungen:* Um gute Ergebnisse zu erzielen, muß man diese

Abkochung mindestens einen Monat täglich einnehmen, oft sogar bis zu drei Monate lang.

Der patentierte chinesische Kräutertee *Bao Jian Mei Jian Fei Cha* (Bojenmi chinesischer Tee) kann in Kombination mit dieser Kräuterrezeptur, aber nicht als Ersatz verwendet werden.

## 22. Chinesische-Knöterich-Abkochung
*(bei Übergewicht, B)*

首烏湯

*shou wu tang*

Diese Rezeptur wurde ebenfalls von Dr. Wang Sheng-zhong veröffentlicht und basiert auf seinen eigenen Untersuchungen und klinischen Erfahrungen.

*Indikationen:* Übergewicht

| *Bestandteile:* | Chinesischer Knöterich | 30 Gramm |
| | Chinesische Engelwurz | 30 Gramm |
| | *Millettia reticulata* | 30 Gramm |
| | Virginischer Aron | 20 Gramm |

*Zubereitung und Dosierung:* Abkochung: zwei Dosen auf leeren Magen

*Bemerkungen:* wie oben

## 23. Große-Orangenschalen-Abkochung *(bei Gicht)*

大橘皮湯

*da ju pi tang*

Dies ist eine andere beliebte traditionelle Rezeptur aus den *Therapien für Myriaden Beschwerden mit Akupunktur, chinesi-*

*schen Kräutern und westlicher Medizin*, erschienen in Taiwan. Im Lauf der Jahrhunderte wurde sie entsprechend den Ernährungsgewohnheiten mehrmals angepaßt. Gicht entsteht, wenn sich zu viel Harnsäure im Blut ansammelt, entweder durch Stoffwechselstörungen oder durch eine Fehlfunktion der Nieren und/oder durch ungesunde Ernährungsgewohnheiten. Im Westen gilt die Krankheit traditionell als Beschwerde der Genußsüchtigen, eine Folge von zu viel fettem Fleisch und zu viel Alkohol.

*Indikationen:* Gicht und damit zusammenhängende Symptome wie Darmstauungen, Verstopfung, akute Gelenkschmerzen (speziell in der großen Zehe), Reizbarkeit, Müdigkeit, spärlicher Urin

| *Bestandteile:* | | |
|---|---|---|
| *Citrus reticulata* | 6 | Gramm |
| Echte Kostwurzel | 3 | Gramm |
| Zimt | 3 | Gramm |
| *Morus alba* (Samen) | 15 | Gramm |
| *Clematis minor* | 6 | Gramm |
| *Cocculus diversifolius* | 9 | Gramm |
| Speichelkraut | 4,5 | Gramm |
| Virginischer Aron | 9 | Gramm |
| *Alisma plantago* | 6 | Gramm |
| Magnesiumsilikat (Talk) | 9 | Gramm |
| Ochsenkniewurzel | 6 | Gramm |
| Hiobstränen | 12 | Gramm |
| Süßholzwurzel | 3 | Gramm |

*Zubereitung und Dosierung:* Abkochung: zwei Dosen auf leeren Magen

*Bemerkungen:* Diese Rezeptur verringert die Übersäuerung des Blutes und stimuliert die Ausscheidung von überschüssiger Säure mit dem Urin. Während der Therapie sollte man auf alle alkoholischen Getränke verzichten, ebenso auf fettes Fleisch (besonders Innereien), Meeresfrüchte, Huhn und Ente, alle Produkte aus weißem Auszugsmehl (besonders süße Backwaren,

Kuchen etc.), Bohnen und Spinat. Die beste Diät für Gichtpatienten ist ein Porridge aus Hiobstränen und braunem Reis, für den Sie das Rezept unter »Kräuterporridges« (S. 338) finden. Regelmäßige, aber leichte körperliche Bewegung und Bäder in heißen Quellen sind eine gute therapeutische Ergänzung bei Gicht. Als Alternative zur Behandlung von Gicht kommt die Patent-Rezeptur *Du Jung Feng Shih Wan* (Eucommia-Rinde-Wind-Feuchtigkeits-Pillen) in Frage, aber sie ist nicht so wirksam wie die obige Rezeptur, und sie ist während der Schwangerschaft sowie bei Erkältungen und Grippe streng kontraindiziert.

## Herz-Kreislauf-System

Hier finden Sie Rezepturen zur Behandlung von Beschwerden, die mit Störungen des Herz-Kreislauf-Systems zu tun haben. Als König der inneren Organe beherrscht das Herz den gesamten Organismus über die Kontrolle des Blutkreislaufs, der die Nährstoffe und Immunfaktoren an alle Körpergewebe verteilt. Gleichzeitig beherbergt das Herz den Geist und steuert die Gefühle, so daß jedes Ungleichgewicht der Herz-Energie auch zu mentalem Unbehagen und emotionalem Aufruhr führt, der durch keine Art von Psychotherapie beeinflußt werden kann.

## 24. Gastrodia-und-Uncaria-Abkochung
*(bei Bluthochdruck)*

天麻鈎藤飲

*tien ma gou teng yin*

Diese traditionelle Rezeptur, die erst kürzlich angepaßt wurde, steht in einem chinesischen Text unter dem Titel *Neue Thera-*

*pien für chronische Beschwerden und Symptome.* Um Bluthochdruck erfolgreich zu behandeln, muß nach den Regeln der traditionellen chinesischen Medizin zunächst das damit verbundene Leberfeuer abgekühlt werden. Leberfeuer überheizt das Blut, und durch den Hervorbringungszyklus von Leber-Holz zu Herz-Feuer regt eine entzündete Leber das Herz zu stark an, welches dann seinerseits den Blutdruck erhöht. Diese Rezeptur wirkt ausgleichend auf die Leber-Energie und normalisiert das auflodernde Leber-Yang.

*Indikationen:* Bluthochdruck und damit zusammenhängende Symptome wie Kopfschmerzen, Benommenheit, Schlaflosigkeit, Tinnitus (Ohrgeräusche), Herzklopfen, Atembeschwerden, Aufblähung, blutunterlaufene Augen und nervöse Anspannung.

| Bestandteile: | | |
|---|---|---|
| *Uncaria rhynchophylla* | 30 Gramm |
| Himmelshanf | 15 Gramm |
| Chrysantheme | 10 Gramm |
| Erd-Burzeldorn | 12 Gramm |
| *Loranthus yadoriki* | 24 Gramm |
| *Prunella vulgaris* | 15 Gramm |
| Erdwurm* | 6 Gramm |
| Brauner Reis | 15 Gramm |
| Pulverisierte Austernschale** | 30 Gramm |
| Pulverisierte Perle** | 30 Gramm |
| Echte Kostwurzel | 15 Gramm |
| *Eucommia ulmoides* | 12 Gramm |

\* Erdwurm (*Pheretima aspergillum*) ist ein antipyretisch wirkendes Lebersedativum, das gezielt den Blutdruck senkt. Vegetarier können jedoch darauf verzichten, weil es in dieser Rezeptur nur in geringen Mengen enthalten ist.

\*\* Austernschale und Perle (*Ostrea rivularis*) sedieren ebenfalls das Leber-Feuer. Diese Teile der Auster gelten jedoch als Mineralien und nicht als tierische Produkte, so daß damit keine Regeln der vegetarischen Ernährung verletzt werden.

*Zubereitung und Dosierung:* Abkochung: zwei Dosen auf leeren Magen

*Bemerkungen:* Patienten mit hohem Blutdruck sollten Alkohol, Tabak, Kaffee und Tee meiden, ebenso stimulierende Gewürze, fritierte und andere fettige Nahrungsmittel sowie rohe und kalte Speisen. Chinesische Heilkundige raten nachdrücklich von den üblichen westlichen Medikamenten zur Behandlung von Bluthochdruck ab, weil diese den Blutdruck nur durch chemische Mittel senken, ohne die Ursache des Problems zu beseitigen. Statt dessen verschlimmern sie den Zustand, indem sie Bestandteile aus dem Blutstrom entfernen, die zur Regulation des Blutdrucks nötig sind, und sie haben auch noch andere unangenehme Nebenwirkungen. Wenn solche Medikamente abgesetzt werden, verschlechtert sich der Zustand des Patienten erheblich, so daß eine lebenslängliche Medikamentenabhängigkeit entsteht. Eine gute Patentrezeptur ist *Jiang Ya Wan* (Blutdrucksenkende Pillen). Man kann sie ersatzweise nehmen, wenn man beispielsweise auf Reisen ist und keine Möglichkeit hat, die obige Rezeptur zuzubereiten. Weder die obige Mischung noch die Patentrezeptur sollten während der Schwangerschaft genommen werden.

Aufgrund der potentiellen Gefahren und der Komplikationen, die bei hohem Blutdruck auftreten können, empfehlen wir allen Patienten, einen TCM-kundigen Arzt oder Heilpraktiker aufzusuchen, bevor sie diese oder andere Medikamente zur Blutdrucksenkung einnehmen.

## 25. Trichosanthes-Allium-und-Pinellia-Abkochung
(bei Angina pectoris)

瓜蒌薤白半夏湯

*gua lu, chiang bai, ban shia tang*

Dies ist eine klassische Rezeptur aus Dr. Chang Chung-chings *Abhandlung über Fieber und Erkältungen* aus dem 3. Jahrhundert vor Christus. Die vorliegende Version wurde in China auf der Basis aktueller klinischer Erfahrungen entwickelt. Angina pectoris entsteht aufgrund von Verhärtungen oder anderen Veränderungen der Arterien, die den Herzmuskel mit Blut versorgen. So wird die Durchblutung gestört, und es treten akute Schmerzen auf. Zusätzliche Faktoren, die bei Angina-pectoris-Anfällen eine Rolle spielen, sind Syphilis, Gicht, Arteriosklerose, Rheumatismus sowie der Mißbrauch von Alkohol, Tabak und Drogen.

*Indikationen:* akute Herzschmerzen und Druck auf das Herz, Blässe, profuse kalte Schweiße, Taubheit der Extremitäten, Schmerzen, die in die linke Schulter und den linken Arm ausstrahlen. Die Anfälle enden gewöhnlich mit tiefem Aufstoßen und Harndrang mit großen Mengen Urin. Sie können jederzeit spontan wieder auftreten.

*Bestandteile:*

| | | |
|---|---|---|
| Trichosanthes kirilowii | 15 Gramm | |
| *Allium macrostemon* | 10 Gramm | |
| Mittsommerpflanze | 10 Gramm | |
| Breitblättriger Rohrkolben | 10 Gramm | |
| *Trogopterus xanthipes** | 10 Gramm | |

*Zubereitung und Dosierung:* Abkochung: zwei Dosen auf leeren Magen

*Bemerkungen:* In chinesischen Kräuterbüchern heißt es, daß

---

\* Dies ist ein tierisches Produkt, das von einer speziellen Eichhörnchen-Art stammt. Vegetarier können darauf verzichten.

dieses Mittel täglich genommen werden muß, bis die Symptome verschwinden, gewöhnlich nach 1 bis 2 Monaten.

Als Alternative kann man auch die chinesische Patentrezeptur *San Chi Guan Shin Ning* (Gynura-Herzberuhiger) verwenden.

## 26. Tonisiere-Yang-Beseitige-Fünf-Abkochung
*(bei Schlaganfall-Komplikationen)*

補陽還五湯

*bu yang ju wu tang*

Diese Rezeptur stammt aus einem chinesischen medizinischen Text aus dem 19. Jahrhundert mit dem Titel *Korrektur medizinischer Irrtümer*. Schlaganfälle werden gewöhnlich durch Gehirnblutungen verursacht oder durch Blutgerinnsel in den Kapillaren, die das Gehirn mit Blut versorgen. Diese Rezeptur wurde zur Behandlung von Komplikationen entwickelt, die nach einem Schlaganfall auftreten, wie beispielsweise Lähmungen oder Verlust der Sprache.

*Indikationen:* Komplikationen nach einem Schlaganfall einschließlich vollständiger oder teilweiser Lähmung, Verlust der Sprache, Zittern, Verzerrungen des Gesichts und anderweitiger Verlust der motorischen Kontrolle

*Bestandteile:*

| | | |
|---|---|---|
| Tragant | 120 Gramm |
| Chinesische Engelwurz | 15 Gramm |
| Rote Pfingstrose* | 15 Gramm |
| *Ligusticum wallichii* | 10 Gramm |
| Erdwurm** | 10 Gramm |

\* rote Variante von *Paeonia lactiflora* (Weiße chinesische Pfingstrose)

\*\* Es gibt kein pflanzliches Produkt, das als Ersatz geeignet wäre. Strenge Vegetarier können darauf verzichten, aber bei einer so schweren Krankheit sollten medizinische Notwendigkeiten Priorität haben.

| Pfirsichkerne | 10 Gramm |
| Tibetischer Safran | 10 Gramm |

*Zubereitung und Dosierung:* Abkochung: zwei Dosen auf leeren Magen

*Bemerkungen:* Alkohol, Tabak und andere Stimulanzien sind streng verboten. Die Diät sollte aus leichten, frischen, vollwertigen Produkten bestehen und überwiegend vegetarisch sein. Die Patienten sollten ermutigt werden, sich zu bewegen und im Rahmen ihrer Möglichkeiten körperliche Übungen durchzuführen. Therapeutische Massagen können ebenfalls hilfreich sein. Wichtig sind eine positive Lebenseinstellung und viel Unterstützung aus dem sozialen Umfeld. Außerdem sollte jede Art von Streß gemieden werden.

Die Rezeptur ist 3 Monate lang täglich einzunehmen. Wenn die Hauptkomplikation im Verlust der Sprache besteht und die obige Mischung in dieser Hinsicht nichts bewirkt, kann man es mit der folgenden Rezeptur versuchen, die als Sprachblockaden lösendes Elixier (*jie yu dan*) bezeichnet wird.

| *Bestandteile:* | Himmelshanf | 10 Gramm |
| | Skorpion (*Buthus martensi*) | 6 Gramm |
| | *Nandina domestica* | 6 Gramm |
| | *Arisaema thunbergii**  | 6 Gramm |
| | Kreuzblume | 10 Gramm |
| | *Acorus terrestris* | 10 Gramm |
| | *Curcuma aromatica* | 10 Gramm |
| | Echte Kostwurzel | 10 Gramm |

*Zubereitung, Dosierung und Bemerkungen:* wie oben

---

* Für diese Rezeptur muß das Kraut zunächst eingeweicht werden, und zwar im Sud einer Abkochung aus Ochsen- oder Büffelgallensteinen, was die antispasmodischen Eigenschaften erhöht. Dieser Zwischenschritt muß in einer Apotheke oder von einem professionellen Kräuterheilkundigen vorgenommen werden.

Unter diese Kategorie fallen Beschwerden, die speziell mit den verschiedenen Funktionen des weiblichen Fortpflanzungssystems zusammenhängen, insbesondere Menstruationsstörungen, die bei Frauen heutzutage ein weitverbreitetes Problem darstellen. Zusätzlich haben wir Rezepturen ausgewählt, die zur Behandlung von Beschwerden im Klimakterium und während der Schwangerschaft geeignet sind. Die meisten Störungen des weiblichen Reproduktionssystems entstehen durch Disharmonien des Blutes wie Mangel, Blockierung und Toxine sowie durch mangelnde Durchblutung der Fortpflanzungsorgane. Oft sind diese Probleme mit Energie-Ungleichgewichten und funktionellen Leberstörungen verbunden.

## 27. Leonurus-Acht-Kostbarkeiten-Abkochung
*(bei Menstruationsstörungen)*

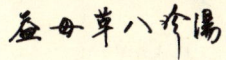

*yi mu tsao ba jen tang*

Diese Rezeptur ist eines der bekanntesten chinesischen Heilmittel für alle Arten von Menstruationsstörungen, einschließlich Dysmenorrhöe, Amenorrhöe, Menorrhagie, spärliche Menstruation und prämenstruelles Syndrom (PMS). Sie basiert auf einer Mischung von zwei der ältesten chinesischen Blut- und Energie-Tonika: der Vier-Kräuter-Abkochung *(seh wu tang)*, die das Blut tonisiert, und der Vier-Herren-Abkochung *(seh jun dze tang)*, die die Energie tonisiert. Von Dr. Sha Tu-mu im 14. Jahrhundert zur Acht-Kostbarkeiten-Abkochung kombiniert, wurde die Rezeptur im 17. Jahrhundert von Dr. Chang

Chieh-pin noch einmal verändert: Er fügte Leonurus hinzu, um die gynäkologische Wirksamkeit zu verbessern.

Die folgende Version wurde von der K'an Herb Company in den USA weiter angepaßt, um die tieferliegenden Mangelzustände des Blutes, die bei vielen Menstruationsproblemen westlicher Frauen eine wichtige Rolle spielen, stärker in den Blickpunkt zu rücken.

Zusätzlich zu Menstruationsproblemen kann man mit dieser Rezeptur auch andere Beschwerden behandeln: weibliche Unfruchtbarkeit, Neigung zu Fehlgeburten, Rekonvaleszenz nach einer Geburt sowie allgemeine Mangelzustände von Leber und Blut.

*Indikationen:* Menstruationsstörungen durch Mangelzustände von Leber, Blut und Energie, einschließlich unregelmäßiger, spärlicher, fehlender und exzessiver Menstruation und damit zusammenhängende Symptome wie Bauchschmerzen, Gliederschwäche, Unbehagen im Bereich der Taille und des unteren Rückens, Müdigkeit, blasse, trockene Haut und prämenstruelles Syndrom (PMS).

| *Bestandteile:* | | |
|---|---|---|
| | Chinesische Engelwurz | 10 Gramm |
| | Weiße chinesische Pfingstrose | 10 Gramm |
| | Braunwurz | 15 Gramm |
| | *Ligusticum wallachii* | 6 Gramm |
| | Ginseng | 15 Gramm |
| | Speichelkraut | 10 Gramm |
| | Virginischer Aron | 10 Gramm |
| | Süßholzwurzel | 6 Gramm |
| | Herzgespann | 6 Gramm |
| | Chinesischer Knöterich | 10 Gramm |
| | Chinesischer Bocksdorn | 6 Gramm |

*Zubereitung und Dosierung:* Abkochung: zwei Dosen auf leeren Magen

*Bemerkungen:* Die meisten Menstruationsprobleme und andere

gynäkologische Störungen werden durch einen kritischen Blut- und Energiemangel verursacht, wobei Mangelzustände des Blutes vor allem unter westlichen Frauen vorherrschen. Deshalb ist es wichtig, die Wirkung dieser Rezeptur durch eine angemessene Ernährung und Lebensweise zu unterstützen. Vor und während der Menstruation sollten Frauen scharf gewürzte Nahrungsmittel, kalte und rohe Speisen (einschließlich Salate und Obst) sowie alle industriell verarbeiteten Nahrungsmittel meiden. Rohe und kalte Speisen können die weiblichen Fortpflanzungsorgane zu stark abkühlen und dadurch eine Blutstauung verursachen. Alle Milchprodukte außer Butter sollten ebenfalls streng gemieden werden. Frauen mit Menstruationsstörungen sollten sich außerdem vor kalten und feuchten Energien hüten. Dazu gehören Wind und Regen, aber auch Schwimmen ebenso wie alle Aktivitäten oder Situationen, die Müdigkeit oder Streß verursachen, weil dadurch der Blut- und Energiemangel weiter verschlimmert wird.

Eine gute Patentrezeptur, die auf Reisen oder bei der Arbeit ersatzweise verwendet werden kann, ist *Bai Feng Wan* (Weiße-Phoenix-Pillen). Frauen, die unter dem prämenstruellen Syndrom leiden, können die Patentrezeptur *Shiao Yao Wan* (Bupleurum-Beruhigungspillen) in der Woche vor Beginn der Menstruation einnehmen, um die Symptome zu lindern. Wenn die Blutung einsetzt, sollten sie statt dessen die obige Rezeptur oder Weiße-Phoenix-Pillen nehmen.

## 28. Leberharmonisierungs-Abkochung
*(bei spärlicher Menstruation)*

调肝汤

*tiao gan tang*

Dies ist eine klassische Rezeptur für Frauen mit spärlicher, heller und wäßriger Menstruation. Die Mischung hat eine Affinität zu Leber und Nieren, deren Energien sie aufbaut und harmonisiert. Sie ist zugleich ein spezifisches Heilmittel für postmenstruale Befindlichkeitsstörungen, unter denen Frauen mit spärlicher Menstruation häufig leiden.

*Indikationen:* spärliche Menstruation mit heller, wäßriger Absonderung und damit zusammenhängenden postmenstruellen Symptomen wie chronischen Schmerzen im Unterbauch, chronische Kreuzschmerzen, schwachen Knien, Benommenheit und Tinnitus (Ohrgeräusche)

| *Bestandteile:* | | |
|---|---|---|
| Chinesische Yamswurzel | 15 Gramm |
| Chinesische Engelwurz | 10 Gramm |
| Weiße chinesische Pfingstrose | 10 Gramm |
| *Equus asinus** | 10 Gramm |
| Hartriegel | 10 Gramm |
| Morindawurzel | 6 Gramm |
| Süßholzwurzel | 6 Gramm |

*Zubereitung und Dosierung:* Abkochung: zwei Dosen auf leeren Magen

*Bemerkungen:* In der traditionellen chinesischen Medizin wird diese Art von Menstruationsbeschwerden auf einen Mangel an

---

\* Bei diesem Produkt handelt es sich um Leim, der aus der Haut von Eseln hergestellt wird, ein ausgezeichnetes Tonikum für das Blut und die Yin-Energie. Strenge Vegetarier können ersatzweise Braunwurz verwenden.

Leber- und Nieren-Energie zurückgeführt, der durch die Rezeptur behoben werden soll. Während der Kräuterbehandlung sollten die Frauen stark gewürzte Speisen meiden, auf alle rohen und gekühlten Nahrungsmittel verzichten (weil sie zu einer Stagnation in den weiblichen Fortpflanzungsorganen führen können) und insbesondere keine industriell verarbeiteten Nahrungsmittel und keine Milchprodukte zu sich nehmen. Außerdem sollten sie sich vor Wind, Regen und Feuchtigkeit schützen und vorübergehend auf das Schwimmen verzichten.

## 29. Verbesserte-Ausscheidungs-und-Entspannungs-Abkochung *(bei klimakterischen Beschwerden)*

加味逍遙湯
*jia wei shiao yao tang*

Diese Rezeptur stammt aus dem kräutermedizinischen Klassiker *Wichtige Verschreibungen der goldenen Truhe* von Dr. Chang Chung-ching aus dem 3. Jahrhundert vor Christus, und sie wird auch heute noch von kräuterkundigen Ärzten verordnet. Entwickelt wurde sie zur Behandlung von Symptomen und Beschwerden, die häufig während des Klimakteriums auftreten, einschließlich psychologischer, nervöser und emotionaler Probleme.

*Indikationen:* Symptome und Ungleichgewichte im Zusammenhang mit dem Klimakterium wie z. B. Hormonmangel, nervöse Spannungszustände, Kopfschmerzen, Benommenheit und verschwommenes Sehen, Übelkeit, Reizbarkeit, Schlaflosigkeit, wechselnder Appetit und Depression (einschließlich Selbstmordgedanken)

| *Bestandteile:* | Chinesischer Engelwurz | 3 Gramm |
| --- | --- | --- |
| | Weiße chinesische Pfingstrose | 3 Gramm |
| | Hasenohr | 3 Gramm |
| | Japanische Kratzdistel | 3 Gramm |
| | Virginischer Aron | 3 Gramm |
| | Minze | 1 Gramm |
| | Süßholzwurzel | 2 Gramm |
| | Strauchpfingstrose | 2 Gramm |
| | *Gardenia florida* | 2 Gramm |
| | Ingwer (getrocknet) | 1 Gramm |

*Zubereitung und Dosierung:* Abkochung: zwei Dosen auf leeren Magen

Pulver (Kapseln): drei Kapseln zweimal täglich auf leeren Magen; Aufguß: 3 Gramm mit heißem Wasser übergossen, zweimal täglich auf leeren Magen

*Bemerkungen:* Moderne westliche Medikamente zur Behandlung von klimakterischen Beschwerden sind nicht besonders effektiv und haben oft starke Nebenwirkungen, vor allem, wenn Hormone substituiert werden. Chinesische Kräutermittel führen dagegen zu einer beachtlichen Linderung und manchmal sogar zum völligen Verschwinden der Beschwerden, weil sie die grundsätzlichen Blut- und Energie-Ungleichgewichte beseitigen, die mit dem Klimakterium verbunden sind.

In der TCM heißt es, daß die unangenehmen Begleitumstände des Klimakteriums nicht durch die Menopause selbst verursacht werden, sondern vor allem durch eine gesundheitliche Vernachlässigung während der Jugend. Wer es zwischen der Pubertät und den mittleren Jahren versäumt hat, für gesundes Blut und ein energetisches Gleichgewicht zu sorgen, zahlt den Preis dafür, wenn der Menstruationszyklus endet. Junge Frauen, die solche Probleme im späteren Leben vermeiden wollen, sollten sich frühzeitig um eine angemessene Prävention kümmern.

## 30. Engelwurz-und-Weiße-Pfingstrose-Abkochung
(*zur Verhütung von Fehl- und Frühgeburten*)

当归芍药汤

*dang gui shao yao tang*

Diese klassische Rezeptur aus Dr. Chang Chung-chings *Wichtige Verschreibungen der goldenen Truhe* gilt bei manchen Ärzten als die beste Verordnung zur Verhütung von Fehl- und Frühgeburten. Ihre analgetischen, nervinen, diuretischen und bluttonisierenden Eigenschaften gewährleisten eine gute Durchblutung, leiten überschüssige Flüssigkeit aus, lindern Schwangerschaftsbeschwerden und beruhigen den Fötus, indem sie eine Überhitzung des Blutes verhindern. Die Mischung kann zur langfristigen Prävention während der frühen Schwangerschaft eingenommen werden, aber auch im Akutfall, wenn erste Anzeichen einer Fehlgeburt auftreten.

*Indikationen:* Neigung zu Fehl- und Frühgeburten; ebenso bei Unfruchtbarkeit und Bauchschmerzen und Aufblähung nach der Geburt

*Bestandteile:*

| | |
|---|---|
| Chinesische Engelwurz | 3 Gramm |
| *Ligusticum wallichii* | 3 Gramm |
| Weiße chinesische Pfingstrose | 4 Gramm |
| Virginischer Aron | 4 Gramm |
| Speichelkraut | 4 Gramm |
| *Alisma plantago* | 4 Gramm |

*Zubereitung und Dosierung:* Abkochung: zwei Dosen auf leeren Magen

Pulver (Kapseln): drei Kapseln zweimal täglich auf leeren Magen; Aufguß: 3 Gramm mit heißem Wasser übergossen, zweimal täglich auf leeren Magen

*Bemerkungen:* Die chinesische Kräutermedizin verfügt über besonders effektive – und sichere – Mittel zur Behandlung von

Schwangerschaftsproblemen – einschließlich Fehlgeburten. Richtig zubereitete Kräutermittel können keine genetischen oder körperlichen Schäden beim sich entwickelnden Fötus verursachen, wie chemische Medikamente es oft tun. Letztere sollten während der Schwangerschaft streng gemieden werden.

Im Originaltext zu dieser Rezeptur heißt es, die Mischung könne auch ganz allgemein bei den üblichen Beschwerden eingesetzt werden, unter denen viele Frauen während der Schwangerschaft oder nach der Geburt leiden, wie beispielsweise Übelkeit, Müdigkeit, Bauch- und Rückenschmerzen, Aufblähung und so weiter.

## 31. Zimt-Abkochung *(bei Erkältungen und grippalen Infekten während der Schwangerschaft)*

桂枝湯

*gui jih tang*

Dies ist eine weitere klassische Rezeptur für Schwangere aus Dr. Chang Chung-chings *Wichtige Verschreibungen der goldenen Truhe.* Sie wird als sicheres und wirksames Heilmittel zur Behandlung von Erkältungen, grippalen Infekten und damit zusammenhängenden Symptomen während der Schwangerschaft empfohlen.

*Indikationen:* Erkältungen und grippale Infekte und damit zusammenhängende Symptome wie Kopfschmerzen, Fieber, starkes Schwitzen, Schwäche, Müdigkeit und so weiter

*Bestandteile:*  Zimt (zarte grüne Stengel)*      4 Gramm
          Weiße chinesische Pfingstrose  4 Gramm

---

* Dies ist ein anderer Teil des Zimtbaums, dessen Rinde unter 27 im Kräuterteil (S. 115) beschrieben wird. Der chinesische Ausdruck *gui jih* bedeutet wörtlich »Zimtzweige«.

| Chinesische Jujube | 4 Gramm |
| Ingwer (frisch) | 4 Gramm |
| Süßholzwurzel | 2 Gramm |

*Zubereitung und Dosierung:* Abkochung: zwei Dosen auf leeren Magen

*Bemerkungen:* Dies ist eine beliebte alte Rezeptur, die auch von Männern und Frauen jeden Alters und jeder Konstitution zur Behandlung von Erkältungen, Kopfschmerzen, Neuralgien, Durchfall und Verdauungsproblemen verwendet werden kann.

## 32. Zwei-Kuren-Abkochung
*(bei morgendlicher Übelkeit)*

二陈湯

*er chen tang*

Dies ist eine traditionelle Rezeptur, die schon über viele Generationen weitergegeben wurde. Sie bringt das morgendliche Erbrechen während der Schwangerschaft unter Kontrolle. Sie kann auch als allgemeines Antiemetikum verwendet werden und hilft, den Appetit und die normale Verdauung wiederherzustellen.

*Indikationen:* Schwangerschaftserbrechen und damit zusammenhängende Symptome wie Muskelschmerzen, Verdauungsstörungen, Appetitlosigkeit und Müdigkeit

| *Bestandteile:* | Mittsommerpflanze | 4 Gramm |
| | Virginischer Aron | 4 Gramm |
| | *Citrus reticulata* | 4 Gramm |
| | Süßholzwurzel | 4 Gramm |
| | Ingwer (frisch) | 2 Gramm |

*Zubereitung und Dosierung:* Abkochung: zwei Dosen auf leeren Magen

*Bemerkungen:* Chinesische Kräuterbücher empfehlen Schwangeren, im Sommer sauren Pflaumensaft zu trinken und im Winter getrocknete saure Pflaumen zu lutschen, um das Auftreten von morgendlicher Übelkeit zu verhindern. Sie empfehlen außerdem, vor den Mahlzeiten frische Ingwerwurzel auf die Zunge zu reiben. Falls Verstopfung zusammen mit morgendlicher Übelkeit auftritt, empfehlen sie, einen Eßlöffel Honig in Wasser aufzulösen und dieses Honigwasser morgens vor dem Frühstück zu trinken.

## 33. Milchbildendes Elixier
*(bei ungenügender Milchbildung)*

通乳丸
*tung ru dan*

Dies ist eine traditionelle Rezeptur zur Milchbildung, die von den Chinesen kürzlich an die aktuellen klinischen Erfahrungen angepaßt wurde. Man verwendet sie zur Behandlung von stillenden Müttern, die aufgrund von Mangelzuständen des Blutes, der Energie und/oder der Leber nicht genügend Milch für ihre Babys haben.

*Indikationen:* Ungenügende Milchbildung und damit zusammenhängende Symptome wie schlaffe Brüste, blasses Gesicht, Appetitlosigkeit, Müdigkeit und ein leeres Gefühl in den Brüsten

| *Bestandteile:* | | |
|---|---|---|
| Windglockenwurzel | 12 Gramm |
| Tragant | 10 Gramm |
| Chinesische Engelwurz | 10 Gramm |
| Kriechende Liriope | 10 Gramm |
| Ballonblume | 6 Gramm |
| *Tetrapanax papyrifera* | 10 Gramm |

*Bemerkungen:* Milchbildende chinesische Kräuterrezepturen wie diese werden traditionell zusammen mit Schweinekeulen gekocht, und auch heute noch bereiten chinesische Frauen sie auf diese Art zu. In der chinesischen Medizin wird die Brühe aus Schweinekeulen als ausgezeichnetes Anregungsmittel für die Milchbildung empfohlen, und in Kombination mit den Kräutern steigert sie die Wirksamkeit solcher Rezepturen. Frauen, die sich rein vegetarisch ernähren, können darauf verzichten, aber den anderen empfehlen wir einen Versuch. Der Speiseplan sollte aus vielen Suppen, Eintöpfen, Porridges und anderen wasserhaltigen Gerichten bestehen, weil dadurch ebenfalls die Milchbildung gefördert wird.

Stillende Mütter sollten keine Hormonpillen zur Empfängnisverhütung nehmen, weil diese tendenziell die Milchbildung unterdrücken. Ebensowenig ist es ratsam, die Milch mit den Fingern aus der Brust herauszudrücken, weil dadurch die Kapillaren und andere empfindliche Gewebe geschädigt werden können.

## Männliche Fortpflanzungsorgane

Diese Rezepturen wurden speziell zur Behandlung von Störungen der männlichen Fortpflanzungsorgane entwickelt, wie beispielsweise Impotenz, Spermatorrhöe, Unfruchtbarkeit und Prostataprobleme. Solche Beschwerden sind gewöhnlich mit Ungleichgewichten und Mangelzuständen der Nieren/Nebennieren-Energie verbunden, die oft durch exzessive Samenverluste bei undisziplinierten sexuellen Aktivitäten verursacht werden. Um die Wirkung der Kräutermittel zu gewährleisten, ist es deshalb wichtig, sich während der Therapie in sexueller Zurückhaltung und Disziplin zu üben.

## 34 a. Elixier zur Unterstützung der Natur
*(bei Impotenz und/oder Unfruchtbarkeit)*

贊育丹

*dzan yu dan*

Dies ist eine klassische Rezeptur zur Stärkung der männlichen Potenz aus den *Gesammelten Werken des Jing-Yue*, veröffentlicht 1624 von Chang Chieh-pin. Die meisten Fälle männlicher Impotenz beruhen auf einem chronischen Mangel an Yang (Feuer)-Energie im Nieren/Nebennieren-System, der sich im Lauf der Zeit als Folge von exzessiven oder undisziplinierten sexuellen Aktivitäten, chronischem Streß, Fehlernährung und/oder Alkohol, Tabak und anderen Drogen entwickelt hat. Psychologische Hemmungen können ebenfalls eine Rolle spielen, sind aber gewöhnlich mit demselben grundsätzlichen Mangel an Yang-Energie verbunden; wenn die Yang-Energie wiederhergestellt ist, werden die sexuellen Hemmungen meist geringer.

*Indikationen:* männliche Impotenz (Unfähigkeit, eine Erektion zu bekommen oder aufrechtzuerhalten)

| *Bestandteile:* | | |
|---|---|---|
| | Braunwurz | 24 Gramm |
| | Speichelkraut | 24 Gramm |
| | Chinesische Engelwurz | 18 Gramm |
| | Chinesischer Bocksdorn | 18 Gramm |
| | *Eucommia ulmoides* | 12 Gramm |
| | *Curculigo ensifolia* | 12 Gramm |
| | Morindawurzel | 12 Gramm |
| | Hartriegel | 12 Gramm |
| | Bischofsmütze | 12 Gramm |
| | Sommerwurz | 12 Gramm |
| | Brenndolde | 6 Gramm |
| | *Allium tuberosum* (Samen) | 12 Gramm |

| Zimt | 6 Gramm |
| Ginseng | 3 Gramm |
| Sturmhut | 6 Gramm |
| Hirschhorn (*Cervus nippon*)* | 3 Gramm |

*Zubereitung und Dosierung:* Abkochung: zwei Dosen auf leeren Magen

## 34 b. Fünf-Samen-Abkochung
*(bei Impotenz und/oder Unfruchtbarkeit)*

五子湯

*wu dze tang*

*Indikationen:* Unfruchtbarkeit durch zu geringe Spermienzahl und damit zusammenhängende Symptome wie unzureichende Erektion und vorzeitiger Samenerguß

| *Bestandteile:* | Chinesischer Bocksdorn | 10 Gramm |
| | Japanische Seide | 10 Gramm |
| | *Schisandra chinensis* | 10 Gramm |
| | Himbeeren | 10 Gramm |
| | Wegerichsamen | 10 Gramm |
| | Bischofsmütze | 10 Gramm |
| | Speichelkraut | 10 Gramm |
| | Virginischer Aron | 10 Gramm |
| | *Citrus reticulata* | 10 Gramm |
| | Ginseng | 6 Gramm |
| | Süßholzwurzel | 3 Gramm |
| | *Trigonella foenum-graecum* | 10 Gramm |

---

* Dies ist eines der wirksamsten Yang-Sexualtonika, ausdrücklich empfohlen zur Behandlung von Impotenz. Obwohl es gewonnen wird, ohne daß der Hirsch dabei getötet wird, werden strenge Vegetarier vielleicht lieber darauf verzichten.

*Zubereitung und Dosierung:* Abkochung: zwei Dosen auf leeren Magen

*Bemerkungen:* Chinesische Kräuterbücher empfehlen während dieser Therapie einen völligen Verzicht auf sexuelle Aktivitäten. Wichtig ist auch, jede Art von Streß oder Nervenanspannung zu vermeiden, für ausreichend körperliche Bewegung zu sorgen und auf eine vollwertige Ernährung zu achten. Auf Tabak, Alkohol und andere Drogen muß man während der Therapie verzichten, weil sie die heilende Wirkung der Rezeptur stören und zu einem späteren Rückfall führen können. Wenn man den Analsphinkter-Verschluß *(mula banda)* jeden Tag häufig praktiziert, hilft das, die Durchblutung und die Energie der männlichen Fortpflanzungsorgane wiederherzustellen.

Erwartungsgemäß gibt es eine Vielzahl von chinesischen Patentrezepturen zur Behandlung von männlicher Impotenz und Unfruchtbarkeit, und viele von ihnen zeigen eine gute Wirkung. Wir empfehlen Ihnen die folgenden Produkte: *Kang Wei Ling* (Heilmittel zur Überwindung von Impotenz); *Nan Bao* (männlicher Schatz); *Ge Jie Bu Shen Wan* (Gecko nierentonisierende Pillen); *Jin Kui Shen Chi Wan* (Goldenes Buch Tee, auch bekannt als Rehmannia 8 oder Sexotan).

## 35. Abkochung zur Samenkonzentration
*(bei Spermatorrhöe)*

秘精湯

*mi jing tang*

Diese Rezeptur steht in einem Kräuterbuch mit dem Titel *Verschreibungen für das Leben*, das 1253 von Yan Yung-huo veröffentlicht wurde. Chinesische Ärzte haben unfreiwilligen Samenverlust (Spermatorrhöe, nächtliche Samenergüsse und vorzeitige Samenergüsse) stets für eine der größten Bedrohungen der männlichen Gesundheit und Langlebigkeit gehalten, und viele chinesische Kräuter und Rezepturen werden ausschließlich zur Behandlung dieses entkräftenden Zustandes eingesetzt. Entstehen kann er durch exzessive gedankliche Beschäftigung mit Sex (einschließlich Träume und Phantasien), durch gewohnheitsmäßige Masturbation und/oder eine Entzündung der ableitenden Harnwege oder der Prostata.

*Indikationen:* unfreiwillige Samenverluste einschließlich nächtlicher Samenergüsse (mit oder ohne Träume) und vorzeitiger Ejakulation und damit zusammenhängende Symptome wie Lumbago, chronische Müdigkeit, Kopfschmerzen, Lethargie, Schlaflosigkeit, Blässe, Herzklopfen und Langeweile

| Bestandteile: | | |
|---|---|---|
| Drachenknochen* | 15 Gramm |
| Austernschale** | 15 Gramm |
| *Schisandra chinensis* | 6 Gramm |
| Virginischer Aron | 10 Gramm |
| Gottesanbeterin*** | 6 Gramm |
| *Rosa laevigana* | 10 Gramm |
| Japanische Seide | 6 Gramm |
| *Allium tuberosum* (Samen) | 6 Gramm |
| Makanastern | 10 Gramm |
| Kaolin (hydriertes Aluminiumsilikat) | 10 Gramm |

*Zubereitung und Dosierung:* Abkochung: zwei Dosen auf leeren Magen

* Gemeint sind damit fossile Knochen von Reptilien und Dinosauriern, die im wesentlichen aus Mineralstoffen bestehen.
** Dies ist die pulverisierte Schale von *Ostrea rivularis*, also ein mineralisches Produkt.
*** Dies ist die getrocknete Eihülle von *Paratenodera sinensis*, ein stark adstringierendes Produkt und eines der besten Mittel zur Behandlung von unfreiwilligen Samenergüssen und Harninkontinenz.

*Bemerkungen:* Die westliche Medizin erkennt nicht die Verbindung zwischen häufigen Samenergüssen und dem Verfall der männlichen Vitalität, besonders des Immunsystems, obwohl es dafür reichlich empirische Evidenz gibt. Jeden Tropfen Samen, der verlorengeht, ersetzt der Körper auf Kosten seiner vitalen Reserven (die Chinesen sagen: »Ein Tropfen Samen kostet 10 Tropfen Blut.«). Während dadurch in jungen Jahren (bei Teenagern und Twens) noch keine Probleme auftreten, kann bei Männern über 30 der exzessive Verlust von Samen zur Hauptursache von Impotenz, Lumbago, chronischer Müdigkeit, Immunschwäche, nervösen Störungen und anderen Problemen werden. Neben der Kräutertherapie gehört das traditionelle taoistische sexuelle Yoga zu den besten Heilmitteln für diese Störungen. Dabei übt der Mann den Geschlechtsverkehr ohne Ejakulation, eine Praxis, die unfreiwillige Samenergüsse auf natürliche Weise kontrolliert.

Eine ausgezeichnete chinesische Patentrezeptur zur Behandlung von Spermatorrhöe ist *Jin Suo Gu Jing Wan* (Goldenes-Schloß-Tee), den man auch verwenden kann, um Kontrolle über die Ejakulation zu gewinnen, wenn man das taoistische sexuelle Yoga lernt.

## 36. Nieren-Energie-Abkochung
### (bei Prostatitis)

腎氣湯
*shen chi tang*

Eine andere klassische Rezeptur aus den *Verschreibungen für das Leben*, veröffentlicht 1253 von Yan Yung-huo, ist diese Mischung, die zur Behandlung von Entzündungen und Vergrößerungen der Prostata eingesetzt wird, eine weitverbreitete Beschwerde bei Männern über Fünfzig. Sie kann zu einem sehr unangenehmen Gefühl in der Leistengegend führen, Probleme beim Wasserlassen und unfreiwillige Samenergüsse verursachen.

*Indikationen:* Prostatitis mit Begleitsymptomen wie schmerzhafte Schwellung der Prostata, Schwierigkeiten beim Wasserlassen, Harninkontinenz, Druck auf dem Damm, ausstrahlende Schmerzen im Bereich des unteren Rückens, der Taille, der Genitalien und der Oberschenkel; in fortgeschrittenem Stadium kann auch Blut im Urin auftreten, vor allem bei Alkoholikern.

| *Bestandteile:* | | |
|---|---|---|
| | Braunwurz | 20 Gramm |
| | Chinesische Yamswurzel | 10 Gramm |
| | Hartriegel | 10 Gramm |
| | *Alisma plantago* | 6 Gramm |
| | Virginischer Aron | 6 Gramm |
| | Strauchpfingstrose | 6 Gramm |
| | Zimt | 3 Gramm |
| | Ochsenkniewurzel | 10 Gramm |
| | Wegerichsamen | 10 Gramm |
| | Sturmhut | 3 Gramm |

*Zubereitung und Dosierung:* Abkochung: zwei Dosen auf leeren Magen

*Bemerkungen:* Männer über Fünfzig sollten ihre Prostata regelmäßig untersuchen lassen, besonders wenn sie Schwierigkeiten beim Wasserlassen haben. Zur Prävention empfehlen sich regelmäßige Übungen, besonders die taoistischen »weichen Übungen« wie Tai Ch'i oder Qi Gong. Besonders hilfreich ist es, täglich den Analsphinkter-Verschluß *(mula banda)* zu praktizieren, zur Prävention ebenso wie als Therapie. Außerdem ist es wichtig, die sexuellen Aktivitäten zu regeln: Zuviel Sex wird den Zustand verschlimmern, während völlige Enthaltsamkeit die Prostatasäfte stagnieren läßt. Chinesische Kräuterbücher empfehlen Männern mit Prostataproblemen zweimal im Monat Geschlechtsverkehr mit Ejakulation, um den Druck in der Prostata zu verringern. Aus verständlichen Gründen ist Reiten, Radfahren und Motorradfahren verboten. Der Speiseplan sollte viel frisches Obst, Gemüse und Wasser enthalten, während Pfeffer und andere scharfe Gewürze sowie Alkohol und Kaffee zu meiden sind.

In China werden zwei Patentrezepturen zur Behandlung von Prostata-Entzündungen hergestellt: *Chian Lieh Shian Wan* (Prostata-Pillen) und *Jie Jie Wan* (Kai-Kit-Pillen).

## Tonika für den ganzen Körper

Tonika bilden eine einzigartige Kategorie chinesischer Kräutermittel, die vor allem für Menschen entwickelt wurden, die ihre Gesundheit erhalten, ihre Vitalität steigern und ihr Leben verlängern wollen. Im allgemeinen sollten Tonika nicht in Phasen akuter Krankheit eingenommen werden. Sie werden aber oft von älteren und chronisch kranken Menschen verwendet, um den Alterungsprozeß aufzuhalten und die grundlegenden Vitalfunktionen zu stimulieren, vor allem die sexuelle Vitalität, die Immunität und die Gehirnfunktionen. Fast allen chinesischen Tonika gelten als hochwertige Kräutermittel, weil sie nachweislich die Gesundheit erhalten und das Leben verlängern. Die daraus resultierende Nachfrage hat sie zu den teuersten Produkten der chinesischen Kräuterheilkunde gemacht.

Tonika sind seit Jahrtausenden die beliebtesten chinesischen Kräutermittel, und auch heute noch nehmen viele Chinesen sie täglich ein. Die bevorzugte Zubereitungsart besteht darin, die Kräuter in hochprozentigen Alkohol zu legen, der das volle medizinische Potential herauszieht und die Wirkstoffe direkt ins Blut leitet. Hinweise auf tonisierende Kräutertinkturen gibt es schon in historischen Aufzeichnungen aus der Chou-Dynastie vor 3100 Jahren, und die entsprechenden Rezepturen findet man in fast jeder klassischen chinesischen medizinischen Abhandlung. Der große Kräuterheilkundige der Ming-Dynastie, Lee Shih-chen, zeichnete 69 solcher Rezepturen in seinem Mammutwerk *Ben Tsao Gang Mu* auf, das bis heute die wichtigste kräuterheilkundliche Quelle der chinesischen Medizin darstellt.

Tonika waren früher auch im Westen beliebt, bis um die Jahrhundertwende der Aufschwung der allopathischen Medizin der präventiven Gesundheitsfürsorge im Westen den Todesstoß versetzte. Heute wissen nur noch wenige westliche Ärzte, was ein Tonikum ist, und noch weniger wissen, wie und wann sie es verschreiben müssen. Eine Ausnahme von dieser Regel ist Dr. Daniel B. Mowrey, der eine solide wissenschaftliche Basis für die traditionelle Kräutermedizin geschaffen hat. In seinem Buch *Herbal Tonic Therapies* definiert er Tonika folgendermaßen:

»Ein Tonikum ist jede beliebige Substanz, die biochemische und physiologische Vorgänge im Organismus ausgleicht. ... Die Einnahme von Tonika ist ein gefahrloser Versuch, das Gleichgewicht wiederherzustellen und den allgemeinen Gesundheitszustand des Körpers zu verbessern. ... Es ist eine unbedenkliche Methode, die physischen und psychischen Herausforderungen des täglichen Lebens zu meistern.«

Das Schlüsselwort lautet hier *ausgleichen*: Nach den Lehren der traditionellen chinesischen Medizin stellen Ungleichgewichte der grundlegenden Lebensenergien des menschlichen Organismus die tiefere Ursache nahezu jeder Krankheit und Degeneration dar. Indem sie die menschlichen Energien ausgleichen und die funktionelle Harmonie der verschiedenen vitalen Organsysteme aufrechterhalten, verhüten Tonika Ungleichgewichte, die Krankheiten verursachen können. Dadurch fördern sie die Gesundheit und verlängern das Leben. Anders als gewöhnliche medizinische Kräuter, die nur in eine Richtung wirken, sind tonisierende Kräuter anpassungsfähig und wirken immer in die Richtung, die gerade erforderlich ist, um das optimale Gleichgewicht im menschlichen Organismus wiederherzustellen oder aufrechtzuerhalten. Weder synthetische Medikamente noch isolierte pflanzliche Einzelbestandteile, sondern nur ganze Pflanzen haben solche tonisierenden Kräfte, die in zwei Richtungen wirken können.

Die besten Tonika wie Ginseng werden im Westen als Adaptogene bezeichnet, d. h., sie ermöglichen es dem menschlichen Organismus, sich an widrige äußere Bedingungen wie unerfreuliches Wetter, schlechte Ernährung, Krankheitserreger oder verschiedene Arten von Streß anzupassen. Auf diese Weise wird Ginseng entweder den Blutdruck und den Blutzucker erhöhen oder senken und beide je nach den Umständen wieder auf normale Werte einregulieren. Adaptogene sind in unserer heutigen streßbeladenen, vergifteten, schnellebigen Welt besonders nützlich; sie schützen vor Krebs, Immunschwäche, Herzkrankheiten und anderen lebensbedrohlichen Gesundheitsproblemen.

Tonika wirken vorzugsweise, indem sie die Energie erhöhen und die Funktionen der drei Vitalsysteme – Immunsystem, Sexualität und Gehirn – verbessern. Durch ein Netzwerk von Biofeedback, das von Hormonen, Neurotransmittern und Immunfaktoren gesteuert wird, können die tonisierenden Kräuter auf alle drei Vitalsysteme wirken. Auf diese Weise wird ein Sexualtonikum auch das Immunsystem stärken und die geistige Klarheit fördern; ein Immuntonikum wird die Sexualfunktionen und die Gehirnfunktionen verbessern und so weiter. Die traditionelle chinesische Medizin unterscheidet zwischen vier Arten von Tonika – Blut, Energie, Yin und Yang –, aber da diese Gruppen nur für den professionellen TCM-Praktiker von Bedeutung sind, nennen wir nur die Namen der folgenden tonisierenden Rezepturen und beschreiben ihre grundsätzlichen therapeutischen Wirkungen.

## T1. Des Herzogs von Chou hundertjährige Tinktur

周公百歲酒

*jou gung bai sui jiou*

Es heißt, dies sei die persönliche Rezeptur des Herzogs von Chou, der half, die Chou-Dynastie 1123 vor Christus zu gründen. Es ist eine klassische Rezeptur zur Verlängerung des Lebens, die die Immunreaktion verbessert und die sexuelle Vitalität bei Männern und Frauen stärkt, indem sie die Samenproduktion der Männer und die Fruchtbarkeit der Frauen erhöht. Man findet sie in vielen traditionellen chinesischen Kräuterbüchern, und sie wird immer noch in der Originalform zubereitet.

*Therapeutische Wirkungen:* erhöht die Samenproduktion; verbessert die Immunreaktion; erhöht die vitale Energie; tonisiert das Blut; vertreibt Wind-Feuchtigkeit; stärkt die Nieren und Nebennieren

| Bestandteile: | | |
|---|---|---|
| Polygonatum cirrhifolium | 60 Gramm |
| Tragant | 60 Gramm |
| Braunwurz | 36 Gramm |
| Virginischer Aron | 60 Gramm |
| Zimt | 18 Gramm |
| Chinesische Engelwurzel | 36 Gramm |
| Windglockenwurz | 30 Gramm |

| | |
|---|---|
| Kriechende Liriope | 30 Gramm |
| Speichelkraut | 30 Gramm |
| Chinesischer Bocksdorn | 30 Gramm |
| Citrus reticulata | 30 Gramm |
| Hartriegel | 30 Gramm |
| Ligusticum wallichii | 30 Gramm |
| Windschutzwurzel | 30 Gramm |
| Chinemys reevesii* | 30 Gramm |
| Schisandra chinensis | 24 Gramm |
| Purpurrote Brustwurz | 24 Gramm |

*Zubereitung und Dosierung:* Geben Sie alle Bestandteile in ein großes Glas oder Keramikgefäß, und fügen Sie 7 Liter Wodka, Rum oder Weinbrand hinzu (die Chinesen verwenden dazu einen bewährten Kornbrand aus Hirse, der *Kao Liang* genannt wird). Verschließen Sie das Gefäß luftdicht und schütteln Sie es einmal pro Woche gut durch, um die Bestandteile zu mischen. Gießen Sie nach 36 Tagen die Hälfte der Tinktur ab (die dann verwendet werden kann), und ersetzen Sie die Flüssigkeit durch drei neue Flaschen Alkohol. Nach weiteren 15 Tagen können Sie alles abgießen und die Kräuter wegwerfen.

Bewahren Sie die Tinktur in sauberen, fest verschlossenen Flaschen auf. Süßen Sie nach Geschmack mit Kandiszucker, Fruchtzucker oder Honig.

Ein bis zwei Dosen täglich, ca. 40–45ml je Dosis (1,5 Unzen) zu jeder beliebigen Zeit vor, während oder nach dem Essen.

*Bemerkungen:* Schwangere Frauen und stillende Mütter sollten dieses Tonikum nicht verwenden. Wer unter einem allgemeinen Mangel an Energie und/oder Blut, an körperlicher

---

* Schildkrötenpanzer, ein tierisches Produkt. Es tonisiert das Nieren-Yin, stärkt die Sehnen und baut Knochen und Mark auf. Vegetarier können darauf verzichten, obwohl es ein wirkungsvolles Tonikum ist.

Schwäche oder einem Mangel an Nieren-Energie leidet, kann dieses Tonikum zur Wiederherstellung der Energie und zur Stärkung der Vitalfunktionen ebenso nehmen wie Patienten, die sich von einem Schlaganfall erholen oder anderweitig unter Lähmungserscheinungen und Taubheit der Extremitäten leiden.

## T2. Chinesischer Bocksdorn-Wein

枸杞子酒

*gou ji dze jiou*

Dies ist eine der 69 tonisierenden Kräutertinkturen aus der berühmten Sammlung *Ben Tsao Gang Mu*, die von Lee Shih-chen während der Ming-Dynastie zusammengestellt wurde. Das hervorragende Nieren- und Lebertonikum erhöht die sexuelle Energie von Männern und Frauen und wurde in China als der »geheime Wein harmonischer Ehebeziehungen« bezeichnet. Bocksdorn tonisiert die Yin(Wasser)-Energie stärker als die Yang(Feuer)-Energie, das heißt, es stimuliert die Produktion von Hormonen, Blut, Enzymen und anderen lebenswichtigen Säften stärker als das Feuer des sexuellen Begehrens, das die Yang-Tonika stärker ansprechen. Doch auf dem »blumigen Schlachtfeld« des Schlafzimmers hat das Wasser mehr Potenz als das Feuer.

*Therapeutische Wirkungen:* tonisiert und nährt die Nieren; fördert die Bildung von Knochenmark; klärt die Augen; stimuliert die Produktion von Samen und Hormonen; lindert chronischen Durst; lindert Lumbago; hilft bei schwachen, schmerzenden Knien

*Bestandteil:* Chinesischer Bocksdorn, 100 Gramm

*Zubereitung und Dosierung:* Legen Sie die Kräuter in ein sauberes Gefäß aus Glas oder Keramik, und fügen Sie 2 Liter Wodka, Rum, Weinbrand oder chinesischen *Kao Liang* hinzu. Verschließen Sie das Gefäß luftdicht und schütteln Sie es einmal pro Woche gut durch. Nach 36 Tagen können Sie die Tinktur abgießen und die Beeren wegwerfen. Bocksdorn hat selbst einen leicht süßen Geschmack, aber Sie können bei Bedarf noch etwas Kandis, Fruchtzucker oder Honig hinzufügen.

Nehmen Sie täglich ein oder zwei Dosen von ca. 40–45 ml (1,5 Unzen), vorzugsweise auf leeren Magen oder aber während des Essens bzw. danach.

*Bemerkungen:* Achten Sie darauf, daß Sie nur erstklassige Bocksdornbeeren verwenden – groß, rot und saftig –, und meiden Sie zweitklassige Ware, die rot gefärbt wurde.

Als Yin-Tinktur können Männer und Frauen diese Kräutertinkturen während des ganzen Jahres einnehmen. Die Leber herrscht über die weibliche Sexualenergie, während die Nieren die männliche Sexualenergie kontrollieren. Bocksdorn eignet sich deshalb als Sexualtonikum für beide Geschlechter.


## T3. Vermilion-Elixier-Wein

飛丹酒

*tung dan jiou*


Die Rezeptur für diese Kräutertinktur wurde von der Ehefrau des Autors, Chou Tung, entwickelt, die unsere chinesischen Namen (*tung* und *dan*) als Label benutzt hat. Alle Bestandteile sind Kräuter höherer Ordnung, und die Rezeptur ist sorgfältig ausgewogen, um das Blut zu nähren, die Energie zu tonisieren und die Vitalfunktionen aller inneren Organe zu harmonisieren. Sie sorgt für eine milde, sanfte Erhöhung von Yin- und Yang-Energie und ist für Männer und Frauen gleichermaßen geeignet, ohne unerwünschte Nebenwirkungen. Es handelt sich um eine rein präventive Rezeptur, die nicht gegen bestimmte Beschwerden verordnet wird. Sie ist auch für schwache und ältere Menschen als allgemein vitalisierendes Tonikum geeignet.

*Therapeutische Wirkungen:* nährendes Tonikum für Blut und Energie; gleicht Yin und Yang aus, harmonisiert die vitalen Organfunktionen; verbessert die Immunreaktion; fördert geistige Klarheit; verzögert den Alterungsprozeß; beseitigt Hindernisse aus dem Blut- und Energiekreislauf

| *Bestandteile:* | | |
|---|---|---|
| | Weißer koreanischer Ginseng | 20 Gramm |
| | Tragant | 30 Gramm |
| | Chinesische Engelwurz | 30 Gramm |
| | Chinesischer Knöterich | 15 Gramm |
| | Speichelkraut | 30 Gramm |
| | *Eucommia ulmoides* | 20 Gramm |
| | Sommerwurz | 30 Gramm |
| | Braunwurz | 30 Gramm |
| | Chinesische Yamswurzel | 20 Gramm |
| | Chinesischer Bocksdorn | 20 Gramm |
| | Ochsenkniewurzel | 30 Gramm |
| | Wilde chinesische Jujube | 20 Gramm |
| | Bischofsmütze | 30 Gramm |
| | *Ligusticum wallichii* | 15 Gramm |
| | *Eleutherococcus gracilistylus* | 30 Gramm |
| | Lotos-Samen | 15 Gramm |
| | *Polygonatum cirrhifolium* | 20 Gramm |
| | Süßholzwurzel | 15 Gramm |
| | Virginischer Aron | 15 Gramm |
| | Hartriegel | 15 Gramm |
| | Chinesische Jujube | 20 Gramm |
| | Brenndoldenfrucht | 15 Gramm |
| | *Schisandra chinensis* | 15 Gramm |

| Leonurus sibiricus | 15 Gramm |
| Japanisches Geißblatt | 30 Gramm |
| Tibetischer Safran | 10 Gramm |

*Zubereitung und Dosierung:* Geben Sie alle Bestandteile in ein sauberes Gefäß aus Glas oder Keramik, und fügen Sie 7 Liter Wodka, Rum, Weinbrand oder chinesischen *Kao Liang* hinzu. Verschließen Sie das Gefäß luftdicht und schütteln Sie es einmal pro Woche gut durch, um die Bestandteile zu mischen. Gießen Sie nach 45 Tagen die Hälfte der Tinktur ab, und ersetzen Sie die Flüssigkeit durch drei Liter frischen Alkohol. Nach weiteren 30 Tagen können Sie alles abgießen und die Kräuter wegwerfen. Bewahren Sie die Tinktur in gut verschlossenen Glasflaschen auf, und fügen Sie je nach Geschmack etwas Kandis, Fruchtzucker oder Honig hinzu.

Nehmen Sie ein oder zwei Dosen von je ca. 40–45 ml (1,5 Unzen) täglich vor, während oder nach dem Essen.

*Bemerkungen:* Dieses Tonikum ist nicht für Übergewichtige geeignet, weil ihr Organismus davon zu stark stimuliert und erhitzt werden könnte. Abgesehen von gesunden Menschen ist es besonders empfehlenswert für schwache, ältere und untergewichtige Menschen, und es eignet sich hervorragend als Tonikum für Frauen, die unter klimakterischen Beschwerden leiden, sowie für alle Menschen mit schwachem Immunsystem.

## T4. Ginseng-und-Rehmannia-Pillen

人参地黄丸

*ren sheng di huang wan*

Diese Rezeptur stammt aus einem Kräuterbuch der Sung-Dynastie aus dem 12. Jahrhundert mit dem Titel *Kompendium der heiligen Medikamente.* Die Kräuteressenzen haben eine natürliche

Affinität zu den Organ-Energien von Herz, Milz, Leber und Nieren. Dieses Tonikum, das sowohl von Männern als auch von Frauen verwendet werden kann, ist besonders zur Behandlung von männlicher Impotenz geeignet.

*Therapeutische Wirkungen:* tonisiert Herz und Milz; nährt Leber und Nieren; stärkt die sexuelle Vitalität von Männern und Frauen; verbessert die Verdauung und die Aufnahme der Nährstoffe; stärkt das Immunsystem

| *Bestandteile:* | | |
|---|---|---|
| Ginseng | 30 Gramm |
| Braunwurz | 30 Gramm |
| Morindawurzel | 30 Gramm |
| Sommerwurz | 30 Gramm |
| Speichelkraut | 30 Gramm |
| Japanische Seide | 30 Gramm |
| Chrysantheme | 30 Gramm |
| *Eleutherococcus gracilistylus* | 30 Gramm |
| Knotenständelkraut | 30 Gramm |
| Lebensbaum | 30 Gramm |

*Zubereitung und Dosierung:* Alle Bestandteile zu feinem Pulver mahlen, mit Honig mischen und zu Pillen drehen, die die Größe von Gerstenkörnern haben (oder lassen Sie die Pillen in der Kräuterapotheke zubereiten). Nehmen Sie einmal täglich 30 Pillen mit etwas warmem Wein (japanischer Reiswein eignet sich dazu besonders gut) auf leeren Magen.

*Bemerkungen:* Speichelkraut, das in vielen tonisierenden Rezepturen verwendet wird, stärkt das Immunsystem besonders wirksam und ist ein Tonikum zur Verlängerung des Lebens. Tse Hsi, die letzte Kaiserin der Ching-Dynastie, die während ihres langen, aktiven Lebens als Chinas letzter »weiblicher Kaiser« stets Tonika zur Lebensverlängerung einnahm, schätzte dieses Kraut mehr als alle anderen. Heute findet man Speichelkraut und Chrysantheme in allen Immuntonika, die in China zur experimentellen Behandlung von Aids eingesetzt werden.

## T5. Freundliche-Mutter-Abkochung

慈母湯

*tse mu tang*

Diese Rezeptur stammt aus einem praktischen Handbuch chinesischer Heilmittel mit dem Titel *Verschreibungen aus klinischer Erfahrung* und wurde als spezifisches Tonikum für Frauen entwickelt, die unter chronischen Menstruationsstörungen oder klimakterischen Beschwerden leiden. Frauen können sie jedoch auch als allgemeines Blut- und Energietonikum zur Förderung der Gesundheit und Verlängerung des Lebens verwenden.

*Therapeutische Wirkungen:* Emmenagogum; löst Blutgerinnsel auf und beseitigt andere Hindernisse im weiblichen Fortpflanzungssystem; wärmt den Uterus; fördert die Durchblutung

| *Bestandteile:* | |
|---|---|
| Weißer koreanischer Ginseng | 4,5 Gramm |
| Tragant | 4,5 Gramm |
| Braunwurz | 3,5 Gramm |
| Speichelkraut | 3,5 Gramm |
| Equus asinus* | 1,5 Gramm |
| Hartriegel | 1,5 Gramm |
| *Cyperus rotundus* (Samen) | 1 Gramm |
| Süßholzwurzel | 1 Gramm |
| *Sanguisorba officinalis* | 1 Gramm |
| Schlangenwurzel | 1 Gramm |

*Zubereitung und Dosierung:* Abkochung: zwei Dosen auf leeren Magen

---

* Bei diesem Produkt handelt es sich um Leim, der aus der Haut von Eseln hergestellt wird. Es tonisiert das Blut und nährt die Yin-Energie und ist ein bekanntes Heilmittel für Menstruationsprobleme. Strenge Vegetarierinnen können jedoch darauf verzichten.

*Bemerkungen:* Frauen mit Menstruationsstörungen oder klimakterischen Problemen sollten dieses Tonikum 1 bis 3 Monate lang oder bis zum Verschwinden der Symptome täglich einnehmen. Gesunde Frauen ohne irgendwelche besonderen Probleme brauchen es nur zweimal im Monat zur allgemeinen Tonisierung von Blut und Energie einzunehmen.

## T6. Vier-Essenzen-Pillen

四精丸
*seh jing wan*

Diese Rezeptur ist ein beliebtes traditionelles Tonikum aus einem Kräuterbuch mit dem Titel *Medizinische Heilmittel* von Chou Hsien-wang, entwickelt als Tonikum für die männliche Nieren-Energie und besonders nützlich für Männer, die unter nächtlichen Samenergüssen oder anderen Formen von unfreiwilliger Ejakulation leiden. Die Rezeptur hat eine besondere Affinität zu Nieren, Herz und Milz und kann von allen Männern als allgemeines Energietonikum verwendet werden.
*Therapeutische Wirkungen:* tonisiert die Nieren; nährt das Herz; stärkt die Milz; all das wirkt zusammen, um einen unfreiwilligen Samenverlust zu verhindern
*Bestandteile:*

| | |
|---|---|
| Sommerwurz | 20 Gramm |
| Geflecktes Hirschhorn* | 20 Gramm |
| Virginischer Aron | 20 Gramm |
| Chinesische Yamswurzel | 20 Gramm |

*Zubereitung und Dosierung:* Alle Bestandteile zu feinem Pulver mahlen, mit Honig mischen und zu Pillen drehen, die die

---

* Dieses tierische Produkt (*Cervus nippon*) ist eines der besten Sexualtonika für Männer.

Größe von Gerstenkörnern haben (oder lassen Sie die Pillen in der Kräuterapotheke zubereiten). Nehmen Sie einmal täglich 30 Pillen, vorzugsweise mit einer warmen Abkochung von chinesischer Jujube, die die tonisierenden Effekte der Rezeptur unterstützt.

*Bemerkungen:* Ursache nächtlicher Samenergüsse sind oft Mangelzustände oder Disharmonien der Herz- und Milz-Energien. Sie werden durch diese Rezeptur beseitigt. Ein anderes Symptom in diesem Zusammenhang ist häufiges Wasserlassen, besonders während der Nacht. Außerdem heißt es, daß dieses Tonikum ein exzessives oder perverses sexuelles Verlangen beeinflußt.


## Tonisierende Kräuterbrühe

Chinesische Ärzte empfehlen oft frisch gekochte Hühnerbrühe als heilende, tonisierende Nahrung nach langer Krankheit oder einer Operation, für Frauen während der Schwangerschaft oder nach der Geburt, für schwache und ältere Menschen, kranke Kinder oder Personen mit schlechter Verdauung. Hühnerbrühe ist ein bewährtes, leicht verdauliches Gesundheitstonikum, das die Stoffwechsel-Energie des Körpers deutlich erhöht. Sie ist deshalb eine ausgezeichnete nahrhafte Quelle für Essenz und Energie in Zeiten der Rekonvaleszenz oder der allgemeinen Schwäche.

Hühnerbrühe kann auch als Grundlage für die Zubereitung von Heilkräutern verwendet werden, speziell für tonisierende Kräuter wie Ginseng und Tragant. Als ausgewogene Mischung aus Nahrungsmittel und Medizin ist Kräuterbrühe schon seit Jahrtausenden in China als Gesundheitstonikum und zur Verlängerung des Lebens verwendet worden. Dafür wird ein ganzes frisches Huhn in vier Teile geschnitten und mit einer Prise Salz

und einigen Scheiben Ingwerwurzel in zwei Litern Wasser gekocht. Den Schaum schöpft man immer wieder von der Oberfläche ab. Die Kochzeit im abgedeckten Topf beträgt 3 bis
4 Stunden, wobei immer wieder frisches Wasser nachgefüllt
wird, wenn sich die Flüssigkeit auf weniger als die Hälfte ihrer
ursprünglichen Menge verringert hat. Es ist wichtig, daß man
frische Hühner aus ökologischer Zucht verwendet, die nicht,
wie die meisten Tiere aus dem Supermarkt, mit Hormonen,
Antibiotika, Amphetaminen und anderen chemischen Stoffen
behandelt worden sind.

Gießen Sie die Brühe ab, schöpfen Sie den größten Teil des
Fettes von der Oberfläche, und nehmen Sie 2 Tassen Brühe als
Grundlage, um die Tagesdosis ihrer tonisierenden Kräuter zuzubereiten. Die übrige Brühe können Sie einfrieren oder bis zu
3 Tage lang im Kühlschrank aufbewahren. Um später Zeit zu
sparen, können Sie auch drei oder vier Hühner gleichzeitig kochen und die Brühe portionsweise einfrieren.

Nehmen Sie auf 2 Tassen frische Brühe ungefähr 10 Gramm in
Scheiben geschnittenen Ginseng, Tragant, Engelwurz oder
Cordyceps (Winterwurm-Sommergras) oder irgendein anderes
tonisierendes Kraut, kochen Sie die Flüssigkeit auf und lassen
Sie sie dann bei schwacher Hitze etwa 45 Minuten köcheln.
Trinken Sie die Kräuterbrühe warm in ein oder zwei Dosen auf
leeren Magen.

Viele chinesische Kräuterbücher empfehlen, für Cordyceps die
Brühe eines ausgewachsenen Erpels zu verwenden.

Wenn Sie Zeit sparen wollen und es Ihnen zu aufwendig ist, die
Brühe selbst zu kochen, oder wenn sie eine bequeme Alternative am Arbeitsplatz oder auf Reisen brauchen, dann versuchen Sie eine der patentierten Zubereitungen chinesischer
Kräuter in »Hühneressenz«, die inzwischen auf dem Markt
angeboten werden. Diese patentierten Kräuterbrühen mit
Ginseng, Engelwurz oder Cordyceps sind ausgezeichnete Ge-

sundheitstonika, die als tägliche Nahrungsergänzung verwendet werden können.

## Kräuterwasser

Ein Kräuterwasser wird zubereitet, indem man ein einzelnes oder mehrere reinigende Kräuter in Wasser abkocht, das dann zum Waschen der Haut oder als Vaginalspülung verwendet wird. Kräuterwasser wirkt besonders gut bei Pilzbefall der Haut, bei juckender Haut und bei Hefepilzen in der Vagina. Es lindert die Beschwerden ohne die toxischen Nebenwirkungen chemischer Cremes.

## W1. Brenndolden-Abkochung

蛇床子湯

*she chuang dze tang*

Dies ist eine traditionelle Rezeptur für Frauen, die in den gynäkologischen Kapiteln vieler chinesischer Kräuterbücher erscheint. Sie wird als Vaginalspülung oder zum Waschen der äußeren Geschlechtsorgane benutzt, um Juckreiz zu lindern und Vaginitis zu behandeln, die durch Parasiten und Hefepilze hervorgerufen wurde. Die folgende Version der Rezeptur wurde von Sammy J.C. Mei, einem chinesischen Kräuterheilkundigen, veröffentlicht, der in Taiwan praktiziert.

*Indikationen:* Juckreiz und Scheidenentzündungen durch Parasiten, Hefepilze und andere Mikroben

| *Bestandteile:* | Brenndolde | 30 Gramm |
| | *Phellodendron amurense* | 9 Gramm |
| | *Melia toosendan* | 6 Gramm |

Bocksdornbeeren 15 Gramm
Alumen (Aluminium-Kalium-Sulfat) 15 Gramm
*Zubereitung und Dosierung:* Kochen Sie die Bestandteile in
6 Tassen Wasser, bis die Hälfte der Flüssigkeit verdunstet ist.
Den Rest können Sie durch ein Tuch oder Papier abfiltern und
das Kräuterwasser zur Scheidenspülung oder für äußerliche Wa-
schungen verwenden, um das gesamte infizierte Gebiet zu reinigen. Wiederholen Sie die Behandlung ein- oder zweimal täglich, bis die Beschwerden verschwinden, was normalerweise
2–4 Tage dauert.

## W2. Abkochung aus Brenndolde und Süßholzwurzel

蛇床子甘草湯

*she chuang dze gan tsao tang*

Die Rezeptur für dieses Kräuterwasser, das für äußerliche Wa-
schungen verwendet wird, findet man in vielen chinesischen
Kräuterbüchern. Sie wird vorwiegend von Männern mit feuch-
tem, juckendem Skrotum zur Linderung von Juckreiz und Un-
behagen verwendet, aber man kann sie bei allen Arten von
juckenden Hautausschlägen einsetzen.
*Indikationen:* feuchtes, juckendes Skrotum und andere juckende
Hautausschläge
*Bestandteile:* Brenndolde 20 Gramm
Süßholzwurzel 12 Gramm
*Zubereitung und Dosierung:* Kochen Sie die Kräuter in 4 Tassen
Wasser, bis die Flüssigkeit zur Hälfte verdunstet ist. Den Rest
können Sie durch Stoff oder Papier abgießen und mit dem
Kräuterwasser die betroffenen Hautstellen waschen. Bei einem
feuchten, juckenden Skrotum ist es am besten, das gesamte
Skrotum 5 Minuten in eine Schüssel mit dem Kräuterwasser zu

tauchen und anschließend mit frischem Wasser, aber ohne
Seife, nachzuspülen.
*Bemerkungen:* Diese Abkochung kann man auch zur Behand-
lung von Hautausschlägen und Infektionen von Haustieren wie
Hunden oder Katzen verwenden.


## Kräutersalben

Kräutersalben werden zubereitet, indem man feingemahlenes
Kräuterpulver mit einer Fettbase wie gelbe Vaseline, Bienenwachs, Mandelöl oder Schweinefett vermischt. Sie werden
äußerlich auf Wunden, Verbrennungen, blaue Flecken oder andere oberflächliche Hautschäden aufgetragen. Die bekannteste
patentierte Kräutersalbe ist Tigerbalsam, eine aromatische
Salbe, die in Singapur hergestellt und in der ganzen Welt vertrieben wird.


## S1. Rote-Wolke-Salbe

紫雲膏

*dze yun gao*


Die Originalrezeptur für diese Salbe wurde in Japan entwickelt,
basierend auf traditionellen chinesischen Quellen. Die hier
vorgestellte Version wurde von der Frau des Autors zusammengestellt, basierend auf eigener Forschung und praktischen Erfahrungen. Zu den Veränderungen, die sie vorgenommen hat,
gehört der Ersatz von gewöhnlichem Schweinefett durch Fett
von kleinen Ferkeln. Dadurch lassen sich die Verunreinigun-
gen und die Übersäuerung des gewöhnlichen Schweinefetts
vermeiden, ohne daß man ganz auf den therapeutischen Nut-

zen dieses Bestandteils verzichten müßte. Die pharmakologischen Eigenschaften von Schweinefett harmonisieren die Wirkungen der anderen Salbenbestandteile und sorgen dafür, daß die Salbe schnell in die Haut einzieht. Während Sie gewöhnliches Schweinefett problemlos im Lebensmittelhandel bekommen, müssen Sie das Ferkelfett beim Metzger bestellen. In dieser Rezeptur ist es zwar nur zu 1,5 % enthalten, wer aber trotzdem darauf verzichten will, kann statt dessen Bienenwachs oder Mandelöl verwenden, obwohl sie weniger wirksam sind.

*Indikationen:* Abschürfungen; Verbrennungen; Frostbeulen; Hämorrhoiden; Hämatome (blaue Flecken); trockene, faltige Haut; Warzen; Blasen; Insektenstiche; Ausschläge; Juckreiz

| *Bestandteile:* | schwarzes Sesamöl (rein) | 1000 Gramm |
| | Chinesische Engelwurz | 200 Gramm |
| | *Lithospermum erythrorhizon* | 200 Gramm |
| | Bienenwachs | 380 Gramm |
| | Schweinefett | |
| | (vorzugsweise von Ferkeln) | 25 Gramm |

*Zubereitung und Dosierung:* Kaufen Sie schwarzes Sesamöl und Bienenwachs, und lassen Sie die beiden Kräuter zu sehr feinem Pulver mahlen. Bestellen Sie das Ferkelfett beim Metzger. Falls Sie es dort nicht bekommen, nehmen Sie normales Schweinefett oder einen anderen Ersatz. Erhitzen Sie Öl, Bienenwachs und Schweinefett in einem großen Kupfer- oder Stahltopf, vorzugsweise einem chinesischen Wok, fügen Sie das Kräuterpulver hinzu, und verrühren Sie alles bei schwacher Hitze, bis die Bestandteile gut vermischt sind. Lassen Sie die Mischung etwas abkühlen, und füllen Sie sie noch warm und flüssig in Behälter, die fest verschlossen werden müssen. Die Salbe kann ohne Kühlung unbegrenzt aufbewahrt werden.

Reiben Sie Abschürfungen, blaue Flecken, Blasen, Hämorrhoiden und so weiter gut damit ein, und wiederholen Sie die Behandlung sooft wie nötig. Auf Verbrennungen sollten Sie eine dicke Schicht Salbe auftragen, aber nicht einreiben. Bei schweren Verbrennungen können Sie ein Stück saubere Baumwollgaze darüberlegen und an den Ecken festkleben.

*Bemerkungen:* Diese Salbe eignet sich besonders gut zur Behandlung von Verbrennungen, und wenn sie sofort und häufig aufgetragen wird, verhindert sie die Narbenbildung.

## Kräuterbreiumschläge

Kräuterbreiumschläge werden zubereitet, indem man die feingemahlenen Kräuter mit Wasser zu einer dicken Paste rührt. Die Paste wird dann gleichmäßig auf ein Stück Zellophan oder Wachspapier aufgetragen und direkt auf den betroffenen Körperteil gelegt, wobei man die Ecken auf der Haut festklebt. Breiumschläge benutzt man vor allem zur Behandlung von traumatischen inneren Verletzungen und Entzündungen von Knochen, Gelenken, Muskeln, Sehnen und Nerven, die durch äußere Einwirkung entstanden sind, wie beispielsweise Verstauchungen, Verrenkungen, Risse und schwere Stöße. Sie sollten jedoch nicht auf offene Wunden oder sehr empfindliche Haut gelegt werden.

## B1. Dr. Huangs Breiumschlag für innere Verletzungen

黄氏內傷敷藥

*huang shih nei shang fu yao*

Die Rezeptur für diesen Breiumschlag stammt von dem verstorbenen Dr. Huang Po-wen, einem Meister der traditionellen chinesischen Medizin, der in Taiwan praktiziert hat und einer der wichtigsten Lehrer des Autors war. Es ist einer der besten

Kräuterbreiumschläge, die wir kennen, mit hervorragenden entzündungshemmenden und gewebeheilenden Eigenschaften. Besonders wirksam ist er bei Sportverletzungen wie verstauchten Gelenken, Muskel- und Sehnenzerrungen und Nervenentzündungen.

*Indikationen:* traumatische Verletzungen und/oder Entzündungen von Gelenken, Muskeln, Sehnen und Nerven

| *Bestandteile:* | |
|---|---|
| Rhabarber | 60 Gramm |
| Sumpfhelmkraut | 60 Gramm |
| *Phellodendron amurense* | 60 Gramm |
| *Trichosanthes multiflora* (Wurzel) | 30 Gramm |
| Mastix | 30 Gramm |
| *Commiphora myrrha* (Harz) | 30 Gramm |
| *Vitis serianaefolia* | 30 Gramm |
| *Bletilla striata* | 30 Gramm |
| *Angelica anomala* | 30 Gramm |
| *Eleutherococcus gracilistylus* | 30 Gramm |
| *Gardenia florida* (Kerne) | 30 Gramm |
| *Citrus reticulata* | 60 Gramm |
| *Arisaema consanguineum* | 30 Gramm |
| Speichelkraut | 60 Gramm |
| Gewürznelke (*Eugenia caryophyllata*) | 30 Gramm |

*Zubereitung und Dosierung:* Alle Bestandteile zu sehr feinem Pulver mahlen, gut mischen und in einem luftdicht verschlossenen Behälter aufbewahren. Um den Brei anzurühren, geben Sie 3 bis 4 Eßlöffel Pulver in eine Schale, und fügen Sie unter ständigem Rühren Wasser hinzu, bis eine Masse entsteht, die ungefähr die Konsistenz von Erdnußbutter hat. Verteilen Sie die Paste gleichmäßig auf ein Stück Zellophan (nicht Plastik) oder Wachspapier, das gerade groß genug ist, um das betroffene Gebiet abzudecken. Legen Sie die Paste direkt auf die Haut über dem betroffenen Gebiet, bedecken Sie das Zellophan oder Wachspapier mit einem Stück Baumwollgaze, und befestigen

Sie alles so, daß es nicht verrutschen kann. Nach 12 bis 18 Stunden können Sie den Umschlag entfernen. Wenn keine Hautreizungen auftreten, kann diese Behandlung bis zu einer Woche lang täglich wiederholt werden. Wenn es zu einer leichten Hautrötung kommt, warten Sie ein oder zwei Tage bis zum nächsten Breiumschlag.

*Bemerkungen:* Die Behandlung sollte beendet werden, wenn die Haut eine starke Rötung oder andere allergische Reaktionen zeigt. Eine leicht gerötete oder faltige Haut ist normal, in diesem Fall brauchen Sie nur einen Tag Pause einzulegen. Wenn es bei der Verletzung auch zu einer äußeren Wunde gekommen ist, warten Sie, bis diese Wunde geschlossen und gut verheilt ist, bevor Sie den Breiumschlag auflegen, um die innere Verletzung zu behandeln.


## Kräuterporridges

Nichts verbindet die Funktion von Nahrung und Medizin so schmackhaft wie Kräuterporridge *(yao jou)*, eine der ältesten und beliebtesten Kreationen des chinesischen Küchenlabors. Porridge oder Haferschleim hat seit Jahrtausenden einen festen Platz im chinesischen Speiseplan, aber im Westen kam er zusammen mit Pferd und Wagen aus der Mode und wurde durch Instant-Hafergrütze, Cornflakes und andere industriell verarbeitete Produkte ersetzt, bei denen man den Nährwert der Bequemlichkeit opfert.

Die Grundlage für Kräuterporridge ist Vollkorngetreide, kombiniert mit einem oder mehreren Heilkräutern. Beides wird zusammen in Wasser oder Hühnerbrühe gekocht, bis die Körner weich sind und die Essenz der Heilkräuter vollständig extrahiert ist. Das ergibt ein wohlschmeckendes und stärkendes Frühstück, kann aber auch zusammen mit anderen Gerichten

mittags oder abends oder als Snack zu jeder beliebigen Tages-
zeit gegessen werden. Die Chinesen kochen morgens zum Frühstück meist einen großen Topf voll, lassen ihn den ganzen Tag
über auf dem Ofen stehen und wärmen den Porridge auf, wann
immer jemand Hunger bekommt. Eventuelle Reste sollten Sie
jedoch nicht bis zum nächsten Tag aufheben, weil die nährenden und therapeutischen Eigenschaften über Nacht verloren-
gehen.

Kräuterporridge ist eines der besten und billigsten tonisierenden Nahrungsmittel, die man für Geld kaufen kann, weitaus
besser für die Gesundheit und Langlebigkeit als irgendein typisch westliches Frühstück. Die ganzen Körner enthalten Proteine und Kohlenhydrate ebenso wie B-Vitamine und Mineralien, alles in leicht verdaulicher Form, sowie zusätzlich Ballaststoffe und Feuchtigkeit zur Unterstützung der Verdauung,
während die Kräuter wirksame therapeutische Essenzen und
Energien zur Verfügung stellen, die zusammen mit den Näh-
stoffen vom Körper rasch aufgenommen und verwertet werden
können.

Kräuterporridges sind besonders schonend für Magen und
Darm, erleichtern die Verdauung, statt sie zu belasten, und
sie werden häufig als therapeutische Nahrungsmittel für Menschen mit Leber-, Gallenblasen- und Pankreasbeschwerden
verordnet, außerdem bei Gastritis, Magengeschwüren, Verstopfung und anderen Verdauungsproblemen. Viele Verdauungsstörungen beginnen heute schon am Frühstückstisch, wo
die Menschen sich wahllos mit Kaffee, Orangensaft, Eiern,
Speck, Schinken, Brot, Marmelade, Kuhmilch, Getreide-
flocken mit Zucker und anderen unverträglichen Kombinationen vollstopfen, mit denen sie ihren Tag ebenso ruinieren wie
ihr Verdauungssystem. Versuchen Sie statt dessen, einige
Monate lang jeden Morgen als erstes einen Kräuterporridge zu
essen, und entdecken Sie, welchen Unterschied es macht,

wenn Sie Ihren Tag mit einer gut verdaulichen Mahlzeit beginnen.

## 1. Porridge aus Hiobstränen und braunem Reis

薏以仁糙米

*yi yi ren dzao-mi jou*

Basierend auf einem traditionellen chinesischen Rezept stammt diese spezielle Variante aus unserem eigenen Küchenlabor, wo sie fast alle anderen Reis- und Nudelgerichte verdrängt hat. Zum Frühstück nehmen wir etwas mehr Wasser, um den Porridge dünner zu machen, während wir ihn abends als trockenes Getreidegericht servieren, das gut zu anderen Gerichten paßt.

*Bestandteile:* 1 Tasse Hiobstränen

1 Tasse brauner Reis

8 Tassen Wasser (mehr oder weniger)

*Zubereitung:* Waschen Sie den Reis und die Hiobstränen gut, und weichen Sie beides 2 Stunden oder über Nacht in 8 Tassen Wasser ein. Geben Sie alles in einen großen Topf, der nicht aus Aluminium sein darf, bringen Sie den Porridge zum Kochen und lassen ihn dann bei schwacher Hitze bedeckt etwa 1 Stunde köcheln, bis das Getreide gar ist und die Flüssigkeit anfängt, dicker zu werden. Die Menge reicht für 4–6 Personen.

*Variationen:* 1. Nehmen Sie $1/2$ Tasse braunen Reis und $1/2$ Tasse Wildreis, wie wir es gewöhnlich zu Hause machen. Wildreis sorgt für einen reichen, nussigen Geschmack und mehr Proteine im Porridge.

2. Nehmen Sie statt Wasser frische Hühnerbrühe, um den Porridge zu kochen. Das sorgt für mehr Aroma und erhöht den Nährwert, was bei kaltem Winterwetter besonders gut ist.

3. Fügen Sie 8–10 rote oder schwarze chinesische Jujuben hinzu. Sie geben dem Porridge ein süßes Aroma und verstärken die tonisierende Wirkung, was besonders zum Frühstück sehr gut ist. Knacken Sie jede Jujube mit der Beißzange, bis der innere Kern aufbricht und sein volles medizinisches Potential abgibt.

4. Süßer Porridge: Jeder kann seine bevorzugte Auswahl an süßen Zutaten unter den Porridge in seiner Schüssel rühren (nicht im Topf), beispielsweise Bananenscheiben, kleingehackte Feigen oder Datteln, Rosinen, Pflaumen, Honig oder Ahornsirup.

5. Salziger Porridge: In jede Schüssel kommen ein halber Teelöffel Meersalz, 1 Teelöffel dunkles chinesisches Sesamöl und 1–2 Eßlöffel frische gehackte Schalotten; geben Sie anschließend den heißen Porridge in die Schüssel, und mischen Sie alles gut durch. Zur Erhöhung des Nährwerts können Sie auch ein frisches Eigelb dazugeben.

## 2. Porridge aus Lotos-Samen und braunem Reis

蓮子糙米粥

*lien-dze dzao mi jou*

Lotos-Samen tonisieren das Herz, beruhigen die Nerven und stärken die Geschlechtsorgane. Sie helfen bei chronischer Schlaflosigkeit und nervöser Anspannung, wirken lindernd bei übermäßiger Harnausscheidung und sind ein allgemein nährendes Tonikum für den gesamten Körper. Mit ihrem reichen Aroma und ihrer körnigen Konsistenz eignen sie sich gut als Bestandteil von Porridge.

*Bestandteile:*   ³/₄ Tasse Lotos-Samen

1¹/₂ Tassen brauner Reis

8 Tassen Wasser (mehr oder weniger)

*Zubereitung:* wie oben

*Variationen:* wie oben; für süßen Lotos-Samen-Porridge können Sie etwas Honig, Rohrzucker oder Ahornsirup direkt in den kochenden Porridge geben.

## 3. Porridge aus Wegerich-Samen und braunem Reis

车前子糙米

*che chien dze dzao mi jou*

Dieser Kräuterporridge ist ein hervorragendes Sexualtonikum für Männer und Frauen; er fördert die Fruchtbarkeit und aktiviert die Geschlechtsdrüsen. Außerdem lindert er Prostata-Entzündungen bei Männern, fördert die Heilung von Infektionen der Blase und der ableitenden Harnwege und senkt den Blutdruck.

*Bestandteile:*   30 Gramm Wegerich-Samen

$1^1/_2$ Tassen brauner Reis

8 Tassen Wasser (mehr oder weniger)

*Zubereitung:* Den Reis in 5 Tassen Wasser einweichen; in einem zweiten Topf die Wegerich-Samen in 3 Tassen Wasser kochen, bis die Hälfte der Flüssigkeit verdunstet ist. Entfernen Sie die Samen, geben Sie das Kräuterwasser zu den 5 Tassen Wasser, und kochen Sie den Reis darin, bis der Porridge gar ist.

*Variationen:* Einen salzigen Porridge können Sie wie oben beschrieben zubereiten. Für einen süßen Porridge brauchen Sie nur ein bis zwei Teelöffel Rohzucker oder braunen Zucker.

## 4. Porridge aus Ingwer, Jujube und braunem Reis

生薑大棗糙米

*sheng jiang da dzao dzao mi jou*

Dieses Rezept ist besonders gut für Menschen mit einem schwachen Verdauungssystem, Magenbeschwerden, Übelkeit und schlechtem Appetit. Ingwer wärmt den Magen, stimuliert die Milz und fördert die Verdauung, während Jujuben die Nierenfunktion verbessern, den Stoffwechsel und den Appetit anregen.

*Bestandteile:*   5 Gramm Ingwer (getrocknet oder frisch)
6 chinesische Jujuben, zerdrückt
1$^1/_2$ Tassen brauner Reis
8 Tassen Wasser (mehr oder weniger)

*Zubereitung:* Den Reis 2–3 Stunden lang oder über Nacht einweichen; bringen Sie den Reis zum Kochen, und fügen Sie Ingwer und Jujube hinzu.

*Variationen:* Wie oben. Bei Erkältung und grippalem Infekt nehmen Sie statt der Jujuben den weißen, fleischigen Teil von 6 frischen Schalotten.

## Kräuterkissen

Kräuterkissen gehören zu den weltweit ältesten und wirkungsvollsten Formen der Aromatherapie. Im Westen sind sie zwar noch nicht sehr bekannt, aber die Chinesen schlafen schon seit Tausenden von Jahren auf Kräuterkissen. Durch die Körperwärme, die der Kopf abgibt, verströmen diese Kissen die essentiellen Energien und Aromen der Heilkräuter und vollbringen ihre therapeutische Wirkung, während wir schlafen. So können wir auch im Schlaf noch etwas für unsere Gesundheit tun.

Durch die Körperwärme, die der Kopf abgibt, werden die aromatischen Kräuterenergien im Kissen während der Nacht freigesetzt. Unser Körper nimmt sie durch die Nase und die Nebenhöhlen auf, wo spezielle olfaktorische Rezeptoren sie binden und direkt in die vitalen Energiekanäle leiten, über die sie zu den Organen und Drüsen gelangen, zu denen sie eine Affinität haben. Diese ätherischen Kräuterenergien gelangen auch direkt durch empfindliche vitale Energiepunkte an Kopf und Nacken in den Organismus, dort, wo wir während des Schlafs mit dem Kräuterkissen in Berührung kommen und wo die Verbindung zwischen unserem Gehirn und dem Rest des Körpers verläuft.

*Methode:* Wählen Sie ein Kraut oder eine Kräuterkombination, die zur Behandlung Ihrer Beschwerden geeignet ist, und füllen Sie damit einen sauberen Kissenbezug aus Baumwolle, der etwa 38 x 25 cm groß sein sollte, eventuell auch kleiner, wenn Ihnen das lieber ist. Das Kissen sollte aber nicht größer sein, damit die Kräuter über Nacht nicht verklumpen oder auseinanderfallen. Nehmen Sie genug Kräuter, um das Kissen fest, aber nicht zu hart zu füllen. Nähen Sie die Öffnung zu oder schließen Sie sie mit einem Reißverschluß, und stecken Sie das Kissen in eine zweite Baumwollhülle. Schlafen Sie nachts auf diesem Kissen, und benutzen Sie es auch, wenn Sie tagsüber ein Nickerchen halten. Wenn Sie meditieren, können Sie ein zweites, etwas festeres Kissen mit derselben oder einer anderen Kräutermischung machen, um darauf während ihrer täglichen Meditation zu sitzen.

Es ist empfehlenswert, die Kissen mehrmals pro Woche für ein oder zwei Stunden in die Sonne zu legen, vor allem bei feuchtem Klima, damit sie trocken bleiben und nicht schimmeln. Aber lassen Sie sie nicht zu lange draußen, sonst zerstört die Sonnenhitze ihre ätherischen aromatischen Energien. Kräuterkissen können über drei Monate bis zu einem Jahr oder länger benutzt werden, je nachdem, welche Kräuter sie enthalten und wie oft sie benutzt werden. Wenn sie nicht mehr duften, wird es Zeit, die Kräuter auszutauschen.


## KK1. Teekissen

茶枕

*cha jen*

Für Teekissen sollten Sie nur chinesischen Oolong-Tee benutzen – weder schwarzen noch grünen Tee –, vorzugsweise erstklassigen Hochland-Oolong aus Taiwan. Wenn Sie den Tee trinken, heben Sie die benutzten Blätter auf, trocknen Sie sie gut in der Sonne, und bewahren Sie sie in einer verschlossenen Plastiktüte auf, bis Sie genug für das Kissen zusammen haben.

Oolong-Teekissen, deren Energien durch den Herz-, Lungen- und Magenmeridian fließen, klären das Gehirn, lassen die Augen leuchten, schenken tiefen Schlaf und helfen, einen Kater zu vermeiden, wenn man zuviel Alkohol getrunken hat. Sie sind besonders wohltuend für sehr aktive Menschen, die viel Streß haben, denn sie gewähren eine maximale Erholung, auch wenn für den Schlaf nur wenig Zeit bleibt. Männer und Frauen über 15 Jahre können sie regelmäßig benutzen.

Teekissen halten länger, wenn Sie den Inhalt alle zwei Monate ausleeren und für ein oder zwei Stunden in die Sonne legen. Tauschen Sie die pulverisierten Blätter gegen frische aus, bevor Sie das Kissen neu stopfen.

## KK2. Kissen aus braunem Reis

胚牙米枕
*pei ya mi jen*

Kissen aus braunem Reis werden für Kinder empfohlen, die 2 bis 12 Jahre alt sind. Sie unterstützen einen festen Schlaf, fördern eine normale Gehirnentwicklung und harmonisieren die Gehirnfunktionen. Dadurch regulieren Sie Hyperaktivität und andere Verhaltensstörungen bei Kindern.

Nehmen Sie hocharomatischen braunen Reis von bester Qualität. Füllen Sie das Kissen keinesfalls zu stark, weil es sonst zum Schlafen zu hart und fest wird. Alle 2 Monate sollten Sie das Kissen leeren und den Inhalt 1 oder 2 Stunden in die Sonne legen, damit die Reiskörner trocknen und sich kein Schimmel bildet. Ersetzen Sie zerbrochene Körner durch neuen Reis.

## KK3. Kissen mit Chrysanthemenblüten und indischem Morgenstern

菊花鉤藤枕
*ju hua gou teng jen*

Dieses Kissen enthält zu gleichen Teilen Chrysanthemenblüten und indischen Morgenstern (*Uncaria rhynchophylla*, auch unter dem Namen *Nauclea sinensis* bekannt). Diese Mischung senkt den Blutdruck, hilft bei Benommenheit und verschwommenem Sehen und lindert schmerzhafte Schwellungen der Augen. Ihre Energien fließen durch den Lebermeridian und lindern Leberentzündungen. Besonders empfohlen wird dieses Kräuterkissen als ergänzende Therapie bei hohem Blutdruck.

Morgens nach dem Aufstehen sollte man das Kissen gut mit

einem Laken bedecken, damit das Aroma nicht während des Tages verfliegt. Außerdem nimmt auf diese Weise auch das Laken die ätherischen Kräuterenergien auf, die dann über Nacht durch die Haut in den Körper gelangen.

## KK4. Kräuterkissen mit Liguster und Angelica anomala

川芎白芷枕

*chuan chiung bai-jir jen*

Diese Mischung (zu gleichen Teilen) aus duftenden, wärmenden Kräutern wird vor allem als Analgetikum für alle Arten von Kopfschmerzen einschließlich Migräne empfohlen. Sie bringt auch Linderung bei chronisch laufender Nase und wäßrigen Augen und fördert Durchblutung.

Tagsüber sollten Sie das Kissen gut mit einem Laken bedecken, damit die ätherischen Energien nicht verfliegen und damit auch das Laken die aromatische Kräuteressenz aufnehmen kann.

## KK5. Gipskissen

石膏枕

*shir gao jen*

Gips ist ein allgemein gebräuchliches medizinisches Mineral, das man in China wegen seiner kalten Energie häufig benutzt, denn es hat antipyretische und antiphlogistische Eigenschaften. Gipskissen werden empfohlen bei Fieber, um profuse Schweiße zu verringern, und zur Linderung bei großer Sommerhitze. Für die letztgenannte Indikation können Sie auch Bambusblätter verwenden, entweder in Kombination mit Gips oder allein.

Bevor Sie das Kissen füllen, sollte der Gips zerstoßen werden, bis er die Konsistenz von feinem Kies hat, aber er sollte nicht so fein wie Pulver sein. Kräuterapotheken erledigen das bei Bedarf für Sie.

# Anhang

## Bezugsquellen und Serviceadressen*

Anders als in den USA findet man hierzulande keine chinesischen Kräuterapotheken. Einzelne Produkte werden zwar in Reformhäusern, im Naturkosthandel und in asiatischen Lebensmittelgeschäften angeboten, in den meisten Fällen werden Sie die Kräuter oder Rezepturen jedoch über Ihre Apotheke oder direkt beim Versandhandel bestellen müssen.
Die meisten der in diesem Buch erwähnten Einzelkräuter bekommen Sie bei

Chinesische Heilkräuter
Peter Weinfurth
Herner Str. 299, Haus 6
44809 Bochum
Tel.: 02 34/9 53 67 55, Fax: 02 34/53 85 07

Auf Anfrage erhalten Sie eine Preisliste und auch weiteres Informationsmaterial wie beispielsweise ein ausführliches Literaturverzeichnis (englische und deutsche Bücher).
Die Firma vertreibt auch Fertigarzneimittel. Die Produkte sind bis auf wenige Ausnahmen freiverkäuflich. Rezeptpflichtige chinesische Arzneimittel können besorgt werden, wenn der schriftliche Auftrag einer Apotheke vorliegt.
Weitere Bezugsmöglichkeiten, vorzugsweise für chinesische Fertigarzneimittel, die von TCM-kundigen Ärzten und Heil-

*   Zusammengestellt von Gisela Kretzschmar

praktikern verordnet werden und/oder über Apotheken bestellt werden können:

Firma biomed
An der Becke 2
45527 Hattingen
Tel.: 0 23 24/3 37 41, Fax: 0 23 24/3 11 75
(Pflanzengranulate zur Herstellung klassischer chinesischer Rezepturen und Fertigmischungen)

Firma China purMed
Albtalstraße 13
76137 Karlsruhe
Tel.: 07 21/3 60 40, Fax: 07 21/3 60 80
(Fertigmischungen als Kräuterpillen, klassische und den modernen Verhältnissen angepaßte Rezepturen)

Firma Chinamed
Holzhausen 10
83317 Teisendorf
Tel: 0 86 66/79 51-52, Fax: 0 86 66/79 54
(klassische Rezepturen der traditionellen chinesischen Medizin)

Alle hier genannten Firmen stehen Ihnen gerne für Rückfragen zur Verfügung und können Ihnen auch Adressen von Therapeuten nennen, die nach den Methoden der TCM arbeiten.

Chinesische Arzneimittel können Sie grundsätzlich in jeder Apotheke bestellen. Bei den nachstehend aufgeführten Apotheken handelt es sich um eine Auswahl derjenigen, die viele chinesische Kräutermittel vorrätig haben:

Sonnen-Apotheke
Marktstr. 11
93444 Kötzting
Tel.: 0 99 41/12 17

Park-Apotheke
Hindenburgstr. 30
91126 Schwabach
Tel.: 0 91 22/1 31 32

Apotheke am Viktoriapark
Großbeerenstr. 52
10965 Berlin
Tel: 0 30/7 85 78 82

Aeskulap-Apotheke
Rothenbaumchaussee 71
20148 Hamburg
Tel.: 0 40/44 36 05

Es gibt auch Krankenhäuser, die nach Regeln der TCM behandeln; dazu gehören die folgenden:

Traditionelle Chinesische Medizin GmbH
Ludwigstr. 2
93444 Kötzting
Tel.: 0 99 41/60 90

Institut für Traditionelle Chinesische Medizin
St.-Vinzenz-Krankenhaus
Schloßstr. 85
40477 Düsseldorf
Tel.: 02 11/9 58 29 05

Weitere Adressen:

Internationale Gesellschaft für Chinesische Medizin
Franz-Joseph-Str. 38
80801 München
Tel.: 0 89/33 56 74

Arbeitsgemeinschaft für klassische Akupunktur und Traditionelle Chinesische Medizin e. V.
Badallee 2
25832 Tönning
Tel.: 0 48 61/65 51

# Literatur

## Chinesische Kräutermedizin

Fratkin, Jake: *Chinese Classics. Popular Chinese Herbal Formulas*, Boulder, Colorado: Shya Publications, 1990

Fratkin, Jake: *Chinese Herbal Patent Formulas*, Boulder, Colorado: Shya Publications, 1986

Frowley, David/Lad, Vasant: *Die Ayurveda Pflanzenheilkunde. Das Yoga der Kräuter. Anwendung und Rezepte ayurvedischer Pflanzenheilmittel*, Windpferd, 3. Auflage 1991

Hobbs, Christopher: *Handbook for Herbal Healing. A Concise Guide to Herbal Products*, Capitola, California: Botanica Press, 1990

Hsu, H. Y.: *Commonly Used Chinese Herb Formulas*, Los Angeles: Oriental Healing Arts Institute, 1982

Hsu, H. Y.: *The Way to Good Health with Chinese Herbs*, Los Angeles: Oriental Healing Arts Institute, 1982

Mowrey, Daniel: *Herbal Tonic Therapies*, New Canaan, Connecticut: Keats Publishing, 1983

Mowrey, Daniel: *The Scientific Validation of Herbal Medicine*, New Canaan, Connecticut: Keats Publishing, 1986

Ramholz, Hames: *Shaolin and Taoist Herbal Training Formulas*, Chicago: Silk Road Books, 1992

Reid, Daniel: *Chinesische Heilkunde. Eine Einführung in Denken und Behandeln*, TRIAS, 1995

Teegarden, Ron: *Chinese Tonic Herbs*, Tokio: Japan Publications, 1984

## Verwandte Themen (Qi Gong, taoistisches sexuelles Yoga, Ernährung, innere Reinigung etc.)

Colbin, Annemarie: *Food and Healing*, New York: Ballantine, 1986

Igram, Cass: *Eat Right or Die Young*, Cedar Rapids, Michigan: Literary Visions, 1989

Jensen, Bernard: *Tissue Cleansing Through Bowel Management*, Escondido, California: Jensen Enterprises, 1981

Reid, Daniel: *The Complete Book of Chinese Health and Healing: Guarding the Three Treasures*, Boston: Shambala Publications, 1994

Reid, Daniel: *Das chinesische Gesundheitsbuch. Das Tao der Gesundheit, der erfüllten Sexualität und des langen Lebens*, 1997, Econ-Sachbuch 26367

Wile, Douglas: *Art of the Bedchambe. The Chinese Sexual Yoga Classics*, Albany: State University of New York Press, 1992

## Weitere Literatur in deutscher Sprache

Flaws, Bob/Wolfe, H. Lee: *Das Yin und Yang der Ernährung. Das Handbuch der chinesischen Ernährungslehre*, O. W. Barth, Scherz Verlag, 1992

Frank, Kai Uwe: *Altchinesische Heilungswege. Das Handbuch der fernöstlichen Naturheilkunde*, Jopp Verlag, 1991

Kaptchuk, Ted J.: *Das große Buch der chinesischen Medizin. Die Medizin von Yin und Yang in Theorie und Praxis*, Heyne Ratgeber Gesundheit, 2. Auflage 1994

Leung, Albert Y.: *Chinesische Heilkräuter*, hrsg. von Michael Günther, Diederichs Gelbe Reihe, Band 56, 3. Auflage, 1993

Olvedi, Ulli: *Das Stille Qi Gong nach Meister Zhi-Chang Li. Meditative Energiearbeit – Vitalisierung und Harmonisierung der Lebenskräfte.* O. W. Barth, Scherz Verlag, 1994

Paulus, Ernst/Ding, Yu-he: *Handbuch der traditionellen chinesischen Heilpflanzen,* Haug-Verlag, 1987

Porkert, Manfred: *Die chinesische Medizin,* Econ-Ratgeber, 3. Auflage 1992

Schaller, Joseph: *Chinas legendäre Heilkräuter,* 3 Bände, Verlag Anneliese Maier, 1996

Temelie, Barbara: *Ernährung nach den Fünf Elementen,* Joy Verlag, 5. Auflage 1995

Weinfurth, Peter: *Chinesische Rezeptur. Eine Sammlung von 500 traditionellen Heilmittelrezepturen mit alphabetischem Symptomregister,* 5 Elemente Verlag, Bochum

Weinfurth, Peter: *Klinische chinesische Pharmakologie. 321 Fallstudien aus der VR China,* 5 Elemente Verlag, Bochum, 1992

## Glossar der therapeutischen Begriffe

*Adstringens:* zieht Gewebe und Blutgefäße zusammen, um Blutungen oder den Verlust anderer Körperflüssigkeiten zu verhindern

*Alterativum:* Umstimmungsmittel; stellt die normale Gesundheit und die Vitalfunktionen wieder her, vor allem durch seine blutreinigende Wirkung

*Anaesthetikum:* lindert Schmerzen, indem es die Weiterleitung der Schmerzreize im Zentralnervensystem unterbindet

*Analgetikum:* lindert Schmerzen, ohne das Bewußtsein oder andere Vitalfunktionen zu unterdrücken

*Anthelmintikum:* tötet Würmer und andere Parasiten im Darmtrakt und leitet sie aus

*Antibiotikum:* tötet Bakterien und andere Mikroben oder unterbindet ihr Wachstum

*Antidiarrhetikum:* reguliert und verhindert Durchfälle

*Antidot:* »Gegengift«; neutralisiert die Wirkung von Giften

*Antidysenterikum:* reguliert und verhindert Verdauungsstörungen (Dysenterie)

*Antiemetikum:* verhindert oder beendet Erbrechen

*Antiphlogistikum:* wirkt entzündungshemmend

*Antipyretikum:* reduziert Fieber und vertreibt Hitze

*Antirheumatikum:* lindert Schmerzen und verringert Entzündungen bei Rheuma

*Antiseptikum:* verhindert die Aktivität von Bakterien, insbesondere Fäulnisprozesse

*Antispasmodikum:* lindert oder verhindert Muskelkrämpfe

*Antitussivum:* reduziert Husten und lindert Halsschmerzen

*Aphrodisiakum:* belebt die Geschlechtsorgane und erhöht den Sexualtrieb

*Aromatikum:* enthält ätherische Öle, die die Vitalfunktionen anregen, besonders die Verdauung

*Cholagogum:* erhöht den Galapfluß

*Demulzens:* lindert Entzündungen der Schleimhäute

*Diaphoretikum:* fördert die Schweißbildung und die Ausleitung von Stoffwechselschlacken durch die Haut

*Digestivum:* fördert die Verdauung und die Aufnahme von Nährstoffen

*Diuretikum:* erhöht die Absonderung von Urin

*Eliminativum:* beseitigt die Endprodukte der Verdauung und andere Stoffwechselschlacken über Darm, Nieren, Lymphe und Haut

*Emetikum:* verursacht Erbrechen

*Emmenagogum:* stimuliert und reguliert die Menstruation

*Emolliens:* wirkt erweichend auf gereiztes Gewebe, insbesondere auf die Haut

*Expektorans:* erleichtert das Abhusten von Schleim aus Lunge, Bronchien und Hals

*Haemostatikum:* stillt Blutungen

*Herztonikum:* stärkt das Gewebe und verbessert die Funktion des Herzens

*Immuntonikum:* stärkt die Immunfunktionen und erhöht die Produktion von Immunfaktoren wie Hormonen, Enzymen und weißen Blutkörperchen

*Karminativum:* treibt Gase aus dem Verdauungstrakt

*Kathartikum:* führt zu einer raschen Darmentleerung

*Lactagogum:* fördert die Milchbildung

*Laxans:* fördert die Darmentleerung auf milde Weise

*Leukorrhöe:* Vaginalausfluß; weiße oder gelbliche Absonderung aus der Vagina, verursacht durch Entzündung, Infektion oder Blutandrang in den Schleimhäuten von Vagina oder Uterus

*Nervinum:* lindert nervöse Erregung und stärkt die Funktionen des Nervensystems

*Nutriens:* nährt den Körper und fördert das Zellwachstum

*Ophtalmikum:* Arznei für Augenprobleme

*Purgans:* leitet eine radikale Darmentleerung ein

*Refrigerans:* kühlt den Körper und senkt die Temperatur

*Rejuvenans:* verhütet Degeneration, verzögert das Altern und revitalisiert die lebenswichtigen Organe

*Salivans:* fördert die Speichelsekretion

*Sedativum:* beruhigt den Körper, verringert Erregung und fördert den Schlaf

*Sekretagogum:* fördert die Sekretion vitaler Körpersäfte

*Stimulans:* erhöht den Stoffwechsel, fördert die Durchblutung und andere Vitalfunktionen

*Stomachikum:* stärkt die Magenfunktionen und erleichtert die Verdauung

*Styptikum:* stillt Blutungen

*Tonikum:* stärkt die Vitalfunktionen, belebt die inneren Organe und verbessert den Muskel- und Hauttonus

*Vasodilator:* entspannt die Blutgefäße und fördert die Durchblutung

## Alphabetisches Verzeichnis der lateinischen Heilkräuternamen

(in Klammern die Nummern, unter denen sie im Kräuterverzeichnis aufgeführt sind)

Achyranthes bidentata (1)
Akebia quinata (2)
Allium sativum (50)
Aloe vera (3)
Alpina oxyphylla (19)
Amomum xanthiodes (58)
Anemarrhena asphodeloides (5)
Angelica anomala (77)
Angelica atropurpurea (8)
Angelica sinensis (6)
Angelica villosa (9)
Aquilaria agallocha (42)
Arctium lappa (18)
Asarum sieboldi (10)
Asparagus lucidus (90)
Astragalus hoantchy (11)
Atractylodes chinensis (95)
Bletilla striata (15)
Boswellia carterii (75)
Bupleurum falcatum (60)
Cassia tora (91)

Chrysanthemum morifolium (25)
Cimicifuga foetida (26)
Cinnamomum cassia (27)
Cirsium japonicum (98)
Cistanche salsa (17)
Cnidium monnieri (28)
Codonopsis dangshen (29)
Coix lacryma-jobi (66)
Coptis sinensis (77)
Cordyceps sinensis (107)
Cornus officinalis (40)
Corydalis ambigua (31)
Crocus sativus (97)
Curculigo ensifolia (35)
Cuscuta japonica (39)
Cynomorium coccineum (36)
Dendrobium nobile (38)
Dioscorea opposita (24)
Dipsacus asper (94)
Dryopteris crassirhizoma (41)
Eclipta prostrata (43)
Eleutherococcus gracilistylus (44)
Elsholtzia splendens (45)
Ephedra sinica (67)
Epimedium sagittatum (61)
Eriocaulon sieboldianum (46)
Eucommia ulmoides (47)
Euryale ferox (49)
Foeniculum vulgare (48)
Forsythia suspensa (103)
Gastrodia elata (51)
Gentiana scabra (52)
Ginkgo biloba (54,55)

Glycyrrhiza uralensis (72)
Gynura pinnatifida (59)
Hydrocotyle asiatica (57)
Inula britannica (108)
Justicia gendarussa (68)
Kochia scoparia (13)
Ledeburiella seseloides (70)
Leonurus sibiricus (71)
Ligusticum wallichii (73)
Ligustrum japonicum (65)
Liriope spicata (34)
Lonicera japonica (64)
Lycium chinense (23)
Mentha arvensis (76)
Morinda officinalis (78)
Myristica fragrans (80)
Nelumbium nucifera (74)
Paeonia lactiflora (104)
Paeonia moutan (99)
Panax ginseng (56)
Pharbitis hederacea (16)
Pinellia ternata (81)
Pinetes succinifer (4)
Piper nigrum (14)
Plantago asiatica (82)
Platicodon grandiflorum (12)
Polygala tenuifolia (83)
Polygonatum cirrhifolium (84)
Polygonatum officinale (92)
Polygonum multiflorum (21)
Poncirus trifoliata (101)
Porio cocos (102)
Psoralea corylifolia (85)

Pueraria lobata (69)
Rehmannia glutinosa (87)
Rosa multiflora (79)
Rubia cordifolia (62)
Rubus coreanus (86)
Santalum album (88)
Saponaria vaccaria (33)
Saussurea lappa (32)
Schisandra chinensis (89)
Schizonepeta tenuifolia (63)
Taraxacum officinale (37)
Thuja orientalis (96)
Tribulus terrestris (100)
Tussilago farfara (30)
Typha latifolia (20)
Viola yesoensis (106)
Zanthoxylum piperitum (93)
Zingiber officinale (53)
Ziziphus jujuba (105)
Ziziphus vulgaris (22)

# Index der Symptome und Beschwerden

Die Symptome und Beschwerden sind alphabetisch geordnet, und dahinter stehen die entsprechenden Kräuter (K) und Rezepturen (R) unter ihren jeweiligen Nummern. Bei den Rezepturen bezieht sich die einfache Nummer auf die 36 innerlich anzuwendenden Kräutermischungen; der Buchstabe T steht für Tonika; W für Kräuterwasser; S für Salbe; B für Breiumschlag und KK für Kräuterkissen. Um jede Verwirrung zu vermeiden, werden in der folgenden Liste nur die westlichen medizinischen Bezeichnungen verwendet und keine traditionellen chinesischen Ausdrücke wie »leeres Nieren-Yang«.

Wenn Sie nach einem Arzneimittel für ein spezifisches Problem suchen, sollten Sie zunächst bei den Kräutern nachsehen, die wir dafür empfohlen haben; auf diese Weise finden Sie die Kräuter und Rezepturen, die am besten zu Ihren Beschwerden passen. Achten Sie bei jedem Kraut auf die Gesamtheit seiner therapeutischen Eigenschaften und nicht nur auf die Wirkung, nach der Sie gerade suchen. So können Sie feststellen, welche der anderen Indikationen am besten zu Ihrer eigenen Konstitution passen. Mit ein wenig Übung werden Sie bald wissen, wie Ihr Organismus unter verschiedenen Bedingungen auf bestimmte Kräuter reagiert, und Sie werden das Verhalten der jeweiligen Kräuter für sich allein oder in einer Mischung genau kennenlernen.

innerlich, K: 6, 15, 20, 59, 62, 98

Hämorrhoiden, K: 3, 13, 64, 101;
R: 10, S1

Halitose (Mundgeruch), K: 10

Halsschmerzen, K: 2, 12, 52, 63,
64, 72, 76; R 4

Harnwege, ableitende, Beschwer-
den der
Blut im Urin, K: 4, 43, 87, 98;
R: 18, 19
Inkontinenz, K: 13, 19, 35, 39,
40, 80, 86
Urin spärlich, K: 2, 4, 54, 66, 102
Urin trübe und dunkel, K: 4, 66,
83; R: 18, 19
Wasserlassen häufig und reich-
lich, K: 40, 78, 79, 85, 89, 92,
93, 94, 100
Wasserlassen schmerzhaft, K: 2,
82; R: 18, 19

Hautbeschwerden
Abszesse, siehe Abszesse
Akne, siehe Akne
Ausschlag, K: 7, 13, 57, 69, 72,
103, 104; R: S1, S2
Ekzeme, Psoriasis, K: 3, 57;
R: W2
Flecken (im Gesicht), K: 3, 15
Juckreiz, K: 7, 13; R: N1, W2
Karbunkel, siehe Karbunkel
Skrotum feucht und juckend,
K: 28, 47, 72; R: W2
trockene Haut, K: 15, 36, 66, 90
Verbrennungen, siehe Verbren-
nungen
Wunden, Infektionen, K: 3, 15,
24, 57, 64, 88, 103, 106

Hepatitis, K: 11, 59, 60, 62, 72, 77;
R: 11

Hernie, K: 48, 66, 79; R: B1

Herzbeschwerden
Herzanfall, K: 29
Herzklopfen, K: 56, 96, 97, 102,
105; R: 25
Schmerzen, K: 77; R: 25
unregelmäßiger oder schwacher
Puls, K: 34, 53, 97

Heuschnupfen, K: 67, 99

Hitzschlag, K: 45, 46, 77

Hörstörungen, siehe Ohren

Husten
mit Blut, siehe Lunge
mit Schleim, K: 12, 26, 30, 53,
58, 66, 81, 82, 83, 90, 103, 108;
R: 3, 4
trocken, K: 33, 34, 54, 76, 89,

Hypertonie, K: 22, 29, 42, 56, 97,
102, 105; R: 24

Hypoglykämie
(Unterzucker), K: 29, 34,
56, 92

Hysterie, K: 4

Immunschwäche, K: 6, 11, 24, 29,
56, 57, 60, 65, 78, 107; F: T1, T3

Impotenz, K: 5, 13, 17, 19, 28,
35, 36, 39, 40, 49, 56, 61,
84, 85, 86, 90, 92, 100, 105;
R: 34A, T4

Influenza, siehe Erkältungen und
grippale Infekte

Karbunkel, K: 18, 24, 63, 75, 106;
R: S1

Katarakt, siehe Augen

Klimakterium, Beschwerden im,
K: 3, 97; R: 29, T5

Knie, Schwäche und Schmerzen,
K: 9, 17, 21, 23, 36, 38, 47, 85;
R: T2

Knochen
  gebrochen, K: 1, 15, 92, 94
  schwach, K: 83, 84, 94, 100, 105
Kolitis, K: 21, 98
Kopfschmerzen
  bei Erkältung, K: 63, 70, 76,
  108; R: 31
  durch Hitze, K: 25, 26, 69,
  76, 99
  durch Leberentzündung,
  K: 3, 25, 40, 46, 47, 51; R: 11
  durch nervöse Störungen,
  K: 5, 89; R: 15, 16
  Migräne, siehe Migräne
  unspezifische, K: 7, 9, 10, 33, 63,
  70, 108; R: 15, 16, KK4
Körpergeruch, K: 32
Krämpfe, siehe Muskeln und Men-
  struationsbeschwerden
Krebs, K: 3, 6, 11, 59, 60, 62
Lähmung, siehe Schlaganfall
Laryngitis, K: 2, 76
Lebensmittelvergiftung, siehe Ver-
  giftung
Leberstörungen
  Hepatitis, siehe Hepatitis
  Hitze, Entzündung, K: 20, 37,
  60; R: 12
  Stauung, K: 37, 60; R: 12
  Vergiftung, K: 52, 62, 72;
  R: 11, 12
  Zirrhose, siehe Leberzirrhose
Leberzirrhose, K: 59, 60, 72
Leukorrhöe, K: 7, 24, 39, 41, 49,
  81, 85, 95
Lumbago, K: 1, 17, 18, 23, 39, 40,
  47, 51, 61, 78, 85, 94, 100, 107;
  R: T2
Lunge, Beschwerden der,

Blut im Sputum, K: 1, 15, 34,
  43, 59, 64, 66, 87, 98, 99
  Bronchitis, siehe Bronchitis
  Geschwüre, K: 37, 66
  Hitze, K: 34, 37
  Pneumonie, siehe Pneumonie
Magen
  Blutung, K: 59, 64, 98
  Geschwüre, K: 3, 53, 64, 66, 72,
  92; R: 14
Magenerweiterung, K: 101; R: 7
Masern, K: 18
Menstruationsbeschwerden
  Amenorrhöe (ungenügend),
  K: 1, 4, 6, 31, 60, 71, 73, 97, 99,
  104; R: 27, 28
  Dysmenorrhöe (unregelmäßig),
  K: 1, 6, 20, 27, 31, 55, 62, 71,
  73, 76, 79, 94, 99, 104; R: 27
  Menorrhagie (zu starke
  Blutung), K: 6, 20, 41, 43, 62,
  71, 94, 97, 98, 104; R: 27
  Prämenstruelles Syndrom
  (PMS), K: 6, 71, 73, 104;
  R: 24, T5
  Schmerzen, Krämpfe, K: 6, 31,
  71, 73, 104; R: 27
Migräne, K: 9; R: 15, 16, KK4
Milchbildung, unzureichend,
  K: 2, 10, 33, 34, 100; R: 33
Müdigkeit, K: 11, 22, 23, 24, 27,
  29, 35, 42, 47, 65, 92, 107;
  R: T1, T3, T4
Muskeln, Störungen der
  mangelhafte Muskelbildung,
  schlechter Tonus, K: 5, 75, 83,
  87, 94
  Schmerzen, Krämpfe, K: 31, 95;
  R: B1

Tinnitus, siehe Ohren
Tonsillitis, K: 12, 46; R: 4
Tuberkulose, K: 15, 50, 54, 98
Tumoren, K: 50, 62, 65, 72
Übelkeit
    durch Magenbeschwerden,
    K: 32, 45, 48, 53, 58, 80, 81, 95,
    108; R: 7, 13
    Reiseübelkeit, K: 6, 53
    während der Schwangerschaft,
    siehe Schwangerschaft
Übergewicht, K: 14, 64, 67; R: 21,
    22
Unfruchtbarkeit
    weibliche, K: 17, 28, 61, 71, 86,
    89; R: 30, T1
    männliche, K: 17, 72, 84, 86,
    89, 96, 100; R: 34B, T1
Urethritis (Entzündung der ablei-
    tenden Harnwege), K: 1, 13, 18,
    88
Uterus, Blutung und Stau nach der
    Geburt, K: 31, 41, 62, 63, 71,
    87, 94, 97; R: 30
Vaginitis, vaginaler Juckreiz, K:
    28, 50, 88; R: W1
Verbrennungen, K: 3, 15, 72, 98;
    R: S1

Verdauung, schwach, stagnierend,
    K: 14, 48, 80, 88, 92, 93, 101;
    R: 7
Verdauungsstörungen (Dyspepsie),
    K: 14, 29, 48, 58, 72, 76, 80,
    101, 102; R: 13
Vergiftung
    Alkohol, K: 54, 57, 58, 68, 69,
    72, 77; R: 12
    Drogen und Medikamente,
    K: 64, 69, 72, 77; R: 12
    Nahrungsmittel, K: 14, 37, 64
Verstauchungen, K: 87, 98; R: B1
Verstopfung, K: 3, 5, 16, 17, 21,
    36, 91, 96; R: 8, 9
Vertigo (Schwindel), K: 40, 51
Virusinfektion, K: 11
Windpocken, K: 18
Wirbelsäule, Schmerzen der,
    K: 63
Würmer, siehe Darmparasiten
Wunden, traumatische, K: 6, 15,
    59, 99
Zahnfleisch
    Blutungen, K: 1, 59
    lose Zähne, K: 43
Zahnschmerzen, K: 7, 9, 10, 68
Zystitis, siehe Blasenentzündung